中医文化系列丛书

中医药"走出去"的文化自觉与自信

主　编：张宗明

副主编：李　振

　　　　钱敏娟

东南大学出版社

·南京·

图书在版编目（CIP）数据

中医药"走出去"的文化自觉与自信/张宗明主编.
—南京：东南大学出版社，2021.10
ISBN 978-7-5641-9709-4

Ⅰ.①中… Ⅱ.①张… Ⅲ.①中国医药学 ②文化传播
–研究 Ⅳ.① R2–05

中国版本图书馆 CIP 数据核字（2021）第 200294 号

国家社科基金重大项目"中医药文化国际传播认同体系研究"（18ZDA322)、
"中医药文化助推中华优秀传统文化复兴研究"（16ZDA234）成果

中医药"走出去"的文化自觉与自信

Zhongyiyao "Zou-Chuqu" De Wenhua Zijue Yu Zixin

主　　编：张宗明
出版发行：东南大学出版社
地　　址：南京市四牌楼 2 号　邮编：210096
网　　址：http://www.seupress.com
经　　销：全国各地新华书店
印　　刷：南京玉河印刷厂
开　　本：700 mm×1000 mm　1/16
印　　张：24.25
字　　数：605 千字
版　　次：2021 年 10 月第 1 版
印　　次：2021 年 10 月第 1 次印刷
书　　号：ISBN 978-7-5641-9709-4
定　　价：85.00 元

序 言

　　中医药是中国的,也是世界的。中医药"走出去"不仅仅是中华文化"走出去"的需要,也是造福世界人民健康的需要;中医药"走出去"不仅可以提升中华文化软实力与国际影响力,还能够为构建人类卫生健康共同体提供中医药的智慧与方案。

　　中医药"走出去",需要坚定文化自信。中医药是中华优秀传统文化的代表,也是打开中华文明宝库的"钥匙",兼有文化特殊性与应用普适性,已经成为中华文化"走出去"的先锋与助推中华文化"走出去"的重要力量。目前,中医药已经传播到了全球183个国家和地区。据世界卫生组织(WHO)统计,会员国中103个认可使用中医针灸,29个设立了传统医学的法律法规,18个将针灸纳入医疗保险体系。政府间的中医药合作协议已签署86份,每年约13 000多名留学生来华学习中医药知识。"中医针灸"被联合国教科文组织(UNESCO)列入《人类非物质文化遗产代表作名录》;《黄帝内经》和《本草纲目》入选《世界记忆名录》,为中医药文化的对外交流与传播奠定了基础。屠呦呦因发现青蒿素获得2015年诺贝尔生理学及医学奖,中医药的科学价值举世瞩目。此外,第72届世界卫生大会审议通过了《国际疾病分类第十一次修订本(ICD-11)》,在ICD-11中建立了以中医药为基础的病证分类体系,推动了传统医学150条疾病和196条证候条目纳入ICD-11传统医学章节,这标志着中医正式进入世界医药卫生体系,成为中医药走向世界的里程碑。

　　中医药"走出去",需要增强文化自觉。中医药虽然"走出去"了,但尚未真正"走进去",中医药文化国际认同度还不高。国际社会更多关注的是以针灸为主导的中医药实用技术价值,而中医药理论价值,特别是文化价值并未得到广泛认同。中医药走向世界还面临一些制约和壁垒:文化不同导致中医药国际认同度不高,立法不够导致中医药准入受限,标准不一导致中药国际贸易受阻,品牌不强导致国际合作成效不显,人才不足导致"走出去"力量不强,等等。只有找准影响与制约中医药"走出去"的关键因素与薄弱环节,才能辨证施治,为推动中医药"走出去"提供精策良方。

2015年我们团队申报的"中医药文化国际传播路径与策略研究"入选了江苏省高校哲学社会科学重点研究基地重大项目,开启了中医药文化国际传播研究的征程;2016年以北京中医药大学张其成教授为首席专家的"中医药文化助推中华优秀传统文化复兴研究"中标国家社科基金重大项目,我们团队承担了"中医药文化国际传播助推中华优秀传统文化'走出去'"子课题的研究任务,为中医药文化国际传播研究打下了较为扎实的基础;2018年我牵头申报的"中医药文化国际传播认同体系研究"入选国家社科基金重大项目,整合国内研究力量,对中医药文化国际传播认同体系开展了系统研究。

自2015年以来,团队以项目研究为基础,在《自然辩证法研究》《医学与哲学》《中医杂志》《中华中医药杂志》《中医药文化》等期刊发表了数十篇研究成果。在《南京中医药大学学报》(社会科学版)先后开辟了"中医文化自觉与自信"专栏以及"学习习近平总书记关于中医药工作的重要论述"专刊,发表相关研究成果。本书从2015年以来团队发表的成果中选择了部分论文集结成册,取名为《中医药"走出去"的文化自觉与自信》,分为中医药"走出去"之"魂""鉴""道""源""桥""思""镜""为"八章,旨在展示团队最新研究进展,求教于方家。

为了保持"原汁原味",我们只对原稿少量文字作了技术处理,删掉了论文摘要,保留了参考文献,尽量保持论文的原样。我的研究生李振、钱敏娟、张一茹、邰雪颖、曹晴、魏明珠、王攀月、杨小琳参加了书稿校对工作。

张宗明

2021 年 10 月 18 日

目　录

第一章　中医药"走出去"之"魂"——文化自信 ……………… **1**

论中医药文化自信 ……………………………………………… 3

论中医文化基因的结构与功能 ………………………………… 11

中医药文化是中华文化"走出去"的先锋 …………………… 21

中医文化是中华文明伟大复兴的先行者 ……………………… 31

学习总书记重要论述　坚定中医药发展自信 ………………… 39

中医文化身份的建构及其在跨文化传播中的价值适应 ……… 56

第二章　中医药"走出去"之"鉴"——历史经验 ………… **63**

西医东渐的历史经验及其对中医药"走出去"的启示 ……… 64

中国古代医药文献对外传播及其影响 ………………………… 72

以西域医学为引论中西医结合 ………………………………… 80

欧美学者的中医人文研究回顾及其对中医海外传播的启示 … 87

中医药文化传播研究的文献计量分析 ………………………… 96

2014—2019 年中医药文化国际传播现状及思考 …………… 106

第三章　中医药"走出去"之"道"——路径建构…………**117**

中医药"走出去"战略与国家"一带一路"建设研究知识图谱分析……… 118

一带一路视域下中医药文化的海外传播研究…………………………… 128

"一带一路"背景下中医药在印度的传播困境与对策 ………………… 134

在助力全球抗击疫情中推动中医药文化海外传播…………………… 144

基于"他者"的叙事策略探求中医对外传播有效路径………………… 153

文化强国视域下中医药文化软实力提升路径研究………………… 161

中医药参与全球卫生治理的路径探究………………………………… 168

海外中医药人文领域学术期刊发展现状研究——基于 Web of ScienceTM 平台的
SSCI 和 A&HCI 数据库…………………………………………………… 176

第四章　中医药"走出去"之"源"——《内经》专题…………**187**

文树德《黄帝内经》英译本的"深度翻译"探究………………………… 188

语义的拨云见日：《黄帝内经素问》译介之训诂学路径考辨 ………… 200

《黄帝内经》核心文化术语"邪"的语境差异化英译研究 …………… 206

《黄帝内经》核心文化术语"神"的词性分类与语境差异化英译研究 …… 213

关联论视阈下《黄帝内经》文化负载词的翻译研究………………… 221

第五章　中医药"走出去"之"桥"——语言译介…………**227**

关联语境视阈下的中医古籍异位字英译探析………………………… 228

中医典籍中文化负载词的识别及翻译策略刍议…………………… 237

以"深度翻译"理论模式探索中医英译⋯⋯⋯⋯⋯⋯⋯⋯⋯⋯⋯⋯ 247

中医汉英词典的批评语言学研究范式与路径⋯⋯⋯⋯⋯⋯⋯⋯⋯ 253

第六章　中医药"走出去"之"思"——多维视角⋯⋯⋯⋯⋯ **259**

浅谈人类学对中医药国际化的意义⋯⋯⋯⋯⋯⋯⋯⋯⋯⋯⋯⋯⋯ 260

中医人类学的研究回眸——人类学学者访谈录之八十八⋯⋯⋯ 267

从国际传播视角看词素翻译法在中医翻译中的局限性⋯⋯⋯⋯ 273

国际出版视野下的中医文化译介策略分析⋯⋯⋯⋯⋯⋯⋯⋯⋯ 279

跨文化传播背景下的中医话语特性及其传播策略⋯⋯⋯⋯⋯⋯ 288

论中医文化传播的困境与突围⋯⋯⋯⋯⋯⋯⋯⋯⋯⋯⋯⋯⋯⋯⋯ 298

第七章　中医药"走出去"之"镜"——媒体观察⋯⋯⋯⋯⋯ **305**

中医海外自媒体传播现状与对策——基于 YouTube 的实证分析 ⋯ 306

澳大利亚华文媒体对中医药报道的实证研究⋯⋯⋯⋯⋯⋯⋯⋯ 311

澳大利亚主流电视媒体中医药报道现状与反思⋯⋯⋯⋯⋯⋯⋯ 321

澳大利亚纸质媒体中医报道分析与传播策略探讨⋯⋯⋯⋯⋯⋯ 328

中医药英文报道现状研究分析——基于《中国日报》英文版的个案研究
⋯⋯⋯⋯⋯⋯⋯⋯⋯⋯⋯⋯⋯⋯⋯⋯⋯⋯⋯⋯⋯⋯⋯⋯⋯⋯⋯ 336

第八章　中医药"走出去"之"为"——从我出发⋯⋯⋯⋯⋯ **343**

基于中医药海外中心建设的现状论中医药国际传播与文化认同⋯⋯⋯ 344

中医文化进社区助力中医海外传播——澳大利亚皇家墨尔本理工大学中医孔子学院个案分析……………………………………………………… 351

高等中医药院校对外交流史的演进与发展——以南京中医药大学为例

……………………………………………………………………………… 358

"一带一路"背景下中医药海外中心建设与发展——以南京中医药大学为例

……………………………………………………………………………… 365

基于海外传播平台的文明交流互鉴助推中医药国际传播与文化认同……… 372

第一章

中医药"走出去"之"魂"——文化自信

中医药文化自信,就是对中医药文化生命力的高度认同,对中医药文化价值的坚定信念,对中医药文化发展前途的坚定信心。习近平总书记在2016年全国哲学社会科学座谈会上指出:"坚定中国特色社会主义道路自信、理论自信、制度自信,说到底是要坚定文化自信。文化自信是更基本、更深沉、更持久的力量。"推动中医药"走出去",构建有效的中医药国际传播体系最根本的就需要树立中医药文化自信,正所谓"欲信人者,必先自信"。作为中华传统文化的优秀代表,中医药文化深刻并系统地反映了中华民族的世界观、价值观、生命观和方法论。因此,树立中医药国际传播的"文化自信"对于传播中国传统文化精髓,进而助推中华文明走向世界具有重要的"灵魂"引领作用。

然而,纵观近代中医发展历史,随着传统文化土壤的破坏与科学主义的冲击,中医药长期处于被质疑、被改造的尴尬境地,中医文化的自觉与自信逐渐消失。新中国成立后,党和政府高度重视中医药发展,但中医文化的自觉与自信问题尚没有得到根本解决。进入新时代,随着中华文化自信的进一步增强,中医药文化迎来了天时、地利、人和的大好发展机遇。那么,如何深刻理解习近平总书记关于中医药发展的系列重要讲话精神?如何把握中医药文化国际传播在中华文化"走出去"中担负的角色和作用？如何传承中医文化基因，通过增强中医文化自觉找回文化自信，从而保护好、传承好、发展好中医药？本章分别从"中医药文化自信"概念与机制、"中医文化基因结构与功能"、"中医药文化"与"中华文化"的关系以及"总书记关于中医药发展重要论述"等多个角度探讨中医文化自信的问题，旨在引发读者对中医药发展的文化反思，增强中医文化自觉，坚定中医文化自信。

论中医药文化自信

一、中医药文化自信及其价值

近年来,中医药发展迎来了天时、地利、人和的大好机遇,但"中医思维弱化,中医评价西化,中医学术异化,中医技术退化,中医特色优势淡化"问题在中医学术领域较为普遍,中医科学性与中药安全性问题长期纠缠不清,中医科学与文化关系问题一直"悬而未决"。这些问题的出现既有社会原因,也有中医药自身的问题,从一定程度上反映出中医药缺乏道路自信、理论自信与临床自信,从根本上看是缺乏文化自信。习近平总书记在庆祝中国共产党成立95周年大会上的讲话中指出,"文化自信,是更基础、更广泛、更深厚的自信"[1],凸显了文化自信的重要地位和时代价值。文化自信是"最硬"的软实力,是一个国家文化软实力的核心内容。所谓文化自信,"是文化主体对身处其中的作为客体的文化,通过对象性的文化认知、批判、反思、比较及认同等系列过程,形成对自身文化价值和文化生命力的确信和肯定的稳定性心理特征。具体表现为文化主体对自身文化生命力的充分肯定,对自身文化价值的坚定信念和情感依托,以及在与外来文化的比较与选择中保持对本民族文化的高度认可与信赖"[2]。文化自信,从本质上来讲是一种自觉的心理认同、坚定的信念和正确的文化心态。对于中医药而言,中医药文化自信,就是对中医药文化生命力的高度认同,对中医药文化价值的坚定信念,对中医药文化发展前途的坚定信心。

中医药文化自信之所以重要,首先在于中医药文化的重要性。中医药文化是中医药的根基与灵魂,是中医药学凝聚力和创造力的源泉,是中医药传承创新的关键。中医药文化自信的重要性还在于文化自信相对于中医药道路自信、理论自信、临床自信而言,是一种更基础、更广泛、更深厚的自信,能够为它们提供坚实基础、深沉动力和强劲支撑。

首先,中医药文化自信是更基础的自信。中医药文化自信是中医药道路、理论、临床自信的基础。中医药之所以选择了一条不同于西方医学的发展道路,形成了独具特色的理论体系,创造了别具一格的医疗技术与养生保健方法,其根源在于中医药文化的塑造。离开了中医药文化的滋养,中医药的道路、理论与技术就成了无源之水、无本之木。脱离了精神层面、文化维度的中医药文化自信,中医药的道路自信、理论自信与临床自信就失去了文化根基、智慧启迪与价值引领。失去了中医药文化自信,中医药发展方向就容易迷失,道路就会摇摆不定,中医理论科学性问题就会一直纠缠不清,中医药临床有效性与安全性容易遭受质疑。

其次,中医药文化自信是更广泛的自信。中医药文化具有很强的渗透性,以其独特的价值观念与思维方式影响与塑造全体中医药人。中医学子在中医院校系统接受中医文化核心价值观熏陶与思维方式训练,感受到中医药文化的博大精深;中医临床工作者在长期临床实践中,运用中医思维解决临床问题,体会到中医药临床的效果与中医药文化的魅力;中医药科研工作者从丰厚的中医药文化遗产中深入挖掘提炼宝藏,认识到中医药是一个伟大的科学宝库;中医药管理工作者从中医药发展的历史文化中寻找规律,在此基础上选择中医药特色发展之路;老百姓通过接受中医药服务,体验到中医药的医疗与养生保健价值,从中获得对中医药文化的认知与认同,从而提升对中华优秀传统文化的信心与自豪感。因此,中医药文化自信直接影响着中医学子的专业信心,影响着中医工作者的临床自信,影响着中医药科研工作者的科学自信,影响着中医药发展的道路自信,甚至影响着中国人的传统文化自信。

最后,中医药文化自信是更深厚的自信。中医药文化包含精神文化、制度文化与物质文化三个层面。中医药文化自信,不仅有物质文化与制度文化的自信,更有精神文化的自信,是有理论深度与历史厚度的自信。文化自信的核心是价值观自信,"核心价值观是文化软实力的灵魂、文化软实力建设的重点。这是决定文化性质和方向的最深层次要素。一个国家的文化软实力,从根本上说,取决于其核心价值观的生命力、凝聚力、感召力"[3]。中医药文化自信的核心与本质是中医药文化核心价值观的自信。"人本、中和、自然"的中医药文化核心价值观构建了中医药文化基因,"控制着中医文化传承不断,维护着中医文化认同,决定着中医人行为规范,规定着中医学本质"[4]。没有中医药文化自信,中医药道路自信、理论自信、临床自信就缺乏理论深度、历史厚度。

二、中医药文化自信源于何处?

中医药文化自信不是无条件的、凭空产生的,也不是盲目自恋、自负,而是有底气的自信。那么,中医药文化自信的底气来自哪里? 习近平在南京中医药大学与澳大利亚皇家墨尔本理工大学合作举办的中医孔子学院揭牌仪式的讲话中指出,"中医药学凝聚着深邃的哲学智慧和中华民族几千年的健康养生理念及其实践经验,是中国古代科学的瑰宝,也是打开中华文明宝库的钥匙。深入研究和科学总结中医药学对丰富世界医学事业、推进生命科学研究具有积极意义"。习近平的中医药文化思想及其有关文化自信的论述,为我们坚定中医药文化自信增添了底气与智慧。

第一,中医药文化自信源于中华优秀传统文化的深厚积淀。中医药学根植于深厚的中华优秀传统文化沃土,"凝聚着深邃的哲学智慧",汲取了中华优秀传统文化的精华,植入了中华优秀传统文化基因。中医药文化中的"天人合一""道法自然"的哲学思想,"医乃仁术""大医精诚"的伦理观念,"三因制宜""辨证论治""调和致中"的思维方式与中华优秀传统文化的"讲仁爱、重民本、守诚信、崇正义、尚和合、求大同"等思想观念一脉相承、同源同构。同时,中医药文化又具有与民众生活密切相关的科技与人文融通的文化优势,不仅几千年来一直护佑着中华民族的生息、人民的健康,而且影响了历代中国人的生活智慧与身心修养。中医药文化延绵数千年而不衰,屡遭多次取缔冲击而不亡,除了中医药具有明显的治疗疾病与养生保健作用外,中华优秀传统文化的强大生命力与吸引力一直是中医药文化取之不尽用之不竭的"富矿",成为中医药文化自信的文化滋养与思想源泉。

第二,中医药文化自信源于中医药辉煌的历史成就与顽强的生命力。中医药作为独特的传统医学,从宏观、系统、整体角度来揭示生命、健康与疾病的发生发展规律,"凝聚着中华民族几千年的健康养生理念及其实践经验",深深地融入民众的生产生活实践之中,是人们治病祛疾的重要手段,成为中国人强身健体、延年益寿的一种生活方式。从历史上看,中华民族屡经天灾、战乱和瘟疫,却能一次次转危为安,人口没有大量减少,中医药的护卫功不可没。作为中国传统科学的一个重要组成部分,中医药却有着与其他传统科学不同的命运。在西方科学冲击下,不仅没有消解,发展至今仍具有顽强的生命力,继续守护着人类的健康。在世界医学发展史上,中医学是唯一没有间断地连续发展至今的医学体系。因此,中医药被誉为"科学史上的奇迹"和"中国古代的第五大发明"。

第三,中医药文化自信源于中医药是一个伟大的宝库。中医药不仅是古代科学的瑰宝,也是一个具有现代科学价值的宝库,"深入研究和科学总结中医药学对丰富世界医学事业、推进生命科学研究具有积极意义"。中医药不仅是优秀的文化资源,也是具有原创优势的科技资源。利用现代科技,深入挖掘与提炼中医药精华,能够为现代生命科学作出贡献,青蒿素的发现就是应用现代科技发掘中药的成功范例。屠呦呦从传统中医药宝库中找到了灵感与启发,应用现代科技发现了青蒿素,开创了疟疾治疗新方法,获得了2015年诺贝尔生理学或医学奖,实现了中国本土自然科学领域诺贝尔奖零的突破,极大地提升了中医药人的科学自信与文化自信。中医药宝库里蕴藏着若干项诺贝尔奖级的科学问题,这些问题的解决有望带来一场"医学革命乃至科学革命"。

第四,中医药文化自信源于中医药在健康中国建设中的不可或缺。中医药不仅在历史上为中华民族的繁衍与健康作出过重大贡献,至今无论在临床医疗服务还是在养生保健方面,仍然发挥着临床疗效确切、预防保健作用独特、治疗方式灵活、费用相对低廉的特色优势与独特作用。中医药除在常见病、多发病、疑难杂症的防治中具有独特的优势外,在重大疫情防治和突发公共事件医疗救治中也发挥了不可替代的作用。中医、中西医结合治疗传染性非典型肺炎,以其确切的疗效得到世界卫生组织肯定;中医治疗甲型H1N1流感,也取得了明显效果,成果也引起国际社会关注。如今,健康中国建设已经上升为国家战略层面,中医药以其独特的健康理念与实践,在健康中国建设中将进一步发挥更大的作用。

第五,中医药文化自信源于中医药文化是助推中华文化"走出去"的先锋。中华优秀传统文化"走出去",提高中华文化软实力,提升中华文化的国际竞争力与影响力已经上升到国家战略层面。中医药既是中华优秀传统文化的代表,也是一把"打开中华文明宝库的钥匙"。中医药既有科学属性又具文化属性,既有文化特殊性又有应用普适性,在中华文化传播中占据优先地位,已经成为中华优秀传统文化国际传播的先行者。中医药的海外传播已有上千年的历史,预防天花的种痘技术在明清时代就传遍世界;《本草纲目》被翻译成多种文字广为流传,被誉为"中国古代的百科全书";尤其是针灸,在世界范围内引起了多次热潮。目前,中医药已传播到183个国家和地区,103个会员国认可使用针灸,其中29个设立了传统医学的法律法规,18个将针灸纳入医疗保险体系。先后成立了多家中医孔子学院、中医药海外中心。随着中华文化软实力的进一步增强,中医药文化将以更加自信的步伐走向世界。

第六,中医药文化自信源于党和政府对中医药发展的高度重视。新中国成立初期,把"团结中西医"作为三大卫生工作方针之一,确立了中医药应有的地位和作用。随后,"中西医并重"成为中国卫生工作方针并写入国家宪法。2009年,国务院颁布实施《关于扶持和促进中医药事业发展的若干意见》,逐步形成了相对完善的中医药政策体系。特别是中共十八大以来,党和政府把发展中医药事业摆上更加重要的位置,做出一系列重大决策部署。《中医药法》的颁布实施,为中医药事业发展提供良好的政策环境和法制保障。国务院印发《中医药发展战略规划纲要(2016—2030年)》,把中医药发展上升为国家战略,描绘了全面振兴中医药,推进健康中国建设的宏伟蓝图。中医药发展迎来了"天时、地利、人和"的大好发展时机,进一步坚定了中医人把中医药继承好、发展好、利用好的文化自信与责任担当。

三、如何提升中医药文化自信?

近百年来,随着传统文化土壤的破坏、随着西方中心主义与科学主义的盛行,中医药多次遭遇被取消、被废止的命运,长期处于被质疑、被改造的尴尬境地,中医药文化自信一次次遭遇打击,经历了从文化自信到文化自卑,甚至文化自弃的过程。虽然新中国成立后,中医药发展受到了党和政府的重视与保护,但中医药文化自信不足的问题没有从根本上得到解决。进入新时代,随着中华文化自信的进一步增强,如何提升中医药文化自信是中医药发展需要解决的重大课题。

首先,增强文化自觉,正视自身的特色优势与不足,提高中医药文化的认知与认同度。中医药文化自信要建立在文化自觉基础之上,不是建立在哲学反思上的文化自信,往往容易陷入盲目自大。"不忘本来才能开辟未来,善于继承才能更好创新。"[3]中医药文化自觉是对中医药文化的"自知之明",即明白它的来历、形成过程、所具有的特色和它的发展趋向。中医药文化是中医药的灵魂与根基,是中医药的特色与优势所在,也是中医药区别于其他医药文化的标志。中医药文化突出人本、追求中和、强调自然的核心价值观与生命的本质相契合;中医药象思维重合轻分、重用轻体、重象轻形、重时轻空、重悟轻测、重道轻器的特征与现代医学思维正好形成互补关系。中医药思维无论在揭示人体生理、病理规律，还是在指导中医药临床实践中，都是有效有用的。在生命观上，中医药的优势在于生命的整体层面、功能层面、精神层面；在疾病观上，中医药的优势在未病养生的预防观念与因异治宜的个性化治疗原则；在医学观上，中医药是一种大生态医学模式，与生物医学模式大异其趣，更加符合未来健康医学的发展方向。在认识到中医药文化特色与优势的同时，也应该清醒地看到，中医药文化毕竟产生于两千多年前，必然会打上时代的烙印，带有历史局限性。如强调整体，忽视对局部的了解；突出功能，弱化了对结构的分析；突出了个体性，淡化了规范性；突出了主体性，增加了不确定性等。有了这样的文化自觉，认识到中医药文化与西医药文化的本质差异，自觉到自身文化存在的优势与不足，并且懂得发扬自身优势，克服不足，而不是一种文化自卑，一味地以现代医学为最高价值标准来衡量、要求与改造自己。

其次，推动中医药文化创造性转化、创新性发展，在文化创新中实现文化自强，提升文化自信。中医药文化以其博大精深的思想内涵、简便廉验的实践特征，不仅在历史上为维护中华民族的健康作出重大贡献，在当今的健康中国建设中仍然发挥不可替代的作用。提升文化自信，就要传承与弘扬中医药文化，并结合时代发展的特征进行创造性转化与创新性发展，激发中医药文化的现代活力。一是深入挖掘与提炼中医药文化中蕴含的哲学思想、医德理念、人文精神，从中提炼出中医药文化核心价值观，并实现创造性转化与创新性发展，为社会主义核心价值观提供思想源泉与践行路径。通过对中医药文化、中华优秀传统文化、中国特色社会主义文化之间内在一致性关系的把握，提升中医药文化自信。二是传承几千年来积累的健康养生经验，并与当代医学健康科学、与当代社会发展需求结合起来，经过创造性转化与创新性发展，形成中华健康生活方式。发挥网络、新媒体在中医药健康文化传播中的作用，加强中医药文化宣传教育，让中医药健康养生文化理念内化于心、外化于行。在中医药健康养生文化的践行中，让老百姓亲身体验中医药健康养生文化的价值，从而提升中医药文化自信。三是发挥中医药文化在健康中国建设中的独特作用。中医药文化自信不仅体现在中医药文化理念的"软实力"上，还需要在防病治病的"硬实力"上下工夫。这就需要拓宽中医药健康服务领域，满足人们生命全周期、健康全过程的中医药需求，努力发挥中医药"在治未病中的主导作用、在重大疾病治疗中的协同作用、在疾病康复中的核心作用"。通过中医药在生命全周期、健康全过程中主导、协同与核心作用的发挥，提升中医药文化自信。

再次,落实开放发展理念,在中西医文化交流互鉴中提升中医药文化自信。文化自信不等于自大,不等于自我贬低,也不能以矮化和贬低别人为前提。文化因交流而多彩,文明因互鉴而丰富。文化自信本质上应该是一种兼收并蓄、从容吐纳的自信。一味地封闭、排外是不自信的表现;孤芳自赏、夜郎自大是盲目自信的表现。提升中医药文化自信,除了练好内功,还需要开放、借助外力。中医药文化一直是一个开放的体系,在中医药理论形成之初,就广泛汲取当时的哲学、文学、数学、历史、地理、天文、军事学等多种学科知识的营养。在西学东渐,西方医学传入中国之时,中医药也是敞开胸怀,积极学习吸收与借鉴西医知识与方法,推动中西医学的汇通与结合。近几十年,中医药也在不断学习与利用现代科技与现代医学,努力实现中医药现代转型。由于受到西方文化中心论与唯科学主义的影响,将现代科学与现代医学视为"科学"的典范,作为唯一标准来衡量、评价与改造中医药,导致中医药西化、异化,导致中医药越来越不自信。消除西医文化中心论与唯科学主义对中医药文化的影响,不是自我封闭、盲目排外,把自己孤立于现代科学与现代医学之外,而是要坚定文化自信,坚守中医药文化核心价值观与中医药思维方式不变,在保存中医药文化特色与文化基因的前提下,积极学习、借鉴与吸收现代科学技术与现代医学文化,不断充实与完善自己,在与现代科技与现代医学文化交流互鉴中提升文化自信。

最后,积极推进中医药文化"走出去",在提升文化软实力与国际影响力中增添文化自信。由于东西方的文化差异,西方公众对中医文化的认同度总体并不高,即使相信中医,大多数只是接受中医的诊疗,而不理解或不接受中医的文化。此外中医文化的有关翻译存在不准确、不规范,中医走向世界还面临翻译障碍。充分利用"一带一路"大好时机,加强中医药文化翻译;利用中医孔子学院、中医药中心、中医药文化新媒体传播平台,讲好中医药文化故事,展现中医药文化魅力,为解决世界卫生问题提供中医智慧与中医方案。

参考文献

[1] 习近平.在庆祝中国共产党成立95周年大会上的讲话[M].北京:人民出版社,2016:13.

[2] 刘林涛.文化自信的概念、本质特征及其当代价值[J].思想教育研究,2016(4):21-24.

[3] 习近平.习近平谈治国理政[M].北京:外文出版社,2014:163-164.

[4] 张宗明.论中医文化基因的结构与功能[J].自然辩证法研究,2015,31(12):55-57.

本文作者张宗明,发表于南京中医药大学学报(社会科学版),2018年第19卷第1期

论中医文化基因的结构与功能

一、文化基因

人既有自然性,又有文化性,是自然性与文化性的结合体。现代生命科学研究揭示,人的自然性是受生物基因所控制。那么,人的文化性呢?是否也存在着一种"文化基因"控制着人的文化性呢?西方学者最先提出了"文化基因"概念。20世纪50年代,美国人类学家克罗伯(Alfred L. Kroeber)和克拉克洪(Clyde Kluckhohn)共同提出了"文化基因"的设想,英国人理查德·道金斯(Richard Dawkins)1976年出版了《自私的基因》一书,提出了一个新概念Meme,用来表达一个文化传递单位。英国人苏珊·布莱克摩尔(Susan Blackmore)在此基础上出版了《谜米机器》著作,进一步阐述了Meme的概念,并提出了谜米与生物基因一样,是一种"自私的"复制因子。自此,Meme一词在西方广泛传播,推动了文化人类学的研究与发展。

中国学术界对于Meme的翻译,有的音译为"弥"或"谜米",而意译多为"思想基因""知识基因""文化基因"等。从已有文献看,在使用"文化基因"概念进行学术研究时,较少对"文化基因"概念进行严格的学术界定。比较有代表性的界定,一是王东的"所谓文化基因,就是决定文化系统传承与变化的基本因子、基本要素"[1],二是毕文波的"内在于各种文化现象中,并且具有在时间和空间上得以传承和展开能力的基本理念或基本精神,以及具有这种能力的文化表达或表现形式的基本风格,叫做'文化基因'"[2]。文化基因是文化传承的基本单位,对文化基因的界定显然不能脱离传统文化与文化传统。如果从文化基因与文化传统及传统文化关系角度来界定,笔者比较认同赵传海将文化基因界定为"可以被复制的鲜活的文化传统和可能复活的传统文化的精神性因子"[3]。传统文化是文化的根基,文化传统是文化的血脉,文化基因则是"鲜活的文化传统和可能复活的传统文化的统一,是文化代际传承的基本纽带"[3]。

文化基因概念是从生物基因概念移植过来的,是一种类比借用。一方面,文化基因与生物基因具有相同的特点,如独特性、规定性、遗传性、变异性等。另一方面,文化基因与生物基因又存在着显著差异:生物基因是通过体内物质遗传而体现其生物性状特征,而文化基因的传承具有社会性,是通过体外的社会环境作用来传承其文化特性;生物基因只能由亲代传递给子代,而文化基因的传承更为复杂、多维;生物基因的遗传中,子代只能被动接受亲代的生物基因,而文化基因的传承,子代对文化基因的接受可以有一定的选择性;生物基因作为一种物质信息,具体有形,而文化基因则是一种精神信息,抽象无形。另外,生物基因的复制具有较高的保真度,其变异需要经历很长历史阶段才能表现出来。而文化基因的传承较之生物基因更为复杂多变,受社会文化因素冲击,其变异可以在较短时间内完成。

随着文化研究的深入,文化基因的概念逐渐被认同与使用,在企业文化、城市文化、非物质文化遗产研究中开始应用。特别是近几年来,文化基因应用于传统文化的研究成为热点。运用文化基因概念开展中医文化研究,有助于揭示中医文化本质及其传承规律。

二、中医文化基因及其结构

学术界使用文化基因概念大多是从一般意义上泛泛而论,很少对文化基因的结构与功能进行深入分析。王东教授曾指出,"文化基因是人类文化系统的遗传密码,核心内容是思维方式和价值观念,特别是如何处理人与自然、人与人、国与国、心与物这四大主体关系的核心理念"[1]。笔者基本认同这一观点,对此做一点补充。一种文化的价值观念系统涉及内容广泛,作用大小也不一。只有在价值观念系统中居中心地位,起主导作用的核心价值观才能发挥文化基因作用,成为文化基因的核心要素。因此,笔者将文化基因的核心内容拟定为该文化的思维方式与核心价值观。作为文化基因内核的核心价值观与思维方式既有相通相融之处,也各有侧重。从某种意义上讲,有什么样的核心价值观就会有什么样的思维方式,价值观影响甚至决定思维方式。同时,核心价值观与思维方式的侧重点不一致,核心价值观主要针对核心价值取向与伦理判断,而思维方式主要偏向思想行为的方式、方法。构成文化基因基本结构的核心价值观念与思维方式,我们不妨称之为"价值基因"与"思维基因"。两者"一体两即,互涵互摄",共同构成了文化基因的"双螺旋"结构,影响与决定着文化的特质与发展走向。

中医学孕育于中国传统文化土壤,数千年的发展不仅积累了丰富的临床经验,同时也形成了独特的文化传统。中医文化是中华优秀传统文化的代表,"体现了中华优秀传统文化的核心价值理念、原创思维方式,融合了中国历代自然科学和人文科学的精华,凝聚古圣先贤和儒道佛文化的智慧,充分展现了中华文化的魅力"[4],中医文化基因是中医文化的内在因子,表现在处理人与自然、人与社会、人与人、形与神、健康与疾病等关系的核心理念中,是中医学特有的思维方式与核心价值观。

那么,构成中医文化基因"双螺旋"结构的"思维基因"与"价值基因"各自的内涵又是什么呢?

1. 中医文化的思维基因——象思维

关于中国传统思维方式的研究,王树人先生提出了"象思维"概念,"象思维是对中国传统思维本质内涵和特征的概括"[5],中国传统的"象思维"区别于西方的"概念思维",这一独特的思维方式铸就了中医理论的特征,也锻造了中医文化的思维基因。关于象思维的研究,由于角度不同,"象思维"的名称也各异。除了"象思维",还有"意象思维""取象思维""象数思维"等。无论哪种概念,其思维中心聚焦在"象"上。高晨阳认为,"意象思维的根本特点是以带有感性形象的概念、符号,运用象征的方式表达对象世界的抽象意义,或以直观性的类比推理方式把握对象世界的联系"[6]。中医象思维是中国传统象思维的代表,是象思维在中医医疗实践中的具体运用。中医象思维是通过感官直接观察人体所表现出来的外在功能表象,运用象征、比喻、类推以及阴阳五行等功能模型进行推演,通过司外揣内,来揣测生命及疾病内在联系的一种思维方法。与西医概念思维相比,中医象思维表现为以下几方面特征。

一是形象性。西方的概念思维,是透过现象把握事物本质的抽象过程,舍去了事物的形象性。而中国的象思维则保持了事物的形象性。象思维之"象"首先是指客观事物表现于外的现象、形象,依靠感官可以直接感知到它们。中医用"四诊"方法来获取人体表露于外的症状与体征,取的都是"象",如舌象、脉象、面象等,这些"象"均具有形象性。象思维之"象"的第二层含义是意象、象征。中医运用气、阴阳、五行、藏象等意象概念与模型来进行联想、比喻、模拟、类推。与西医纯抽象概念相比,这些意象概念虽然已经过一定程度的抽象,但仍保留着一定的形象性。"比较抽象的'象',如道、阴阳、五行、八卦等等,无论其多么抽象,都还保留某种感性成分,否则也不是'象'。"[7]如说到阴阳,人们自然会联想到寒冷晦暗与温暖明亮,提到"六淫"就会联想到自然界风、寒、暑、湿、燥、火六种气象及其形象特征。中医象思维，无论望闻问切，还是辨证论治，乃至处方用药过程，都离不开具体、生动、丰富的"象"。

二是整体性。西方概念思维以实体为基础，主张主客二元对立，在抽象过程中往往对现象进行分割与抽取，去探寻现象背后的稳定性规律。而象思维以象为基础，在取象过程中，不作切割，尽量保持现象的整体性、丰富性、流动性，象本身就是一个具有多样性之统一整体。中医无论是具体的"象"，如舌象、脉象、面象，还是比较抽象的"象"，如气、阴阳、五行之象，乃至"整体之象"或"本原之象"，如道、太极等，都是一个个整体。各层次的"象"本质上又是相通的，具体的"象"中包含某种象征含义，即理性的成分，而抽象的"象"也包含着某些感性的色彩。正是由于各层次的象是相互贯通的，在象思维的"取象比类""据象辨证""体象悟道"过程中，各层次的"象"才能够在"流动与转化"中打通"小宇宙"与"大宇宙"的通道。中医象思维的整体性，不仅同人的生命现象的整体性相契合，同时也可以发现概念思维所发现不了的许多现象，如经络、藏象相关性等规律。

三是流动性。概念思维坚守主客二元，注重规则、有序，执着确定与静态。建立在概念思维基础上的西医概念大多是单一的、固定的，一个概念所表征的是对象的某一方面或某一侧面，其内涵具有严格的确定性，外延也具有清晰的界限，概念一旦确定就处于相对稳定状态。"'象思维'不同于概念思维的显著特点，就在于它借助'象的流动与转化'，达到'以象尽意'。"[8]作为中医象思维核心之"象"，总是处于"活体"之中，生命的表象、疾病之征象，都处在不断变化之中，即使生命"本元之象"，如道、气、阴阳等均处于不断的"生成"之中。象思维富于联想、善于比兴，通过象征与类比等"流动"的方法，来体悟生命与疾病的本质。

四是非逻辑性。概念思维是通过逻辑的方法来把握对象，要求概念明确、判断准确、推理合乎逻辑。象思维则是以非逻辑的方式来体悟对象，运用的是意象概念、直觉判断与类比推理。中医意象概念很难进行严格确切的定义，在表述人体生理与病理现象时，只能借助比喻、象征等"援物比类"的方式来表达，如"春脉如弦、夏脉如钩、秋脉如浮、冬脉如营"。象思维之"象"与"象"之间具有一定的关联性，但它们之间没有直接推理的逻辑通道，只能通过"心悟""心法""体悟"等非逻辑方式实现，即所谓"医者，意也"。

2. 中医文化的价值基因

中医学数千年的临床实践经验积淀与传统文化的模塑,形成了独特的自然观、医道观、生命观、疾病观、治疗观、养生观及其价值体系,其核心价值观构成了中医文化基因的一个重要片段,成为中医文化的价值基因。中医文化与中国传统文化一脉相承,一方面,中国传统文化核心价值观与中医文化核心价值观是一般与特殊、源与流的关系;另一方面,中医文化核心价值观是中国传统文化核心价值观在医学领域的具体表现,具有自身的特色与表现形式。那么,构成中医文化的价值基因的核心价值观究竟包含了哪些内容?

目前,学术界关于中医文化核心价值观的提炼比较集中在"天人合一、医乃仁术、大医精诚、以人为本、治未病等观点"[9]。这些表述,是从不同层面进行的概括,但不够凝练与通俗。笔者认为,可以将中医文化核心价值观概括为六个字:人本、中和、自然。

(1)人本。以人为本,是中国传统文化的核心价值观。这一核心价值观在中医学的自然观、生命观、医学观、伦理观等观念层面上均有所体现。中医强调整体观念,倡导"医乃仁术""大医精诚",其核心价值观表现在人本取向上。以人为本,在医学领域就是要尊重生命,关爱患者,注重生命的整体性与医疗的人文性。"以人为本"首先是与"以神为本"相对应。中医早期就有"六不治"原则,其中就有"信巫不信医者"不治,认为"拘于鬼神者,不可与言至德"。二是生命至上。在中医看来,天地人"三材",人为最贵。《黄帝内经》说:"天覆地载,万物悉备,莫贵于人。"孙思邈在《备急千金要方》中也指出"人命至重,有贵千金"。三是突出整体观念。与西医的天人相分不同,中医强调天人合一、人是自然的一部分,人与自然之间存在密切关联。"人以天地之气生,四时之法成""人与天地相应,与四时相副"。在中医看来,人不仅与自然是不可分离的整体,人体自身也是一个不可分割的整体。因此中医认识人体、诊治疾病,中心要放在"人"的整体层面上。与西医"治病"的医学不同,中医是"治人"的医学。另外,中医突出"治未病"的思想,更是体现了以人为本,未病先防的理念。四是倡导医为仁术。以人为本,就是要以仁为本,倡导尊重人、爱护人。"仁者,人也""仁者,爱人""医乃仁术",要求良医具备仁爱之心、高尚道德与精湛医术,提倡"大医精诚"。

(2)中和。中和思想是中国传统文化的核心思想,体现着中国传统文化核心价值观。中和之"和"是价值目标,标志着事物存在的最佳状态,具有和谐、平衡、协调、和合等内涵，如"和为贵""和实生物"。"中"是一种方法论与思维方式，标志事物存在与发展的最佳结构、最佳关系。"中者，不偏不倚，无过不及之名""中也者，天下之大本也；和也者，天下之达道也。致中和，天地位焉，万物育焉"（《中庸》）。"中和之道是中华民族正确处理人与自然、人与自身、人与人之间伦理关系的根本原则与理想目标。"[10]同样，中和也是中医文化核心价值观，主要表现在中医理论与方法层面，影响着中医的健康观、疾病观、治疗观与养生观。

"中和"是生命保持健康的理想状态，"和"是价值目标，是生命的平衡、协调，"中"是价值标准，无过无不及。在中医看来，"生之本，本于阴阳"，人体健康表现为阴阳的中正平和状态，而疾病则是阴阳失调。健康即"平人"，"平人者不病""阴平阳秘，精神乃治"。反之，阴阳不匀平，就是"病人"，"阴阳乖戾，疾病乃起"。中医治疗的本质就是调和阴阳，"谨察阴阳所在而调之，以平为期"，以"平""和"为健康目标，以"中"为标准而"调"，即"损其有余，补其不足"，通过"寒者热之""热者寒之""实者泄之""虚者补之"等手段，来纠正阴阳之偏，达到"中和"状态。

（3）自然。作为中国传统文化核心价值观的"自然"，不仅指客观自然界本身，更多的则是表达天地万物的本性及其运动变化的规律与法则，正如老子所言："人法地、地法天、天法道、道法自然。"中国传统文化的自然价值观注重道法自然、崇尚自然、顺应自然，不仅表达了对自然的尊重、敬畏，更强调了顺应、顺从、不强求的价值取向。

中医作为典型的自然医学，其治病养生中表现出强烈的自然技术价值取向。在中医看来，人源于自然，是自然的一部分，要尊重自然。"人以天地之气生，四时之法成"，于是，"顺应自然、法天则地"成为中医治病养生的一大原则。第一，中医认识的人是"自然"的人，而非生物的人、机械的人。中医认识人体、诊治疾病，始终将人置于天地自然之中，不加以控制与破坏，通过望闻问切等自然手段来获得人体的"自然"信息。第二，中医认为，疾病源于违背自然之道，治病强调顺应自然。"故阴阳四时者，万物之始终也，死生之本也。逆之则灾害生，从之则苛疾不起，是谓得道。"（《素问·四气调神大论》）。第三，人体具有自我平衡、自我调节能力，"阴阳自和者，必自愈"（《伤寒杂病论》）。中医治疗并非对抗治疗，而是采用自然的方法，通过自然药物、针灸、推拿等手段，帮助患者恢复与提高自身固有的自然调节能力。第四，中医治疗技术与手段主张不破坏人的整体性，体现自然的价值取向。中药多取材于天然药物,注重道地与时节;针灸推拿侧重的是调节人体功能,提倡因势利导。另外,中医养生强调顺应天时阴阳消长,"春夏养阳,秋冬养阴,以从其根"。

中医的思维基因与价值基因,构成了中医文化基因的"双螺旋"结构。二者相互影响、相互渗透。中医价值基因,强调人本取向,象思维基因就表现出整体性、流动性特点;价值基因突出自然、中和,象思维基因便呈现出形象性与非逻辑性特征。反过来,象思维的形象性、流动性、整体性与非逻辑性进一步强化了中医价值观的人本、中和与自然的取向。

三、中医文化基因的功能

中医文化基因是中医的根,中医文化基因的自我复制与传播,对于中医文化的传承、中医文化的认同、行为规范的塑造以及中医本质的形成具有控制、维护、决定与规定作用。

1. 控制着中医文化传承不断

从世界医学文化史看,曾经出现过古希腊、古罗马、古埃及等传统医学文化,但近代以来,随着西方医学文化的冲击,纷纷被消解、融合,唯有中医文化一枝独秀,不仅顽强地生存下来,而且至今还保持着鲜活的生命力,被誉为"科学史上的奇迹"。究其根本,除了中医学本身具有显著的临床疗效、养生保健功能外,其内在的文化基因是维系其传承不断的根基。《黄帝内经》的出现标志着中医独特的理论范式的形成,《伤寒杂病论》又奠定了以辨证论治为特色的中医临床范式基础,从某种意义上可以说,《黄帝内经》与《伤寒杂病论》的出现,标志着中医文化基因的基本形成。两千多年的发展,中医一脉相承,出现过高潮,也有过衰退,产生过各家学说,也发生过百家争鸣,但中医发展一直未能突破《黄帝内经》与《伤寒杂病论》的传统范式,没有发生过西方意义上的"医学革命"。究其原因,其一,中医文化基因的连续传承。中医文化与中国传统文化一脉相承,而中国传统文化数千年发展没有发生间断,保证了中医文化基因传承不断,从而内在维护了中医文化的薪火相传。其二,中医文化基因控制着中医的认识对象在"象"的层面上,维护着对象的整体性。西医的认识对象是在"实体"层面,实体层面的不断深入与发现,带来了医学新发现、理论新突破。研究对象的千年不变,导致了医学理论相对稳定与医学文化的连续不断。其三,中医文化基因追求中和与自然,强调平衡与稳定,这种求同存异的价值取向从某种意义上限制了

"标新立异"与"创新"。明代吴有性的"戾气说"与清代王清任的解剖学试图突破中医文化基因的规范,被视为"创异说以欺人""越改越错"。

2. 维护着中医文化认同

"文化认同是对于文化的倾向性共识与认可,这种共识与认可能形成支配人类行为的思维准则与价值取向。"[11]显然,中医文化认同是由中医文化基因所支配的。数千年来,中医药一直维护着中华民族的健康与繁衍,为中华民族的繁荣与昌盛作出了重要贡献,中医文化一直深得中国人的信赖与广泛认同,深深地融入了中国人的血脉与生活方式中。在某种意义上,没有中医文化的认同,就没有中医文化几千年的繁荣与发展。近代以来,随着西学传入,西方文化中心主义思潮开始在中国蔓延,中医科学性、中药有效性、中医文化现代价值等问题多次被提出。"废止中医""废医验药""告别中医中药""中医科学化"等思潮与主张一直没有间断。近百年中医遭遇质疑其实是一个文化认同问题,而中医文化基因的变异是中医文化认同危机的根本。"中国传统文化的失落、唯科学主义思潮的盛行、医疗市场化的冲击以及中医教育的西化,则是导致中医药文化基因变异的主要原因。"[12]目前,要化解中医危机,就要培养中医学子的文化自信、提高中医药工作者的文化自觉、提升民众的中医文化认知度与认同感,其根本就是要传承与传播中医文化基因。

3. 决定着中医人行为规范

首先,内含什么样的文化基因直接决定着采取什么样的诊疗手段。如果中医思维稳固、中医价值观坚定,在中医行医过程中,就会自觉以"中"为导向、以"和"为原则,整体审查、四诊合参,辨证求本来遣方用药,就会主动选择对人体损害最小的中药、针灸、推拿等自然疗法。其次,在处理医患关系上,中医要以患者为本,医患关系和谐。对待患者,语言上,"言语温和、待患若亲、动须礼节、举乃和柔、勿自妄尊、不可矫饰,诚信笃实、普同一等";行为上,"凡大医治病,必当安神定志,无欲无求,先发大慈恻隐之心,誓愿普救含灵之苦"(《大医精诚》);技术上要"精",即要求医者要有精湛的医术,认为医道是"至精至微之事",习医之人必须"博极医源,精勤不倦"。待人态度上要"诚",以"见彼苦恼,若己有之"感同身受的心,策发"大慈恻隐之心",进而发愿立誓"普救含灵之苦"。再次,在处理同道之间关系上,亦要"和谐"。不仅医患之间要和谐,医生同道之间亦要和谐。

4. 规定着中医学本质

中医学究竟是一门什么样的医学？中医与西医的最大区别究竟在哪里？其实，中医学的学科性质是由其内在的文化基因所决定的，中医学从本质上是人文医学、和谐医学、自然医学。中医文化基因的人本价值观决定了中医是一门关于人的医学。中医不同于"生物医学""疾病医学"，而是建立在"人本"基础上的"人文医学""整体医学"。"中医治人"，中医始终围绕自然的、整体的人，一直没有走上解剖与实验科学之路，更没有走上生物医学道路。中医学的人文医学与整体医学特征不仅契合现代生物—社会—心理医学模式的转变，也符合现代整合医学发展趋势。中医独特的文化基因对于倡导弘扬医学人文精神、改善医患关系具有重要的借鉴意义。其次，中医是一门"和谐医学"。与追求征服、对抗的西医价值观不同，中医倡导"中和"价值观。中医治病在于调节阴阳，重在恢复人体整体平衡，西医重在消除病原，消灭病原病灶。在中医看来，人与自然和谐，是生命之根本；人与人之间和谐，是健康之条件；人与自身和谐，是健康之保证；形与神和谐，是健康之关键。以"和"为目标，以"中"为标准，中医发展出一套特色行之有效的调节人体、维护健康的技术与方法。追求平衡与和谐，是生命的根本条件，也是健康的重要保证。正如恩格斯指出："物体相对静止的可能性，暂时的平衡状态的可能性，是物质分化的根本条件，因而也是生命的根本条件。"[13]再次，中医是一门自然医学。医道自然是中医文化的核心价值观，作为自然医学的中医，"思想上主张顺应自然之道，技术上采用自然之物，诊断技术以人体为主要工具，治疗上使用自然材料和天然药物，对人体不造成损伤，以较小的毒副作用和较廉的成本而取得较明显的疗效"[14]。这在一定程度上克服了技术医学的"非人化"倾向与伦理冲突，更符合现代健康意识与回归自然潮流。

中医文化基因是中医学的根，也是中医的特色所在。面对全球化的浪潮，面临现代医学的冲击，中医学一方面既要"返本"，保持自身特色来维护其主体性，同时也要"开新"，学习、借鉴与利用现代科技，特别是借助现代医学来丰富与发展自己。保持中医特色就是要保持中医文化基因的传承不变，学习与借鉴现代科技，重点是通过实现中西医文化基因的优化重组来推动中医的现代化。其中，中医文化基因的传承是中西医文化基因优化重组的前提，也是中医文化在现代化过程中不迷失方向，在全球化背景下不失去自我的重要保证。

参考文献

［1］王东.中华文明的五次辉煌与文化基因中的五大核心理念［J］.河北学刊,2003,23（5）:130-134.

［2］毕文波.当代中国新文化基因若干问题思考提纲［J］.南京政治学院学报,2001,17（2）:27-31.

［3］赵传海.论文化基因及其社会功能［J］.河南社会科学,2008,16（2）:50-52.

［4］张宗明.传承中医文化基因——中医文化专家访谈录［M］.北京:中国医药科技出版社,2014:14.

［5］王树人.中国的"象思维"及其原创性问题［J］.学术月刊,2006,38（1）:51-57.

［6］高晨阳.中国传统思维方式研究［M］.济南:山东大学出版社,1994:167.

［7］王前.中国传统科学中"取象比类"的实质和意义［J］.自然科学史研究,1997,16（4）:297-303.

［8］王树人,喻柏林.论"象"与"象思维"［J］.中国社会科学,1998（4）:38-48.

［9］郑晓红,王旭东.中医文化的核心价值体系与核心价值观［J］.中医杂志,2012,53（4）:271-273.

［10］杨明,吴翠丽.中国传统文化中的"中和"思想及其现代价值［J］.哲学研究,2006（2）:21-25.

［11］郑晓云.文化认同论［M］.北京:中国社会科学出版社,1992:10.

［12］张宗明.传承中医药文化基因［N］.中国社会科学报,2012-11-02（A06）.

［13］马克思恩格斯选集:第3卷［M］.北京:人民出版社,1995:563.

［14］马家忠,张宗明.从两种技术的差异看中医技术主体化的困境［J］.医学与哲学（人文社会医学版）,2011,32（8）:7-9,15.

本文作者张宗明,发表于《自然辩证法研究》,2015年第12期

中医药文化是中华文化"走出去"的先锋

随着中国经济实力与政治地位的大幅提升,世界范围内的中华文化热持续升温,中华文化"走出去"迎来了天时、地利、人和的大好机遇。推动中华文化"走出去"意义重大,不仅有助于增强国际话语权,维护国家意识形态安全;有助于提升文化软实力,增强中华文化国际影响力;还有助于传播中华好声音,为世界贡献中华智慧。中共十六届四中全会就明确提出了"推动中华文化更好地走向世界,提高国际影响力"的战略目标。十八大以来,以习近平总书记为核心的党中央,从中国特色社会主义建设全局,从实现中华民族伟大复兴的中国梦高度,对中华文化"走出去"进行全面战略部署。习近平总书记指出,"中华文化积淀着中华民族最深沉的精神追求,包含着中华民族最根本的精神基因,代表着中华民族独特的精神标识,要努力展示中华文化独特魅力,塑造我国的国家形象"[1]。近年来,在一系列国家文化战略引领下,中华文化"走出去"步伐在加快,中华文化话语地位在不断提升,中华文化海外传播机构蓬勃发展,中华文化对外交流活动丰富多彩。

中华文化虽然"走出去"了,还尚未真正"走进去",具体表现在:"走出去"的文化自觉不够,自信不足;重宣传轻传播,重形式轻内容,对外传播的针对性、亲和力不够;文化精品不多,传播方式单一,对外传播的吸引力、实效性不强等问题影响与制约中华文化"走出去"的步伐与成效。中华文化"走出去"是一项系统工程,需要各行业、社会各方面的共同参与,需要多策并举,协同推进。中医药文化是中华文化的优秀代表,也是"打开中华文明宝库的钥匙",中医药兼有文化的特殊性与应用的普适性,应成为中华文化"走出去"的先锋与助推中华文化"走出去"的重要力量。

一、中医药是中华文化"走出去"的重要载体

十年前,习近平总书记在南京中医药大学与澳大利亚皇家墨尔本理工大学合办的中医孔子学院授牌仪式上的讲话中指出,"中医药学凝聚着深邃的哲学

智慧和中华民族几千年的健康养生理念及其实践经验,是中国古代科学的瑰宝,也是打开中华文明宝库的钥匙。深入研究和科学总结中医药学对丰富世界医学事业、推进生命科学研究具有积极意义。中医孔子学院把传统和现代中医药科学同汉语教学相融合,必将为澳大利亚民众开启一扇了解中国文化新的窗口,为加强两国人民心灵沟通、增进传统友好搭起一座新的桥梁"。习近平总书记这段重要讲话高屋建瓴,内涵丰富,思想深邃,意义深远,高度概括了中医药学在中国古代科学体系中的重要地位,在传承中华优秀传统文化中的核心价值以及在推动中华文化"走出去"中的关键作用,成为习近平总书记关于发展中医药重要论述的思想精髓和新时代中国中医药事业发展的行动指南。

（一）中医药是中国古代科学的瑰宝

任何一门传统科学的形成与发展,都离不开其文化母体的熏陶与哲学智慧的塑造。受中国传统哲学思维影响,中医药学广泛吸收了中国传统哲学、自然科学与人文科学的优秀成果,从宏观、整体、系统角度探讨生命、健康与疾病的发生发展规律,形成了独特的自然观、生命观、疾病观、治疗观、养生观及其特有的大生态医学模式,成为中国古代科学集大成者,在中国传统科学体系中占有独特的地位,被誉为"中国古代的第五大发明""科学史上的奇迹"。近代以来,在西方科学文化的冲击下,中国传统科学体系中,唯有中医药学一枝独秀,不仅完整地保存了下来,至今仍然保持着旺盛的生命力,在维护人类健康方面发挥着积极作用。中医药不仅是中国古代科学的"瑰宝",凝聚着中国古代哲学智慧与科学精华,同时也是现代科学的"伟大的宝库",运用现代科学技术深入挖掘与提炼中医药宝藏,不仅可以"传承精华,守正创新",还能够为现代医学发展提供经验事实与智慧启示,"深入研究和科学总结中医药学对丰富世界医学事业、推进生命科学研究具有积极意义"。

（二）中医药是打开中华文明宝库的钥匙

中医药学根植于深厚的中华优秀传统文化沃土,汲取了中华优秀传统文化的精华,全面、系统、完整地传承了中华优秀传统文化核心理念、人文精神与道德规范。"天人合一""道法自然"的哲学理念,"医乃仁术""大医精诚"的医德伦理,"调和致中""辨证论治"的思维方式,"治未病""中医治人"的人本思想,与中华优秀传统文化的"讲仁爱、重民本、守诚信、崇正义、尚和合、求大同"等思想观念一脉相承,同源同根。从这个意义上,中医药学就是最好的一把"打开中华文明宝库的钥匙"。掌握了中医药精华,就掌握了解码中华优秀传统文化的基因图谱,就能由此窥见中华文明的全貌。中医药"走出去",不仅可以以其健康养生理念及其经验造福全世界患者,也能以其特有的哲学智慧全方位展示中华文明的精髓,成为促进中西方文化交流的亮丽名片。

（三）中医药是中华优秀传统文化"走出去"的文化标识

中华优秀传统文化历史悠久,博大精深,有许多文化形式都可以承担中华优秀传统文化"走出去"的重任。"悠扬动听的音乐,精美绝伦的诗词,龙飞凤舞的书法,风卷云舒的国画,仪态万方的戏曲,幽深典雅的园林,历史悠久的杂技,奥妙无穷的中医"[2],与其他文化形式相比,中医药不仅"奥妙无穷",且兼科学与文化于一体,既具有中华文化的特殊性,又具有医学科学的普适性,不仅从中可以窥见中华文化之奥妙,还能强身健体、防病治病,成为中医药"走出去"的优势所在。据《中国国家形象全球调查报告2016—2017》,"在海外受访人的心中,中餐(52%)、中医药(47%)、武术(44%)最能代表中国文化"[3],除了中餐之外,中医药成了国际上最能代表中国的文化符号。

（四）中医药是"一带一路"建设的文化名片

作为国际合作发展的新倡议,"一带一路"既是一种经济共赢发展的新倡议,也是一种文化共同交流的新倡议,不仅充分体现我国优秀传统文化的底蕴、魅力与智慧,还为"中国优秀传统文化走出国门、走向世界提供了一个重要契机,打造了一条全新途径"[4]。中医药作为中华优秀传统文化的精华,积极参与"一带一路"建设,成为与沿线国家人文交流互鉴的重要内容。《中医药"一带一路"发展规划(2016—2020年)》指出,推动中医药"一带一路"建设,对服务国家战略具有重要意义。至2020年,与沿线国家合作建设30个中医药海外中心,颁布20项中医药国际标准,注册100种中药产品,建设50家中医药对外交流合作示范基地。以中医药为载体传播中华优秀传统文化,用国际化语言讲述中医药故事,传播中国声音,分享中国智慧,有助于促进与沿线国家民心相通,有助于促进中医药文化在沿线国家传播与推广,也有助于推动打造人类卫生健康共同体。

二、中医药文化"走出去"的现状与成绩

改革开放特别是十八大以来,党和国家越来越重视中华文化"走出去"战略。在中华文化"走出去"大潮催生下,中医药文化作为中华优秀传统文化"走出去"的先锋,正阔步走向世界。

（一）中医药文化"走出去"的国家战略部署越来越明晰

中共十六届四中全会明确提出了"推动中华文化更好地走向世界"的战略目标。十八大以来，以习近平总书记为核心的党中央高度重视中华优秀传统文化的传承与传播，从弘扬中华优秀传统文化、增强民族自信和文化自信、促进文明互鉴和民心相通、推动构建人类命运共同体的高度积极推动中医药文化"走出去"。习近平总书记在多次讲话中指出，要"促进中西医结合及中医药在海外的发展""推动中医药走向世界""传播中医药文化，探索中医药走向世界的合作模式，展示和输出我国文化软实力"。中共中央办公厅、国务院办公厅印发的《关于实施中华优秀传统文化传承发展工程的意见》提出，推动中外文化交流互鉴，支持中华医药等中华传统文化代表性项目"走出去"。国务院印发的《中医药发展战略规划纲要（2016—2030年）》也提出，推动更多非药物中医诊疗技术列入联合国教科文组织非物质文化遗产名录，使更多古代中医典籍进入世界记忆名录；推动中医药文化国际传播，展示中华文化独特魅力，提升我国文化软实力。特别是2019年召开的全国中医药大会，是新中国成立以来第一次以国务院名义召开的中医药会议，出台的《中共中央国务院关于促进中医药传承创新发展的意见》，明确了要推动中医药开放发展，将中医药纳入构建人类命运共同体和"一带一路"国际合作的重要内容，实施中医药国际合作专项。推动中医中药国际标准制定，积极参与国际传统医学相关规则制定，推动中医药文化海外传播。另外，还有国家中医药管理局制定的关于中医药发展规划、中医药文化建设规划等文件都明确提出了中医药文化"走出去"的目标、任务与路径。在越来越明晰的政策文件制度性引导下，中医药文化"走出去"的步伐日益强健。

（二）中医药文化"走出去"的组织力量越来越壮大

孔子学院是中华文化"走出去"的重要平台，特别是中医孔子学院的出现，拓展了中医药文化传播路径，成为中医药对外传播的重要窗口。目前，全球已有162个国家（地区）设立了541所孔子学院和1 170个孔子课堂，其中正式挂牌的中医孔子学院近20家。"一带一路"沿线国家共有51个国家和地区开设了134所孔子学院和130个中小学孔子课堂，欧盟28国、中东欧6国实现全覆盖。在国家"一带一路"倡议催生下，中医药海外中心成为中医药文化"走出去"又一重要平台。至2018年，共设立全球海外中心49个，主要分布在欧洲、亚洲、大洋洲、北美洲等丝绸之路沿线国家和地区，形成了"一中心一品牌、一中心一特色"的发展模式，为中医药文化和中国文化"走出去"开辟了一条崭新的道路。世界中医药学术团体是海外中医药文化传播的重要力量,其中,世界中医药联合会致力于推动中医药学的国际交流、传播与发展,截至2018年底,已拥有70个国家和地区的270个团体会员、180余个分支机构,包括164个专业(工作)委员会。世界针灸学会联合会担负着组织针灸学术会议、交流针灸学术经验、出版针灸刊物、发展针灸教育、提供针灸信息、制定针灸国际标准等职责,发展了194个团体会员,包含13个专业委员会,代表53个国家和地区。全国二十多所高等中医院校除了人才培养、科学研究、社会服务之外,还承担着中医药文化对外传播的职能,广泛开展中医药国际交流与合作,培养了大批中医药文化"走出去"的专门人才。以同仁堂等为代表的国内中医药企业积极打造国际品牌,在出口中医药产品的同时,也将中医药文化推向世界。另外,据不完全统计,海外有8万多个中医诊所、数十万中医从业人员,这些诊所和从业者也构成了中医药文化国际传播的不可忽视的力量。

（三）中医药译介出版"走出去"步伐越来越快

中医药国际话语体系的构建是助推中医药文化"走出去"的重要桥梁和纽带,中医药译介出版则是构建中医药国际话语体系的主要载体和实现手段。自国家"外文版中华文化典籍重大出版工程"立项以来,中医四大经典——《黄帝内经》《难经》《伤寒论》《神农本草经》都已翻译并正式出版,在海内外引起强烈反响。《本草纲目》《金匮要略》《黄帝内经》等中医药典籍著作的全译本也被收入"大中华文库",由外文出版社和上海三联书店出版。此外,随着《世界卫生组织传统医学术语国际标准》及世中联《中医基本名词术语中英对照国际标准》的颁布,中医药术语的翻译标准逐步统一。在中医药学术研究领域,英文版《中医杂志》《中草药》《中国中西医结合杂志》等中医药研究学术期刊的国际影响因子逐年增加,中医药学术研究的国际影响力不断攀升。

（四）中医药国际教育越来越普及

中医药国际教育是中医药文化"走出去"的一项重要内容。《中医药发展战略规划纲要(2016—2030年)》提出了"推进多层次的中医药国际教育交流合作,把中医药打造成中外人文交流、民心相通的亮丽名片"。早在1993年,南京中医药大学就与澳大利亚皇家墨尔本理工大学合作开办了高等中医药学历教育,澳大利亚成为西方第一个在正规大学设立中医本科教育的国家。美国、日本、韩国、新加坡、葡萄牙等国家及我国港台地区的中医药教育已成规模,中医药国际教育市场规模初显。目前,世界上约有160个国家和地区开展了中医药教育,中医药教育机构近700家,至少有40个国家开设了中医针灸学校,美国就有80所中医高等教育机构。中医药合作办学层次也在不断提高,从本科教育一直到博士教育。到我国接受中医药学历教育的留学生人数一直居来华学习自然科学留学生人数的前列。

（五）中医药文化"走出去"成效越来越显现

目前,中医药已经传播到了183个国家和地区,据世界卫生组织统计,103个会员国认可使用中医针灸,29个设立了传统医学的法律法规,18个将针灸纳入医疗保险体系。政府间的中医药合作协议已签署86份,每年约13 000名留学生来华学习中医药知识。"中医针灸"列入联合国教科文组织人类非物质文化遗产代表作名录,《黄帝内经》和《本草纲目》入选世界记忆名录,为中医药文化的对外交流与传播奠定了基础。屠呦呦因发现青蒿素获得2015年诺贝尔生理学或医学奖,中医药的科学价值举世瞩目。第72届世界卫生大会审议通过了《国际疾病分类第十一次修订本（ICD-11）》,在ICD-11中建立了以中医药为基础的病证分类体系,推动了传统医学150条疾病和196条证候条目纳入ICD-11传统医学章节。这标志着中医正式进入世界卫生体系,成为中医药走向世界的里程碑,使中医药拥有了国际标准化语言的"通行证",对于加快推动中医药国际化步伐具有划时代意义。

三、中医药文化"走出去"的问题与障碍

中医药文化"走出去"虽然取得了一些成绩与进展,但作为中华文化"走出去"的先锋和构建人类卫生健康共同体的重要力量,中医药文化只是"走出去"了,尚未真正"走进去"。

（一）中医药文化国际认同有待进一步提升

中医药脱胎于中华传统文化母体,带有鲜明的中国传统文化烙印,导致中西医在价值观念、理论体系、思维方法、治疗手段等方面存在较大差异。再加上意识形态、语言、翻译、传播等方面存在的问题,国际社会对中医药文化总体认同度并不高。认同度比较高的是以针灸为主的实用技术,对中医药的科学性认同度不高,对中医药文化认知认同度更低。值得注意的是,海外本土中医药在淡化中国渊源,存在"去中国化"倾向。一些国家割裂了中医药学的整体性,异化了中医药学的传统文化和理念,使中医药学在他国丢失其文化内涵,反过来又影响对中国传统中医药文化的认同。

（二）中医药文化"走出去"的自觉自信有待进一步增强

"中医药文化自信，就是对中医药文化生命力的高度认同，对中医药文化价值的坚定信念，对中医药文化发展前途的坚定信心。"[5]近代以来，西方文化中心主义和科学主义思潮给中医药文化自信带来很大冲击。由于自信不足，在国内，中医药发展一定程度存在着西化、异化现象。关于中医药是否需要"走出去"，能否"走出去"，如何"走出去"，中医药界内部也存在着一些质疑的声音。中医药文化"走出去"不是"送出去"，是世界对中医药文化的需求；中医药文化"走出去"，不是走一遭挂个牌，也不是简单地送医送药，而是要真正"走进去"，在国外播下中医药文化的种子，让中医药文化在异国他乡落地生根，开花结果。

（三）中医药文化学术精品需要进一步打造

虽然中医药经典著作被翻译成多国语言，传播到世界各地，但从世界各大图书馆馆藏数量、中医药研究同行评价及读者书评等三个方面来看，中医药典籍译本的认同度不高，国际传播效果尚有待提高。中医药术语的标准化问题虽然引起了我国政府和世界卫生组织的关注，"但由于中西方语言、文化和医理等方面存在巨大差异，再加上各方对标准化的概念、原则与方法认识不一，使标准化的研究举步维艰"[6]。外文版中医药学术期刊对于促进中医药国际化发展、中医药标准化建设及提升带动国内中医药学术期刊发展具有重要作用。但目前，国际发行的中医药学术期刊存在数量较少、结构不均、语种单一、影响因子不高等问题，因而难以在国际舞台大范围地呈现中医药的最新学术研究进展，中医药国际学术话语权仍需进一步加强。

（四）中医药文化"走出去"的人才需要大力培养

中医药文化"走出去"，人才是关键。中医药国际化人才数量不足、质量不高的问题成为中医药文化"走出去"的重要障碍。在国内，精通中医药专业知识技能，同时通晓多国语言与文化，了解国际政治经济的复合型人才短缺。在国外，由于世界各国在意识形态、法律制度、文化及生活习俗等方面的差异，中医药教育在各国发展不平衡。除了澳大利亚等少数国家中医立法之外，大多数国家的中医还处于补充、替代医学地位，许多国家尚未将中医药教育纳入主流医学教育体系，以短期培训等非医学教育形式为主，师资力量不强、办学条件薄弱、教育标准缺失等问题影响中医药国际人才的培养质量。

（五）中医药文化传播路径有待进一步拓展

中医药文化国际传播平台在不断构建，但相对分散，政府、社会、企业与个人没有能够形成有效合力。中外合作办学、中医药国际交流、中医药国际救助、中医药文化节等传播形式大都属于组织传播、群体传播,中医药文化大众传播远远不够。"中医药文化传播多依赖传统渠道,新媒体平台开发不足,致使其在青年群体中影响力小"[7],新媒体与传统媒体没有得到有效整合;传播内容局限于医疗技术,中医药理论内容不足,中医药文化更少涉及。喜闻乐见的影视、动漫等中医药文化传播精品不足,讲好中医药故事的国际化表达方式缺乏。

四、中医药文化"走出去"的对策与建议

中医药文化"走出去"是一个系统工程,既需要政府主导推进,也需要社会组织和民间力量共同参与,协同推进。

（一）提升站位,加强"走出去"的顶层设计

中医药文化"走出去",是推动中华文化"走出去",提升中华文化软实力的需要;也是世界范围内对中医药的需求,构建人类卫生健康共同体的需要。中医药文化"走出去",要进一步坚定文化自信,坚守中华文化立场,传承中医药文化基因,创新中医药文化表达方式与传播路径。在政府主导下,借力"一带一路"倡议,根据各国各地区卫生政策、文化差异与医疗卫生实际需求,因地制宜,因国施策,分类制定中医药国际发展战略目标,差异化、精准化推进中医药文化"走出去"。国家层面合理规划和实施样板工程和示范中心,整合国家、社会、企业、个人传播主体力量,形成推动中医药"走出去"的合力。鼓励有条件的企业和个人率先"走出去",独资或合资开办中医药学校、培训机构和诊所,为中医药文化"走出去"创造良好的国际发展环境。

（二）以术传道,软实力与硬实力协同推进

不同于其他人文文化,中医药文化是科学文化与人文文化的融合体,这也是其率先"走出去"的优势所在。中医药文化"走出去",科学文化与人文文化应携手并进。中医药文化"走出去",凭的是实力,靠的是疗效。近年来,中医药在防治常见病、多发病、慢性病及重大疾病中的疗效和作用,逐渐得到国际社会的认可和接受。但中医药的疗效要得到国际主流科学的认同与国际社会的广泛接受,还需要得到国际科学认同与文化认同。为此,一方面,要鼓励与支持中医药运用现代科学技术加强中医药临床疗效研究,并主动与西方医学开展合作研究,让中医药的疗效得到国际主流医学的认同,以此为突破口,以临床疗效认同助推中医药科学认同与文化认同。从历史上看,针灸以其疗效的确切性、使用的安全

性首先获得了国外民众的认同并得以广泛传播。中医药文化"走出去"应先从中医针灸技术认同入手,"以针带药",用针灸来带动中药的外传。另一方面,文化软实力的作用不可低估。医术的传播,相对易于接受,但随着中医药传播的深入,各种问题就会随之而来,迫切要求医道的传播,需要文化的引领。只有系统的中医药理论与文化的传播与认同,才能有效指导针灸、中药的运用,才能发挥中医的优势,从而实现中医药文化的真正认同。因此,中医药文化"走出去",要紧扣中医药文化核心价值观主线,讲好中国故事与中医药故事,让中华文化与中医药文化基因在异国他乡生根发芽,通过文化认同来引领带动中医药的科学认同。

（三）规范标准,构建"走出去"的话语体系

中医药仅有疗效是不够的,还必须掌握话语权,需要国际标准认同。因此,中医药国际话语体系的构建是促进中医药文化"走出去"、提升国际认同度的基础。宏观上,我们需要明确界定中医药文化国际话语体系的内涵、构成及意义,寻找新时期中医药文化国际话语体系构建的可行路径,在实践基础之上研究促进中医药文化话语体系的创新发展机制;探讨中医药文化国际话语体系的构建与政治制度、经济发展、文化自信及学术水平的辩证互动关系;寻找中医药文化与世界各民族医学文化的利益交汇点、话语共同点,提炼标识性概念,构建有利于中医药文化"走出去"的新表述,最终提高中医药文化的国际认同度。在微观上,我们需要在典籍译介、术语标准及外文学术期刊三个方面入手,进一步强化中医药典籍外译和出版工程,让更多的中医药典籍以多种语言呈现在世界医学文化舞台之上;加强与世界各组织的沟通与联系,制定既能保留中医药精髓和特色又能被世界广泛认同的中医药术语外译标准体系;同时,多渠道推动中医药研究学术期刊"走出去",将中医药最新研究成果在第一时间译介到全球,提升中医药学术期刊的国际影响因子,打造中医药文化学术精品平台。

（四）多渠道并举,培养"走出去"的复合型人才

鼓励我国高等中医药院校和中医院吸引更多海外留学生来华接受学历教育、非学历教育、短期培训和临床实习,为国际中医界提供各类急需的人才。实施海外中医药人才培养本土化战略,培养知晓所在国的政策和法规、了解当地风俗民情、懂经营懂市场的本土化中医药人才。鼓励支持国内各高等中医药院校"走出去",独立或与国外中医药教育机构合作开展境外办学,主导制定国际中医药教育标准,培养更多中医药国际化人才。同时,注重培养与宣传有领导力的

高层次国际化中医药人才,发挥名人在中医药"走出去"中的传播效应。

(五)多元化推进,拓宽"走出去"的路径

中医药文化"走出去",不能孤军奋战,需要与其他业态相融合。中医药不仅是独特的卫生资源、重要的文化资源,还是潜力巨大的经济资源、具有原创优势的科技资源、重要的生态资源。组织国内中药企业赴国外参展,举办国际中医药博览会、国际中医药文化节,向外宣传中医药相关产品和文化。打造海外中医药示范中心,"主动与国际权威科研机构、知名企业、名牌大学等开展科技合作,有针对性地选择一些有一定的科研基础、在防治重大疾病和疑难杂症等方面有一定中医药优势和特色的项目作为联合攻关"[8],通过一些标志性的科研合作成果,不断提升中医药文化的国际学术地位和影响力。将中华文化推广与中医药传播结合起来,向全球孔子学院推广中医孔子学院模式。积极利用互联网、人工智能、新媒体等现代传播技术手段,打造中医药文化国际信息交流与传播平台。与图书、影视、动漫、餐饮、养生及旅游等文化产业及互联网有机结合,以文促医、以医带药、以药兴产,推动中医药文化全方位、立体式走向世界。

参考文献:

[1]习近平.在全国宣传思想工作会议上的讲话[N].人民日报,2013-08-21(1).

[2]李臣,王岗.从文化自觉看中国武术国际传播[N].中国社会科学报,2018-03-06(5).

[3]李富刚.论武术套路之"势"[J].中国体育科技,2018,54(6):127-135.

[4]丁立磊."一带一路"为传统文化"走出去"铺路搭桥[J].人民论坛,2017(18):132-133.

[5]张宗明.论中医药文化自信[J].南京中医药大学学报(社会科学版),2018,19(1):1-5.

[6]李照国.论中医名词术语英译国际标准化的概念、原则与方法[J].中国翻译,2008,29(4):63-70,96.

[7]张其成.促进中医药文化国际传播认同[N].中国中医药报.2017-03-10(2).

[8]胡以仁,朱民,严暄暄,等."一带一路"战略下基于海外中医药中心的中医传播与发展[J].世界科学技术-中医药现代化,2017,19(6):1012-1015.

本文作者张宗明,发表于《南京中医药大学学报》(社会科学版),2020年第21卷第2期

中医文化是中华文明伟大复兴的先行者

"中医药学是打开中华文明宝库的钥匙",这是习近平2010年在出席皇家墨尔本理工大学中医孔子学院授牌仪式讲话中首次提出的,是对中医药学在中华文明史上重要地位的精辟论断,是一个崭新的学术命题。为什么只说中医药而不是其他学科学派是"钥匙"? 这把"钥匙"究竟是什么? 怎么真正发挥"钥匙"的作用? 这不仅是中医学界而且是国学界乃至整个知识界都必须要回答的问题。

笔者多年来从事中医文化和中华传统文化研究,这一命题对笔者触动很大,经过反复学习思考,笔者有了几点体会。第一,这一命题可以理解为:中医药是中华文明伟大复兴的先行者,中医药文化可以助推中华优秀传统文化的复兴。第二,中医药学这把"钥匙"是由中医文化三个层面共同打造的。第三,只有中医药学而不是其他学科学派能够担任"钥匙"的职责。为此,笔者在2016年的全国两会上提交了《以中医药文化助推中华优秀传统文化复兴》的提案,建议将这一问题作为国家社科基金重大项目进行研究,后被采纳,经过竞标有幸成为该项目的首席专家。下面结合这个重大项目,谈谈笔者对"中医药学是打开中华文明宝库的钥匙"这一学术命题的理解[1]。

一、"钥匙"由中医文化三个层面共同打造

"中医药学是打开中华文明宝库的钥匙",所谓"钥匙"也就是"先行者",要打开中华文明的宝库,中医药要走在前面,要带头引领。只有拿着中医药这把"钥匙"才能打开中华文明宝库的大门;只有打开宝库,发现宝藏,才能带来中华文化和中华文明的伟大复兴。也就是说,中医药的引领,可以助推中华优秀传统文化的伟大复兴。

这就必须解决两个问题:第一,中医药文化究竟是什么? 第二,中医药文化怎么"助推"中华文化和中华文明的复兴? 经过反复思考,笔者将本项目总体研

究框架确定为：从中医药文化的三个层面、两个维度出发探讨助推中华优秀传统文化复兴的途径。三个层面偏于回答第一个问题，两个维度偏于回答第二个问题。

中医药学这把"钥匙"是由中医药文化三个层面共同打造的。三个层面就是中医药的精神文化、行为文化、物质文化。三个层面好比"心—手—脸"，形成一个从"内隐"到"外显"的过程。其中精神文化是"钥匙"最核心的部分，好比钥匙采用的金属材料，行为文化好比"钥匙"的制作过程和使用方法，物质文化就是"钥匙"的模样、形状。三个层面比较而言，精神文化是最重要的、最关键的，从某种意义上也可以说这把"钥匙"就是中医药的精神文化，也就是中医核心价值和中医原创思维。精神文化决定了行为方式和物质形态，行为方式和物质形态体现了精神文化。

再说中华文明的复兴其实也包括这三个层面，其中精神层面主要指中华民族天人合一、和谐共生、尊崇生命、关怀天下的价值理念和天道信仰，行为层面主要指中国人衣食住行的生活方式，物质层面主要指中华民族发明创造的物质产品。中华文明复兴最重要的就是中华民族的价值理念和生活方式的复兴，当然复兴不是复古，而是一种创造性的再生。中医文化恰好全方位满足了中华文明复兴的这一要求。所以本项目设立了三个层面子课题。

但在申报项目时遇到一个问题：中医文化三个层面的范围太广了，涉及内容太多了。从一般意义上说，中医药的精神文化包括中医药的思维方式、价值观念、医德伦理、心理状态、理想人格、审美情趣等；行为文化既包括诊断治疗的行为方式、采集炮制的行为规范、学医行医的礼仪规范，也包括中医药健康养生的行为活动等；物质文化包括中医药的建筑、器具、药材、品牌符号等等。这么多问题如果面面俱到，是没办法完成的，必须设定有限目标，在每个层面选取一个关键性问题。

三个层面选取哪三个关键性问题呢？这是颇费脑力的事。最后决定，在精神文化层面选取中医药核心价值问题，行为文化层面选取中医药养生实践问题，物质文化层面选取中医药品牌符号问题。首先，中医药文化核心价值是中医药文化的灵魂。核心价值和思维方式究竟是什么关系？笔者认为是一体两面的关系，中医核心价值也可以说就是"中医思维"，它不仅是中华优秀传统文化价值的重要体现，而且也是社会主义核心价值观的重要源泉，所以中医药核心价值可以助推社会主义核心价值观的践行。其次，中医药养生实践与儒释道养生文化有密切关系，将它与现代医学健康科学、与当代社会发展需求结合起来，经过创造性转化与创新性发展形成健康生活方式，因此中医药文化养生实践可以助推健康生活方式的养成。再次，中医药品牌符号是中医药文化的外在表现，是中医药的形象标识。中医药品牌符号主要有老字号中医药机构品牌、中医药器物品牌等，它与儒释道的文化符号融贯互补，共同构成中华文化的形象标识，所以说中医药品牌符号可以助推中华民族文化符号的塑造。三个层面的三个关键问题之间具有严密的逻辑关系，其中核心价值是灵魂、是思想指导，健康养生实践是核心价值的动态表现和具体应用，文化品牌符号是核心价值的有形化、可视化体现。

两个维度是纵向和横向，纵向侧重于国内将中医药文化"传下去"，通过国内中医药文化进中小学，助推中华优秀传统文化向下一代的传承；横向侧重于国际将中医药文化"传出去"，通过国际中医药文化传播，助推中华优秀传统文化跨国度、跨文化的传播。这两个维度实际上是对前三个层面研究成果的传承与传播，但因为传承传播的对象不同，所以需要根据国内中小学生思维认知特点和国外民众不同文化背景的实际情况，对所传播的内容和形式进行创造性转化和创新性发展。

二、只有中医药学能够担任"钥匙"的职责

中医药学根植于中华传统文化的沃土，在长期发展过程中，汲取了儒释道的精华，蕴含中华传统文化中优秀的文化要素、文化基因。中医药文化不仅是中华优秀传统文化的重要组成部分，而且是中华优秀传统文化的杰出代表。

中医药已经成为中华民族的文化符号和形象标识。中国外文局对外传播研究中心从2012年开始连续开展了中国国家形象全球调查，从已经发布的6次调查结果看，中医与中餐、武术一直是海外受访者认为最能代表中国文化的三大元素，中医基本排第二名（2015年排第一名）。海外受访者接触或体验中医药文化的比例以及好感度都呈上升趋势。2018年调查结果显示，31%的受访者接触或体验过中医药文化，其中81%的人对中医药文化持有好印象，比上次调查好感度大幅提升。

近年来中医在海外越来越受欢迎，这一现象也说明了只有中医学能够担任"钥匙"的职责。为什么说只是中医而不是儒道佛也不是其他科技文化是打开中华文明宝库的钥匙？

要回答这个问题，可以从中华传统文化的基本结构和中华传统文化的基本精神两个维度来考察。首先是中华传统文化的基本结构，笔者曾提出"一源三流，两支五经"的观点。和西方文化、印度文化、阿拉伯文化的"一源一流"的结构不同，我们中华文化的基本结构是"一源三流"。"一源"是指中华文化的总源头是"易"，从"易"这一源头流出了三条河流，那就是儒、道、佛（中国化佛教）。因为《周易》的经文形成于三千年以前，是中华第一经典，也是世界四大元典之一。它导源出两千五百年左右的儒家、道家及其他诸子百家，也影响了从印度传入两千年左右的佛家，使其逐渐演变为以禅宗为代表的中国化佛教。从学术源流看，孔子弘扬了《周易》乾卦精神，老子弘扬了《周易》坤卦精神。后世儒家将《周易》奉为五经之首，道家将《周易》奉为三玄之一。《周易》成为唯一一本为儒家和道家共同尊奉的经典。

"两支五经"中的"两支"是指中国传统文化在当代社会的两个支撑点、两个落脚点，也就是说在当代社会还有两大学科最完整、最系统地保存了中华传统文化，那就是国医与国艺，国医和国艺还在现实生活中为大众服务，为大众所熟知。"五经"是指最能代表中华文化的五部经典，那就是《周易》《论语》《道德经》《六祖坛经》《黄帝内经》，其中《周易》是中华第一经典，其他四部分别为儒家、道家、中国化佛家、医家的第一经典。遗憾是国艺没有留下一部可以与这五经并列的经典。

从中华文化的结构看，儒释道偏于"形而上者"，是上层思想意识、精神信仰；中医药则偏于"形而下者"，关乎每一个人的生命，贴近每一个人的日常生活，是落地的。但中医又不是纯粹的"术"，中医还是"道"，是道术合一，中医的"术"是"道"的应用、"道"的体现。在当代社会，很多人已经不知道儒释道，但都知道中医，有病也会去看中医、吃中药（除了"中医黑"之外）。此外中医还是将科技与人文融为一体的文化形态，中医除了吸收儒释道的思想精华以外，还吸收历代的科学技术成果，可以说中医学最全面、最完整地保留了中华优秀传统文化。而且中医学持续时间长达几千年，随着时代的发展而不断创新不断发展，至今长盛不衰。所以用中医这把钥匙可以打开中华文明宝库的大门。

我们再考察一下中华传统文化的基本精神。中华传统文化的基本精神或者说中华文化的精神主干究竟是什么？目前有三派观点，一是"儒家主干"说，二是"道家主干"说，三是"儒道互补"说，笔者是赞成"儒道互补"——准确地说应该是儒释道三家互补说的。但互补的交点在哪里？笔者认为就是"大易之道"，所以笔者提出"易道主干"说。"大易之道"贯通儒家、道家乃至中国化佛家,所以是中华民族的精神支柱。

"大易之道"的内涵可以概括为"阴阳中和"四个字。"阴阳"代表中华民族有两大精神,就是乾卦的"自强不息"和坤卦的"厚德载物"。儒家偏重于阳,道家偏重于阴。儒家的基本精神是乾卦阳刚的精神,自强不息、刚健有为、勇往直前、百折不挠、昂扬向上、变异创新、与时俱进、拼搏进取、勤劳勇敢;道家的基本精神是坤卦阴柔的精神,厚德载物、柔弱虚静、包容宽厚、自然无为、居下不争、谦虚谨慎、以柔克刚。这两家不是截然分开、绝对对立的,而是互相包容、有所交叉的,是阴中有阳、阳中有阴;乾坤并健、儒道互补。虽然如此,但两家毕竟有所偏重。

与儒家道家相比,中医则是不偏阴阳的。如果阴阳有偏了则是病态,所以中医治疗的目的就是调和阴阳,达到阴阳不偏、阴阳平衡、阴阳调和,这样才会健康、快乐、长寿。就这一点而言中医比儒家、道家更接近于"大易之道",更能体现中华传统文化的核心价值。

再看"中和",儒、释、道三家都讲"中":儒家讲中庸,道家讲中气,佛家讲中观。三家都讲"和",儒家讲仁和,道家讲柔和,佛家讲圆和。儒、释、道三家"你中有我、我中有你",圆融和谐。而中医则从人体健康这一最切近生命的领域,最完整地体现了"中和"的核心价值和思维方式。

对于中医的核心价值,笔者曾概括为"仁和精诚"四个字。具体说就是:医者仁心,医道中和,医术精湛,医德至诚。其中医道之"和"字正是中医思维方式的最大特征,"和"用两个字说就是"中和"或者"平和"。中医将人的健康状态称为"平",将健康人称为"平人",也称为"阴阳和平之人"。"和平"就是调和致平,"和"是"平"的手段,"平"是"和"的目的。《黄帝内经》提出"法于阴阳,和于术数""谨察阴阳所在而调之,以平为期""内外调和,邪不能害",强调人只有通过调和阴阳,依靠自身脏腑、经脉、气血的功能活动及调节能力,才能达到人体内外的协调统一、形神气血的协调平衡。与西医的对抗性治疗不同,在"以平为期"理念指导下,中医采用调和性治疗的方法。中医以激发人体潜在的自组织、自修复能力为目的,通过人体内各种机制综合作用的调控,维持生命的动态平衡。这一方法符合现代肌体内稳态或自稳态理论。

中医认为,"阴阳失和"是病机的总纲,它具体表现为三个层面的"失和":一是人与自然失和。人与天地万物阴阳之气相通相和,如果风、寒、暑、湿、燥、火等气候变化异常，太过或者不及，六气就变为六淫，由对人体无害转化为对人体有害，成为致病的因素。二是人与社会失和。《黄帝内经》重视人的社会致病因素，在《征四失论》《疏五过论》中有详细的论述，认为社会习俗、政治经济、道德行为等失和都可以致病。三是人本身阴阳失和，表现为气血不和、形神不和、脏腑不和、经络不和等。尽管疾病的病理变化复杂多端，但都可以用"阴阳失和"即阴阳的偏盛偏衰来概括。当阴阳失和发展至严重程度时，就会出现"阴阳离决，精气乃绝"的现象。既然疾病是"阴阳失和"造成的，那么，"调和阴阳"就是中医的治疗总则。药物、针灸、推拿等各种治疗方法，都是为了调和阴阳，把"不和"转变为"和平"，达到阴阳的动态平衡，恢复肌体的内稳态。

相比较而言，儒家更强调人与社会的和谐，道家更强调人与自然的和谐，佛家更强调人与心灵的和谐，而中医则不仅重视人与自然的和谐、人与社会的和谐，而且重视人自身的和谐。中医"调和致平"的理念和方法不仅可以用于治病，而且可以用于治国，所谓"上医治国，中医治人，下医治病"。对个人来说，人与人之间关系和谐了，那他一定是快乐的，他的生活一定是多姿多彩的。对国家来说，国家内部体制机制顺畅、和谐，国与国之间互联互通、关系和谐，人类就会和平发展，社会就会安宁大同[2]。

中医既反映了中华文明的价值理念和思维方式，也是贴近百姓生活、将科技与人文融为一体的文化形态。中医"调和致平"的理念及其各种医疗技术、养生方法，几千年来护佑着中华民族繁衍生息。所以用中医药这把"钥匙"可以打开中华文明宝库，也可以助推中华优秀传统文化的伟大复兴。

三、中医药抗击新冠疫情彰显中华文化的魅力

面对肆虐的新型冠状病毒肺炎疫情，中医人挺身而出，第一时间逆行武汉，奋战在抗疫第一线。相比2003年的SARS，这次中医从一开始就及时参与进来，并且是全程参与，这是一大进步。中医药总有效率达90%以上。以武汉江夏方舱医院为例，564名患者以中医药治疗为主没有一例转为重症，同时缩短了治愈时间[3]。中医药为战胜疫情发挥了重大作用，作出了杰出贡献，极大提升了中医文化自信。

为什么中医药能取得这么大的胜利？究其根本，还是"中医思维"发挥了作用。前面已经说过，中医思维和中医价值观是一体两面的关系。中医思维是中医立身之本，也是中华优秀传统文化价值理念和思维方式的集中体现。此次抗

击疫情,中医药在发病、治疗、预防三个方面彰显了"中医思维"的威力。

首先在发病方面,中医主张"内外相合,正气盛衰"。中医有三因致病学说,如果从内外两个角度看,此次新冠肺炎是由内外两个原因造成的,外在的原因是疫毒加上气候。新冠病毒属于中医"疫毒"的范畴。《素问·刺法论》说:"五疫之至,皆相染易,无问大小,病状相似。"这种"疫毒"是一种有别于六淫、具有强烈致病性和传染性的外感病邪。"疫毒"加上异常的天气就会导致传染病的发生。按照《黄帝内经》五运六气的说法,去年己亥年第六步气,也就是小雪—大寒(2019年11月22日—2020年1月20日),"其病温厉",容易导致温热、疫疠类疾病,也就是传染病多发。当时武汉近一个月的气候的确是这样,是暖冬,本来应该下雪,结果没有下雪,而是下雨,阴雨蒙蒙,湿气很重。所以仝小林院士提出此次新型冠状病毒肺炎称为"寒湿疫",是由寒湿之疫邪引起的,病性上属于阴病,以伤阳为主线。从内因看,各人的体质有差异,正气盛衰不同。这次疫情传染性极强,但也有同一个家庭多数被感染但个别没有被传染的例子。什么原因?就是这个人正气足,抗病力强。《诸病源候论》说:"恶毒之气,人体虚者受之。"《温疫论》说:"本气充满,邪不易入,本气适逢亏欠,……外邪因而乘之。"所以,最终是否发病,还取决于人体自身的正气是否旺盛。

其次在治疗方面,中医主张"扶正祛邪,整体调节"。中医对待疫病的治法和药方众多,东汉张仲景《伤寒论》就有多个有效经方,总的说都强调治病必求本,辨证论治。根据不同证候,有的用发汗法,有的用下法或吐法。明代的吴又可认为,治疫以逐邪为第一要义。这次在新冠肺炎中得到普遍使用的"清肺排毒汤",就来源于张仲景《伤寒杂病论》记载的四个经方:麻杏石甘汤、射干麻黄汤、小柴胡汤、五苓散。"清肺排毒汤"的治疗有效率为97.78%,轻症患者没有一例在服用清肺排毒汤之后转为重症或危重症的情况。

"清肺排毒"这一方名其实反映了中医对待病毒的思维方法,是"排毒"而不是"杀毒",这一点和西医是不同的,西医是杀毒。这正是中西医学不同的思维方式,西医是分析性、对抗性思维,中医是整体性、调和性思维。西医致力于精准有效的单靶向治疗,遗憾目前还很难实现。中医则是扶正祛邪,整体调节,是多靶点治疗。一方面是扶持正气,也就是提高自身的免疫力、抵抗力;一方面是祛除邪气,将体内的疫毒排除出去。

在预防方面,中医主张"形神兼养,提升正气"。中医十分重视"治未病",重视预防。对新冠病毒,最有效的预防当然是隔离,彻底阻断传染渠道。同时中医强调要增强体质、提高正气、提高免疫力,这就是《黄帝内经》说的"正气存内,邪不可干"。

怎样提高正气? 中医主张要形神兼养。所谓"形"不仅指一些补气血的药物,更指形体导引运动。所谓"神",就是要调节情志、调节精神。《黄帝内经》重视七情五志、心理因素对人体健康的影响:"心者,五脏六腑之主也""心为君主之官",如果"悲哀愁忧则心动,心动则五脏六腑皆摇"。

面对新型冠状病毒,要保持平和宁静的心态,不要恐慌,不要焦虑,不要悲观。一旦形神兼养,"形与神俱",正气就得以提升了。

中医药抗击疫情不仅彰显了中医药的威力,也彰显了中华文化的强大生命力和中华文明的永恒魅力,为弘扬中华优秀传统文化、增强民族自信和文化自信作出了重要贡献。

参考文献:

[1] 中医药是中华文化伟大复兴的先行者[N].中国中医药报,2013-08-22(1).

[2] 张其成.调和致平利国利民[N].人民日报,2017-08-13(5).

[3] 治疗新冠肺炎中医药总有效率达90%以上[EB/OL].(2020-03-24).http://www.xin-huanet.com/p-olitics/2020/03/24/c_1125757251.htm.

本文作者张其成,发表于《南京中医药大学学报》(社会科学版),2020年第21卷第2期

学习总书记重要论述　坚定中医药发展自信

2010年6月20日,时任国家副主席的习近平在澳大利亚出席由南京中医药大学与皇家墨尔本理工大学合办的中医孔子学院授牌仪式时说:"中医药学凝聚着深邃的哲学智慧和中华民族几千年的健康养生理念及其实践经验,是中国古代科学的瑰宝,也是打开中华文明宝库的钥匙。深入研究和科学总结中医药学对丰富世界医学事业、推进生命科学研究具有积极意义。中医孔子学院把传统和现代中医药科学同汉语教学相融合,必将为澳大利亚民众开启一扇了解中国文化新的窗口,为加强两国人民心灵沟通、增进传统友好搭起一座新的桥梁。"今天,我们重温总书记的讲话,不仅倍感亲切,而且也充分感受到了党和国家对中医药事业的高度重视。

一、习近平有关中医药的重要论述

自2010年发表有关中医药的重要讲话以来,习近平对中医药工作进一步给予高度重视和亲切关怀,先后作出了一系列关于发展中医药的重要论述。笔者就习近平总书记对中医药工作的亲切关怀和关于发展中医药的重要论述等相关资料进行了搜集,媒体公开报道的共有26次。详见表1。

表1　习近平总书记对中医药工作的亲切关怀和关于发展中医药的重要论述一览

序号	时间	地点	背景	论述内容与相关纪实
1	2010年6月20日	澳大利亚墨尔本	在澳大利亚墨尔本出席皇家墨尔本理工大学中医孔子学院授牌仪式	中国南京中医药大学和澳大利亚皇家墨尔本理工大学在过去10多年富有成效的合作基础上,成功开办墨尔本第二所、澳大利亚第九所孔子学院,这是中澳人文领域友好交流和务实合作的又一重要成果,对此表示热烈祝贺

序号	时间	地点	背景	论述内容与相关纪实
				中医药学凝聚着深邃的哲学智慧和中华民族几千年的健康养生理念及其实践经验，是中国古代科学的瑰宝，也是打开中华文明宝库的钥匙。深入研究和科学总结中医药学对丰富世界医学事业、推进生命科学研究具有积极意义
				中医孔子学院把传统和现代中医药科学同汉语教学相融合，必将为澳大利亚民众开启一扇了解中国文化新的窗口，为加强两国人民心灵沟通、增进传统友好搭起一座新的桥梁
2	2013年3月22日	俄罗斯莫斯科	在俄罗斯"中国旅游年"开幕式上的致辞	中国是拥有5 000多年历史的文明古国，又是充满发展活力的东方大国，旅游资源得天独厚，被列入世界文化和自然遗产的就有40多处。中华书画、京剧、中医等传统文化博大精深
3	2013年8月20日	北京	会见世界卫生组织总干事陈冯富珍	中方重视世界卫生组织的重要作用，愿继续加强双方合作，促进中西医结合及中医药在海外发展，推动更多中国生产的医药产品进入国际市场，共同帮助非洲国家开展疾病防治和卫生体系建设，为促进全球卫生事业、实现联合国千年发展目标作出更大贡献
4	2013年9月13日	吉尔吉斯斯坦比什凯克	在上海合作组织成员国元首理事会第十三次会议上的讲话《弘扬"上海精神"促进共同发展》	传统医学是各方合作的新领域，中方愿意同各成员国合作建设中医医疗机构，充分利用传统医学资源为成员国人民健康服务
5	2013年10月21日	北京	会见来华出席第十四届中国西部国际博览会的马其顿总统伊万诺夫	中方愿同马方携手努力，推进务实合作，落实好基础设施合作项目，将农业合作打造成双边合作新增长点，扩大教育、文化、艺术、中医药等领域交流，夯实两国关系的社会基础，共同推动中马关系加速发展，取得更多成就

续表

序号	时间	地点	背景	论述内容与相关纪实
6	2014年9月18日	印度新德里	在印度世界事务委员会发表《携手追寻民族复兴之梦》的重要演讲	国之交在于民相亲。中国太极和印度瑜伽、中国中医和印度阿育吠陀有惊人的相似之处，两国人民数千年来奉行的生活哲理深度相似。这次访问期间，双方制定了中国—印度文化交流计划，目的就是弘扬两国古代人文精神，重现中印两大文明交流互鉴的盛景
7	2014年11月17日	澳大利亚堪培拉	与澳大利亚总理阿博特共同见证北京中医药大学和西悉尼大学签署在澳洲建立中医中心的合作协议	在习近平与澳大利亚总理阿博特的共同见证下，北京中医药大学和西悉尼大学签署在澳洲建立中医中心的合作协议。该中心的建立旨在开展临床研究，提供特色鲜明、效果显著的健康服务，培养中医人才，传播中医药文化，探索中医药走向世界的合作模式，展示和输出我国文化软实力
8	2015年2月15日	陕西西安	考察西安市雁塔区电子城街道二〇五所社区中医馆	开设中医科、中药房很全面，现在发展中医药，很多患者喜欢看中医，因为副作用小，疗效好，中草药价格相对便宜。像我们自己也喜欢看中医
9	2015年5月10日至12日	白俄罗斯明斯克	对白俄罗斯共和国进行国事访问。两国元首达成广泛共识，双方发表联合声明	双方愿研究在白俄罗斯建立中医中心问题
10	2015年7月10日	俄罗斯联邦巴什基尔自治共和国乌法	在上海合作组织成员国元首理事会第十五次会议上的讲话	中方支持成员国在紧急救灾、传染病防治、便利人员往来等领域继续加强合作，愿同各国研究探讨中医药合作、简化人员签证和劳务许可手续等举措

续表

序号	时间	地点	背景	论述内容与相关纪实
11	2015年12月22日	北京	致信祝贺中国中医科学院成立60周年	中医药学是中国古代科学的瑰宝,也是打开中华文明宝库的钥匙。当前,中医药振兴发展迎来天时、地利、人和的大好时机,希望广大中医药工作者增强民族自信,勇攀医学高峰,深入发掘中医药宝库中的精华,充分发挥中医药的独特优势,推进中医药现代化,推动中医药走向世界,切实把中医药这一祖先留给我们的宝贵财富继承好、发展好、利用好,在建设健康中国、实现中国梦的伟大征程中谱写新的篇章
12	2016年2月3日	江西南昌	在江西考察江中药谷制造基地	小康提速,康也包括健康,要全民健康。中医药发展这条路,你们走对了。江西把中医药作为发展的一个着力点,是正确的,也是很有前景的。中医药是中华文明瑰宝,是5 000多年文明的结晶,在全民健康中应该更好发挥作用
13	2016年3月29日	捷克布拉格	同捷克总统泽曼举行会谈	双方同意深化金融、核能、中医药、航空运输、产业园区合作,构建全方位互联互通。双方同意进一步支持中国传统医学在捷克共和国和中东欧地区的传播、推广和应用,支持中捷中医中心的不断建设和发展
14	2016年6月13日	北京	会见德国总理默克尔	中方支持深化两国在教育、签证便利化、航权安排、传统中医药等领域合作
15	2016年6月22日	乌兹别克斯坦塔什干	在乌兹别克斯坦最高会议立法院的演讲《携手共创丝绸之路新辉煌》	着力深化医疗卫生合作,加强在传染病疫情通报、疾病防控、医疗救援、传统医药领域互利合作,携手打造"健康丝绸之路"

续表

序号	时间	地点	背景	论述内容与相关纪实
16	2016年8月19日	北京	在全国卫生与健康大会上的讲话	新形势下,我国卫生与健康工作方针是:以基层为重点,以改革创新为动力,预防为主,中西医并重,把健康融入所有政策,人民共建共享。预防为主,中西医并重,是对长期以来实践证明行之有效的做法的坚持、继承、发展。我们要把老祖宗留给我们的中医药宝库保护好、传承好、发展好,坚持古为今用,努力实现中医药健康养生文化的创造性转化、创新性发展,使之与现代健康理念相融相通,服务于人民健康。要发挥中医药在治未病、重大疾病治疗、疾病康复中的重要作用,建立健全中医药法规,建立健全中医药发展的政策举措,建立健全中医药管理体系,建立健全适合中医药发展的评价体系、标准体系,加强中医古籍、传统知识和诊疗技术的保护、抢救、整理,推进中医药科技创新,加强中医药对外交流合作,力争在重大疾病防治方面有所突破。中华文化历来强调健康养生、祛病健身。要从小抓起,以中小学为重点,建立健全健康教育体系,普及健康科学知识,加大各级各类学校健康教育力度,教育引导人民群众树立正确健康观,倡导"每个人是自己健康第一责任人"的理念,促进全社会关注健康、重视健康,提升全民健康素养,促进人民群众形成健康的行为和生活方式。要多用人民群众听得到、听得懂、听得进的途径和方法普及健康知识和技能,让健康知识植入人心,引导人们树立健康意识,养成良好的行为和生活方式,以降低或消除影响健康的危险因素
17	2016年12月25日	北京	签署第五十九号主席令	国家主席习近平签署第五十九号主席令:《中华人民共和国中医药法》已由中华人民共和国第十二届全国人民代表大会常务委员会第二十五次会议于2016年12月25日通过,现予公布,自2017年7月1日起施行

序号	时间	地点	背景	论述内容与相关纪实
18	2017年1月18日	瑞士日内瓦	在出席中国向世卫组织赠送针灸铜人雕塑仪式上的致辞	我们要继承好、发展好、利用好传统医学,用开放包容的心态促进传统医学和现代医学更好融合。中国期待世界卫生组织为推动传统医学振兴发展发挥更大作用,为促进人类健康、改善全球卫生治理作出更大贡献,实现人人享有健康的美好愿景
19	2017年7月6日	天津	致信祝贺2017年金砖国家卫生部长会暨传统医药高级别会议	传统医药是优秀传统文化的重要载体,在促进文明互鉴、维护人民健康等方面发挥着重要作用。中医药是其中的杰出代表,以其在疾病预防、治疗、康复等方面的独特优势受到许多国家民众广泛认可。实现人人享有健康是我们共同的美好愿景。我希望各方充分利用金砖国家卫生部长会暨传统医药高级别会议机制,深化卫生健康领域交流合作,推进各方传统医药互学互鉴,携手应对公共卫生挑战,为保障人民健康作出贡献
20	2017年7月24日	广东深圳	致信祝贺第十九届国际植物学大会开幕	中国2500多年前编成的诗歌总集《诗经》记载了130多种植物,中医药学为人类健康作出了重要贡献
21	2017年10月18日	北京	在中国共产党第十九次全国代表大会上的报告	坚持中西医并重,传承发展中医药事业
22	2017年12月12日	江苏徐州	在江苏徐州贾汪区马庄村调研	习近平总书记来到江苏徐州马庄村,看到村民们手工制作的特色香包,连连称赞"真不错""很精致"。80岁的村民王秀英递上自己制作的中药香包,总书记问:"多少钱? 我买一个,捧捧场。""不要钱,送给总书记。"王秀英答道。总书记还是坚持付了30元
23	2018年7月22日	南非	在南非《星期日独立报》《星期日论坛报》《周末守卫者报》发表题为《携手开创中南友好新时代》的署名文章	中国中医药企业正积极开拓南非市场,为南非民众通过针灸、拔罐等中医药疗法祛病除疾、增进健康提供了新选择

续表

序号	时间	地点	背景	论述内容与相关纪实
24	2018年10月22日	广东珠海	考察珠海横琴新区粤澳合作中医药科技产业园	中医药学是中华文明的瑰宝。要深入发掘中医药宝库中的精华,推进产学研一体化,推进中医药产业化、现代化,让中医药走向世界
25	2019年4月15日	重庆	在重庆市石柱土家族自治县中益乡华溪村就脱贫攻坚开展调研	习近平前往老党员、已脱贫户马培清家,沿着乡间小路步行察看自然环境、村容村貌,了解该村通过种植中药材黄精等特色经济作物带动村民脱贫的情况。在马培清家中,看到谷仓里装满粮食,厨房里挂着不少腊肉,温饱不愁,了解到他们家通过参加黄精中药材产业发展和土地入股分红、管护药材基地等方式,实现了稳定脱贫,习近平表示欣慰
26	2019年6月14日	吉尔吉斯斯坦比什凯克	出席上海合作组织成员国元首理事会第十九次会议并发表题为《凝心聚力 务实笃行 共创上海合作组织美好明天》的重要讲话	中方愿意适时举办上海合作组织传统医学论坛,发挥传统医学优势,改善民众健康,提高医疗卫生水平

从表1可见,党的十八大以来,习近平对有关中医药的重要论述频率极高,从基层社区到党的全国代表大会,从民生领域到科学研究,从绿色种植到产业化发展,从国内到海外,将中医药与百姓福祉、人类健康、"一带一路"、文化自信、国家兴盛、民族复兴等紧密联系起来,对中医药的地位与作用进行了全方位的论述。正如习近平在致中国中医科学院成立60周年的贺信中所指出的"中医药振兴发展迎来天时、地利、人和的大好时机"。他强调"切实把中医药这一祖先留给我们的宝贵财富继承好、发展好、利用好,在建设健康中国、实现中国梦的伟大征程中谱写新的篇章"。这充分体现了以习近平同志为核心的党中央对中医药工作的高度重视和大力支持,是对中医药事业发展所处的历史方位的科学判断和深刻论述,明确了新时代新形势下中医药发展的目标任务,对中医药的战略作用赋予了重大期待,展现了美好蓝图。习近平总书记关于发展中医药的重要论

述,来源于习近平新时代中国特色社会主义思想的宏大理论体系,根植于习近平总书记系列重要指示精神在中医药领域的生动实践。习近平总书记关于发展中医药的重要论述深刻回答了为什么发展中医药、发展什么样的中医药、怎样发展中医药等一系列方向性、全局性、战略性的重大理论和实践问题,为我们在新时代传承发展中医药事业提供了根本遵循和行动指南。

通过对习近平总书记关于发展中医药的重要指示精神和重要论述的学习思考,我们认为可以从以下6个方面去深刻领悟总书记关于发展中医药的重要论述的核心观点。

（一）中医药学是中国古代科学的瑰宝

习近平在澳大利亚墨尔本出席皇家墨尔本理工大学中医孔子学院授牌仪式的讲话中、在致中国中医科学院成立60周年的贺信中均指出"中医药学是中国古代科学的瑰宝",进一步明确了中医药学的历史地位、科学属性和重要价值。这一核心论述可以从3个层面加以理解:一是中医药学是中国各族人民在几千年生产生活实践和与疾病作斗争中逐步形成并不断丰富发展起来的,熔铸了中国古代的天文学、地理学、物候学、算学、兵学等各门科学,吸收和融合了各个历史时期的先进科学技术和人文思想,凝聚着深邃的哲学智慧和中华民族几千年的健康养生理念及其实践经验。二是揭示了中医药学的科学属性,肯定了中医药学独特的科学学术地位。习近平指出,"中医药学貌似神秘",实际"它已经做了部分科学化总结,上升到规律"。三是用"瑰宝"来定位中医药学,体现了中医药学的重要价值。"瑰宝"在《现代汉语词典》中的解释是"特别珍贵的东西"[1]。习近平总书记在致中国中医科学院成立60周年的贺信中、在考察珠海横琴新区粤澳合作中医药科技产业园时的讲话中均指出"深入发掘中医药宝库中的精华"。习近平反复强调"我们要把老祖宗留给我们的中医药宝库保护好、传承好、发展好""切实把中医药这一祖先留给我们的宝贵财富继承好、发展好、利用好"。

（二）中医药学是打开中华文明宝库的钥匙

习近平高度评价中医药,认为:"中医药学是中国古代科学的瑰宝,也是打开中华文明宝库的钥匙。"用"钥匙"来形容中医药学与中华文明宝库的关系,充分体现了中医药学在中华文明中的唯一特征性、杰出代表性和极端重要性的地位。习近平强调,"中医药是中华文明瑰宝,是5 000多年文明的结晶,在全民健康中应该更好发挥作用""传统医药是优秀传统文化的重要载体,在促进文明互鉴、维护人民健康等方面发挥着重要作用""中医药学是中华文明的瑰宝。要深入发掘中医药宝库中的精华"。习近平指出:"坚持古为今用,努力实现中医药健康养生文化的创造性转化、创新性发展,使之与现代健康理念相融相通,服务于人民健康。"2014年11月17日,习近平与澳大利亚总理阿博特共同见证了北京中医药大学和西悉尼大学签署在澳洲建立中医中心的合作协议。该中心不仅要开展临床研究,培养中医学人才,而且要传播中医药文化,探索中医药走向世界的合作模式,展示和输出我国文化软实力。根据国务院出台的《中医药发展战略规划纲要(2016—2030年)》,要丰富中医药文化内涵,创新中医药文化传播,增强中医药文化的渗透力影响力。推动中医对外话语体系建设,充分利用世界卫生组织、国际标准化组织等平台,讲好"中医药故事",促进中医药在世界范围内丰富和发展,为传承和发展中华优秀传统文化,提升国家文化软实力作出新的贡献[2]。2015年博鳌亚洲论坛首次设立中医药分论坛,中医药进入国家级外交平台[3]。中医药逐渐成为中华文化的代表元素,承载着中华文化传播的使命。

(三)中医药是中国独特的卫生资源

中医药事业是我国医药卫生事业的重要组成部分,是中国独特的卫生资源。2015年2月15日,习近平总书记来到西安市雁塔区电子城街道二〇五所社区详细了解中医馆情况。当他得知中医馆将近300平方米的面积里有中医诊室、中医按摩推拿诊室、针灸诊室、中药房时,总书记高兴地说:"我走过很多社区,但在社区里办中医馆的就你们一家。开设中医科、中药房很全面,现在发展中医药,很多患者喜欢看中医,因为副作用小,疗效好,中草药价格相对便宜。我们自己也喜欢看中医。"2016年8月19日,习近平在全国卫生与健康大会上指出:"预防为主,中西医并重,是对长期以来实践证明行之有效的做法的坚持、继承、发展。""要发挥中医药在治未病、重大疾病治疗、疾病康复中的重要作用,建立健全中医药法规,建立健全中医药发展的政策举措,建立健全中医药管理体系,建立健全适合中医药发展的评价体系、标准体系,加强中医古籍、传统知识和诊疗技术的保护、抢救、整理,推进中医药科技创新,加强中医药对外交流合作,力争在重大疾病防治方面有所突破。"2017年10月18日,习近平在中国共产党第十九次全国代表大会上的报告中强调"坚持中西医并重,传承发展中医药事业"。

(四)中医药对人类健康具有重要贡献

在习近平总书记关于发展中医药的重要论述中,习近平总书记将中医药提高到为全人类服务的高度。中医药不仅为中华民族的繁衍昌盛发挥了巨大作用,而且为全人类健康作出了重要贡献,对世界文明进步产生了积极影响。2017年7月24日,习近平致信祝贺第十九届国际植物学大会开幕,强调:"中医药学为人类健康作出了重要贡献"。2017年7月6日,习近平致信祝贺2017年金砖国家卫生部长会暨传统医药高级别会议,指出:"传统医药是优秀传统文化的重要载体,在促进文明互鉴、维护人民健康等方面发挥着重要作用。中医药是其中的杰出代表,以其在疾病预防、治疗、康复等方面的独特优势受到许多国家民众广泛认可。"2013年9月13日,习近平在上海合作组织成员国元首理事会第十三次会议上的讲话《弘扬"上海精神",促进共同发展》中指出:"传统医学是各方合作的新领域,中方愿意同各成员国合作建设中医医疗机构,充分利用传统医学资源为成员国人民健康服务。"2017年1月18日,习近平在出席中国向世卫组织赠送针灸铜人雕塑仪式上的致辞中指出:"中国期待世界卫生组织为推动传统医学振兴发展发挥更大作用,为促进人类健康、改善全球卫生治理作出更大贡献,实现人人享有健康的美好愿景。"

（五）中医药是服务"一带一路"交流的重要领域

中医药是最具特色的中国名片,已传播到183个国家和地区。习近平总书记在多场国际活动中宣介中医药,推动中医药对外交流合作。本文搜集到的习近平总书记关于发展中医药的重要论述,有16次涉及对外交流合作。中医药作为民心相通的"健康使者",已在"一带一路"沿线人民心中生根开花。2015年7月10日,习近平总书记在上海合作组织成员国元首理事会第十五次会议上的讲话中指出:"愿同各国研究探讨中医药合作、简化人员签证和劳务许可手续等举措。"2016年3月29日,习近平总书记在同捷克总统泽曼举行会谈时,指出:"双方同意进一步支持中国传统医学在捷克共和国和中东欧地区的传播、推广和应用,支持中捷中医中心的不断建设和发展。"2018年7月22日,习近平总书记在南非《星期日独立报》《星期日论坛报》《周末守卫者报》发表题为《携手开创中南友好新时代》的署名文章,指出:"中国中医药企业正积极开拓南非市场,为南非民众通过针灸、拔罐等中医药疗法祛病除疾、增进健康提供了新选择。"2017年7月6日,习近平总书记致信祝贺2017年金砖国家卫生部长会暨传统医药高级别会议,提出:"我希望各方充分利用金砖国家卫生部长会暨传统医药高级别会议机制,深化卫生健康领域交流合作,推进各方传统医药互学互鉴,携手应对公共卫生挑战,为保障人民健康作出贡献。"2019年6月14日,习近平出席上海合作组织成员国元首理事会第十九次会议并发表题为《凝心聚力　务实笃行　共创上海合作组织美好明天》的重要讲话,指出"中方愿意适时举办上海合作组织传统医学论坛,发挥传统医学优势,改善民众健康,提高医疗卫生水平。"中医药已成为中国与世界各国开展人文交流、促进东西方文明交流互鉴的重要内容,成为中国与各国共同维护世界和平、增进人类福祉、构建人类命运共同体的重要载体。

（六）中医药在服务经济社会发展中具有特色优势

中医药是潜力巨大的经济资源。在习近平总书记关于发展中医药的重要论述中,对发展中医药产业、中医药健康服务、中药材种植等方面给予充分肯定和极大鼓励。2016年2月3日,习近平在江西考察江中药谷制造基地时指出"小康提速,康也包括健康,要全民健康。中医药发展这条路,你们走对了。江西把中医药作为发展的一个着力点,是正确的,也是很有前景的"。2018年10月22日,习近平在考察珠海横琴新区粤澳合作中医药科技产业园时,指出"要深入发掘中医药宝库中的精华,推进产学研一体化,推进中医药产业化、现代化,让中医药走向世界"。2015年2月15日,习近平总书记在西安市雁塔区电子城街道二〇五所社区详细了解中医馆情况后,高兴地说:"我走过很多社区,但在社区里办中医馆的就你们一家。开设中医科、中药房很全面,现在发展中医药,很多患者喜欢看中医。"2017年12月12日,习近平总书记来到江苏徐州市贾汪区马庄村调研,自己花30元买下村民制作的中药特色香包"捧捧场"。而在发展中药材种植业、服务脱贫攻坚方面,习近平总书记给予了高度重视和亲切关怀。2019年4月15日,习近平总书记在重庆市石柱土家族自治县中益乡华溪村开展调研。习近平前往老党员、已脱贫户马培清家,沿着乡间小路步行察看自然环境、村容村貌,了解该村通过种植中药材黄精等特色经济作物带动村民脱贫的情况。在马培清家中,看到谷仓里装满粮食,厨房里挂着不少腊肉,温饱不愁,了解到他们家通过参加黄精中药材产业发展和土地入股分红、管护药材基地等方式,实现了稳定脱贫,习近平表示欣慰[4]。而早在1997年4月20日,时任中共福建省委副书记、福建省对口帮扶宁夏领导小组组长的习近平同志在宁夏参加第二次闽宁对口扶贫协作联席会议并前往宁夏回族自治区隆德县考察,就对中药材种植给予了亲切关怀。在联才乡赵楼村,大面积的中药材长势喜人,习近平饶有兴趣地详细了解中药材种植的品种、技术、产量、市场,他说,这是特色种植啊,有这么大的种植面积不容易。他嘱咐福建在隆德的帮扶干部,要加强服务,特别要帮助解决好市场的对接[5]。另一个事例是在浙江。2003年4月24日上午,习近平在浙江省杭州市淳安县下姜村与村民商量贫困问题对策时说,从大家讲的情况看,蚕桑、茶叶、早稻的产量都不算低。那么,为什么辛苦一年,收获不理想呢?种的全是大路货。没有做到优质高效和错位发展。没有优质,就没有市场竞争力。而没有错位发展,就不可能做到人无我有。"你们村有没有科技特派员?"习近平问。姜银祥摇摇头。"省里研究一下,给你们村派一个科技特派员来。"习近平说。在习近平的关怀下,浙江省中药研究所高级工程师俞旭平进驻下姜村。有村民起初信不过:"之前扶贫,是发钱发粮发农具。现在'发'来个专家!他能让地里长出'金疙瘩'?"俞旭平在村里"待"了一个月,认为:"村里的低坑坞最适合种中药材黄栀子。"于是,以前只能长杂草、灌木的低坑坞种上了500亩黄栀子。两年后,当村民们数着厚厚的钞票时,发自内心地说:"服了!"[6]

二、中医药发展迎来了前所未有的机遇期

党的十八大以来,以习近平同志为核心的党中央把发展中医药提升到国家战略高度,做出一系列重大决策部署。习近平总书记关于发展中医药的重要论述,对中医药的历史价值和时代价值做出了科学判断,是中医药迈步新时代、开启新征程、实现新使命的精神动力和信念之基。正如总书记所说:"当前,中医药振兴发展迎来天时、地利、人和的大好时机。"这一机遇千载难逢,前所未有。

(一)《中医药法》确立了中医药的法律地位

2016年12月25日,国家主席习近平签署第五十九号主席令:《中华人民共和国中医药法》已由中华人民共和国第十二届全国人民代表大会常务委员会第二十五次会议于2016年12月25日通过,现予公布,自2017年7月1日起施行。这是中医药发展史上具有里程碑意义的大事,为中医药事业健康发展提供了法律保障。该法涵盖了中医药服务、保护与发展、人才培养、科学研究、传承与文化传播以及保障措施、法律责任等多个方面,并就建立健全中医药管理体系、保护中医药知识产权以及社会力量举办中医医疗机构、中药材质量全程监管等做出明确规定。《中医药法》进一步明确了中医药事业的重要地位,建立了符合中医药特点的管理制度,加大了对中医药事业的扶持力度,促进了中医药的国际传播和应用,对提升中华文化软实力具有重要作用。

(二)中医药发展上升为国家战略

2016年,国务院印发了《中医药发展战略规划纲要(2016—2030年)》,把中

医药发展上升为国家战略。同时,明确了中医药发展目标与任务,提出:切实提高中医医疗服务能力;大力发展中医养生保健服务;扎实推进中医药继承;着力推进中医药创新;全面提升中药产业发展水平;大力弘扬中医药文化;积极推动中医药海外发展等七大任务。这些都为中医药事业的发展提供了政策保障。同年12月6日,国务院新闻办发布《中国的中医药》白皮书,这也是中国政府首次发布中医药发展状况的白皮书。白皮书系统介绍了中医药的发展脉络及其特点,充分介绍了中国发展中医药的国家政策和主要措施,展示了中医药的科学价值和文化特点。

(三)中医药的地位和作用愈加重要

中医药在经济社会发展中的地位和作用愈加重要,已成为独特的卫生资源、潜力巨大的经济资源、具有原创优势的科技资源、优秀的文化资源和重要的生态资源[7]。2014年12月,习近平总书记在江苏调研时指出"没有全民健康,就没有全面小康"。党的十九大报告提出了"实施健康中国战略",明确了"人民健康是民族昌盛和国家富强的重要标志",还特别强调"坚持中西医并重,传承发展中医药事业",再次将中医药放在党和国家改革发展全局的战略高度来安排部署,体现了党和国家对中医药事业发展的更加重视,表明了中医药地位作用愈加重要。

三、中医药发展呈现良好态势

党的十八大以来,党中央、国务院把中医药摆在了国家发展战略的重要位置,中医药发展呈现良好态势,可谓硕果累累。

(一)屠呦呦获得诺贝尔生理学或医学奖

2015年10月5日,诺贝尔生理学或医学奖揭晓,中国中医科学院研究员屠呦呦荣膺该奖,获奖理由是"有关疟疾新疗法的发现"。这是中国科学家因为在中国本土进行的科学研究而首次获诺贝尔科学奖,是中国医学界迄今为止获得的最高奖项,也是中医药成果获得的最高奖项。屠呦呦的获奖,提振了中医药界的信心。中医药是中华民族数千年实践经验与智慧的结晶,是最具原始创新性的学科领域。中医药既是传统的,又是现代的,既是中国的,又是世界的。

(二)传统医学正式纳入国际疾病分类,中医药走向世界迎来里程碑

2019年5月25日,第72届世界卫生大会审议通过了《国际疾病分类第十一次修订本(ICD-11)》,首次纳入起源于中医药的传统医学章节,这是我国政府与

中医专家历经十余年持续努力所取得的宝贵成果。ICD-11的正式发布有助于我国建立与国际标准相衔接并体现我国中医药卫生服务信息的统计网络,从统计分析的角度彰显我国中医药服务在人类健康服务中的能力和地位,有利于中医药国际交流与合作,促进中医药与世界各国医疗卫生体系融合发展,为世界各国认识中医药,了解中医药,使用中医药奠定基础,具有非常重要的现实意义和极为深远的历史意义[8]。

此外,截至2019年5月,国际标准化组织(ISO)颁布的中医药国际标准已达45项。其中,由中国专家担任项目提案人的占71%[9]。

（三）中医药医疗服务能力显著增强

《2017年我国卫生健康事业发展统计公报》表明:截至2017年底,中医类医疗卫生机构数为54 243个,比1978年增加了10.16倍,占全国医院总数的15.14%;中医医疗机构卫生技术人员达104万,占全国医疗卫生机构卫生技术人员数8.9%。全国每万人口的中医类医院中医执业(助理)医师数从1988年的2.60提高到2017年的3.48;中医类医疗机构总诊疗量达10.2亿人次,占全国医疗卫生机构总诊疗量的15.9%;中医类医院的平均住院日为9.67天,与1978年的28.5天相比减少了18.83天;基层中医药服务能力也不断提升,截至2017年底,98.2%的社区卫生服务中心、96.0%的乡镇卫生院、85.5%的社区卫生服务站和66.4%的村卫生室能够提供中医药服务,分别比2012年底提高了22.6%、29.5%、33.9%、8.9%。

（四）中医药健康管理服务特色更加突出

为满足人民群众日益增长的中医药健康管理服务需求,2007年,国家中医药管理局启动了治未病健康工程,先后确立了65个"治未病"预防保健服务试点地区、173家"治未病"预防保健服务试点单位。目前,二级以上中医医院普遍设立治未病科;2013年起,中医药健康管理服务正式纳入国家基本公共卫生服务项目,65岁以上老年人能够接受中医体质辨识及健康干预服务,0～36个月儿童能够接受中医调养服务[10]。

（五）中医药高等教育地位进一步提升

为促进中医药人才培养,加快中医药继承创新,国家不断提升中医药高等教育水平。截至2017年底,全国高等中医药院校由1980年的22所增加到43所;在校生人数由1980年的2万多人增加到85万多人[11];6所中医药院校入选"双一流"建设高校名单,11个中医药相关学科入选"双一流"建设学科名单;评选了三届90名国医大师,首届100名全国名中医,60名中医药高等学校教学名师,首届99名岐黄学者。

四、新时代中医药发展的思考

在以习近平同志为核心的党中央高度重视下,中医药事业迎来了高质量发展的新时代。在中医药事业传承发展的实践中,要坚定不移用习近平总书记关于发展中医药的重要论述全面统领中医药工作,持续强化责任担当,推动习近平总书记关于发展中医药的重要指示精神以及国家相关中医药政策落地落实。一是聚焦制约中医药发展的瓶颈性问题和热点难点问题,开展战略研究。二是加强中医药防治重大疾病、疑难疾病、新发突发传染性疾病的研究,发挥中医药独特优势。三是主动对接"一带一路"倡议、京津冀协同发展战略、粤港澳大湾区发展战略、长三角区域一体化发展战略等一系列国家政策。

（一）加强中医药政策法规体系的落实

2016年2月国务院印发了《中医药发展战略规划纲要（2016—2030年）》,2016年12月颁布了《中华人民共和国中医药法》,为中医药事业健康发展提供了政策法律保障。由于上述政策法规颁布施行时间不长,地方性配套法规制度和实施细则还未能全面跟进,譬如在中医诊所备案管理、师承和确有专长人员分类考核、中医药知识产权保护、中医药服务贸易、中医药人才培养、中药材资源保护等领域,还有待在实践探索中不断完善。建议各地以中医药法为依据,进一步抓紧研究制定配套法规制度,促进中医药政策法规的落地落实工作。

（二）加强中医药理论的传承与挖掘

应该加强中医药理论方法继承研究,全面梳理历代各家学术理论、流派及学说,继承当代名老中医药专家学术思想和临床诊疗经验,总结中医优势病种临床基本诊疗规律。开展中医古籍文献资源普查,抢救濒临失传的珍稀与珍贵古籍文献,推动中医古籍数字化。加强中医药传统知识保护与技术挖掘。加强中医临床诊疗技术、养生保健技术、康复技术筛选,开展对中医药民间特色诊疗技术的调查、挖掘整理、研究评价及推广应用等。

（三）加强全方位多层次的中医药人才培养

中医药人才培养是中医药事业发展的基础。应该全方位多层次加强中医药人才的培养,实施以院校教育为主体,师承教育、毕业后教育、继续教育、专题培训等多种形式并存的中医药人才培养模式,特别要注重发挥中医药学术团体（学会)综合平台作用。一是在院校教育方面,加强中医药人才培养模式的创新,以适应中医药介入全生命周期健康服务链的社会需求;二是在中医药师承教育方面,由于众多名老中医陆续退休,成为"社会人",可否建立以学会平台为核心的教育模式,吸引、鼓励名老中医药专家和长期服务基层的中医药专家通过师承模式培养多层次的中医药骨干人才? 三是在"西学中"方面,由学会搭建平台,给更多西医学习中医的机会,多方位培养中西医结合人才。

(四)加强中医药理论与技术的创新

应该组织现代科学技术和传统中医药研究两支队伍的力量,深化中医基础理论、方法与技术的研究。加强对重大疑难疾病、重大传染病防治的联合攻关和对常见病、多发病、慢性病的中医药防治研究,形成一批防治重大疾病和治未病的重大产品和技术成果。更好地发挥中医药在治未病中的主导作用,在重大疾病治疗中的协同作用,在疾病康复中的核心作用。

(五)坚定中医药发展自信

要坚定中医药发展自信,必须坚定中医药的理论自信、学术自信、临床自信和文化自信。上海中医药大学原校长严世芸教授在谈到中西医结合问题时,认为:"我们要有坚定的科学自信,明了中医的独特价值,破除对西医的迷信,从认识论上厘清中国与西方、中医与西医的差异,处理好中医与西医的关系,用开放包容的心态促进传统医学与现代医学更好地融合,坚持中西医互学互鉴、携手造福人类。"[12]坚定中医药发展自信,是坚定民族自信的重要体现,是实现中华民族伟大复兴中国梦的内在要求。

目前,党中央正在全党部署开展"不忘初心、牢记使命"主题教育,也恰逢《中华人民共和国中医药法》施行两周年。对于中医药发展而言,我们要深入学习贯彻习近平总书记关于发展中医药的重要论述,深入贯彻落实《中华人民共和国中医药法》,同时也要深刻思考什么是中医药发展的"初心"、什么是中医药人的"使命"。在中医药发展方面,也必须做到"守初心、担使命、找差距、抓落实"。守初心,就是中医药发展要以服务人民群众健康为中心,把提高临床疗效放在首要位置,充分发挥中医药在治未病中的主导作用、在重大疾病治疗中的协同作用、在疾病康复中的核心作用。担使命,就是中医药人要承担起传承发展中医药事业的重要使命,把中医药继承好、发展好、利用好。找差距,就是要找出中医药服务能力与人民群众日益增长的中医药健康服务需求之间的差距,找出当前中医药发展现状与高质量发展要求之间的差距,从而解决中医药发展不平衡不充分的突出问题。抓落实,就是要深入贯彻习近平总书记关于发展中医药的重要论述和国家相关中医药政策法规,充分发挥中医药"五种资源"优势,加强中医古籍、传统知识和诊疗技术的保护、抢救、整理,推进中医药科技创新,加强中医药对外交流合作,力争在重大疾病防治方面有所突破,以实际行动更好地造福人类健康、助力实现中华民族伟大复兴中国梦。

参考文献

［1］中国社会科学院语言研究所词典编辑室.现代汉语词典［M］.6版.北京:商务印书馆,2014:490.

［2］国务院研究室编写组.十二届全国人大三次会议政府工作报告学习问答［M］.北京:中国言实出版社,2015:359.

［3］孙涛.国医年鉴·总第8卷(2016)［M］.北京:中医古籍出版社,2016:38.

［4］习近平:脱贫攻坚是我心里最牵挂的一件大事［N］.人民日报海外版,2019-04-18(02).

［5］习近平在宁夏隆德的一段往事［EB/OL］.(2015-11-27)［2019-06-21］.http://www.xinhuanet.com/politics/2015-11/27/c_128472681.htm.

［6］人民日报署名文章:心无百姓莫为官——习近平同志帮扶下姜村纪实［EB/OL］.(2017-12-28)［2019-06-21］.http://www.xinhuanet.com//2017-12/28/c_1122181889.htm.

［7］《中国的中医药》白皮书［EB/OL］.(2016-12-06)［2019-06-21］.http://www.scio.gov.cn/ztk/dtzt/34102/35624/35634/ Document/1534704/1534704.htm.

［8］传统医学正式纳入《国际疾病分类第十一次修订本(ICD-11)》［EB/OL］.(2019-05-25)［2019-06-21］.http://ghs.satcm.gov.cn/gongzuodongtai/2019-05-25/9884.html? from=group-message&isappinstalled=0.

［9］国际标准化组织(ISO)颁布中医药国际标准达45项［EB/OL］.(2019-06-13)［2019-06-21］.https://baijiahao.baidu.com/s? id=1636219715288194124&wfr=spider&for=pc.

［10］数说中医药40年之医疗保健［EB/OL］.(2018-12-21)［2019-05-25］.http://cntcm.com.cn/2018-12/21/content_54541.htm.

［11］数说改革开放40年,中医药教育大步走［EB/OL］.(2018-12-26)［2019-05-25］.http://www.sohu.com/ a/284765252_456034.

［12］王一茗.严世芸:以高度文化自信振兴中医药事业［J］.检察风云,2019(7):4-5.

本文作者吴勉华、黄亚博、文庠(通讯作者)、冯广清(通讯作者),发表于《江苏中医药》,2019年第51卷第7期

中医文化身份的建构及其在跨文化
传播中的价值适应

现代医学本身就是一种"世界语言",在全球化背景下,中西医学文化之间产生碰撞与融合成为一种必然。但不可否认,现代医学整体仍是以西医为主导,西医文化价值取向的规定和形式甚至成为世界医学文化的标准。中医学具有自身发展规律与价值,在西方医学强势文化的巨大冲击下,中医学面临着文化内涵与底蕴被削弱,甚至失去文化特质的窘境。中医不仅需要通过"他者"来重新认识自己,还需要通过与"他者"的对话与交融而有所创新与发展。

在"天人对立"的自然观基础上发展起来的西方医学以古希腊医学为根基,体现西方文化观念,强调科学性、实证性;而中医学立足于"天人合一"思想,追求人与自然间共生共存、和谐统一的关系,倡导良性的生态平衡。中医文化观与西方文化观能够形成有益的互补关系。在世界范围传播并实现中医文化认同,有利于改变现有的以西方医学为核心的医学文化单一化倾向,促进医学文化多元化的发展趋势。中医学深受中国古代传统哲学思想影响,中医文化是中华民族传统文化的精髓,表达中国传统文化核心价值观,体现中华民族的认同感、归属感,反映中华民族的生命力、凝聚力[1]。正如2010年6月习近平在澳大利亚皇家墨尔本理工大学中医孔子学院授牌仪式上的讲话:"中医药学凝聚着深邃的哲学智慧和中华民族几千年的健康养生理念及其实践经验,是中国古代科学的瑰宝,也是打开中华文明宝库的钥匙。"[2]如果说传统文化的价值认同是中医文化生命延续的精神基础,那么中医文化认同则是我们民族认同与国家认同的重要方面。

在全球化背景下,我国实现"和平崛起"需要软实力的助推,软实力是构建"和谐社会""和谐世界"的重要依托[3]。中医文化的民族凝聚力、创新力和传播力以及由此而产生的吸引力、感召力和影响力,就是中医文化软实力[1]。中医不仅是一种治疗手段,更体现了中国人的思维方式。中医成为中华文化的符号,通过文化交往可以帮助我国赢得更多的国际认可与尊重;在进行中医跨文化传播的过程中,将民族传统文化进行推广,这对构建和提升我国软实力有着明显的促进作用。

一、建构中医文化身份任重道远

文化身份(cultural identity),也译成文化认同,即"主要诉诸文学和文化研究中的民族本质特征和带有民族印记的文化的本质特征",它涉及一个族群或个体的自我界定,即"我是谁"的问题[4]。中医药融汇儒、释、道等多家思想深厚的文化内涵,在现代医学的视域下,不仅异域文化圈的民众难以理解,就连国人也困惑颇多。中医文化的基本知识难以在短期内被异国民众所了解,是构建中医文化认同的困难之一。

顺应全球化时代与自身要求,中医文化一直在为走上更大的世界舞台而努力。在跨文化视域下,中医文化身份的建构还需要在异质文化语境下对本文化进行阐释与解读。"他者"所认为的中医文化身份与"我者"所期待的认同相吻合,是跨文化传播的理想状态。然而从西方医学角度而言,他作为"主体"将中医这一"客体"归类到其既有的认知框架之中来进行"解构"是极其自然的,但试图用西方医学模式作为考量中医医学模式的标准,显然无法实现对中医文化身份的正确解读。

在外来文化巨大冲击下失去文化自信的中医,被西方思维不断侵蚀导致理论思维能力不断弱化,甚至为了迎合西医标准将中医文化这个传播主体几乎置于一个从属的客体层面。应该具有绝对话语权的中医领域,有可能逐步蜕变为西方知识体系下的附庸,这需要我们更加深刻全面的思考与反省。

此外,国内外中医药医疗市场良莠不齐的现状,以及西方政府及媒体对负面事件的过度宣传,都给中医文化认同的构建带来了不利影响。从文化传播的大环境及自身来看,中医文化身份的构建以及在世界更大范围内得到认同还有很长的路要走。

二、中医文化认同困境产生的根源

(一)传播语境致使中医文化传播式微

中医文化是中国传统文化中涉及生命、疾病、健康等内容的文化体系,中医从基本概念到理论、方法,从思维方式到治疗手段都带着中国传统文化的烙印[5]。在西学东渐以前,中国传统文化占据优势统治地位,国人对中医文化认同度很高,这种较高的认同度反过来又为中医的长足发展提供了极好的社会文化环境,二者之间形成了相互促进、支持的良性循环。随着西方科学的传入,以及整个社会思潮倾向于推崇西方文化,中国传统知识体系的地位受到动摇,中国传统文化受到批判与抨击。脱胎于中国传统文化、与传统文化思想关系极为密切的中医文化也遭遇了文化认同的困境。在人们看来,中医直观综合、注重整体的模糊性思维,与追求确定性、精确性,以逻辑分析为主要特征的西医思维相悖,以"实证"为特征的西方近现代医学比以"思辨"为特征的中国传统医学在理论上更有说服力。

（二）传播主体中医文化自身的传播难度大

中医是我国的原创医学,它在阴阳五行哲学思想指导下,以"天人合一"的系统整体观及朴素辩证的思维方式,对以往的医学实践经验进行系统总结、概括,从而形成中医学的基本理论结构[6]。一种文化要在异域文化圈的受众中引起共鸣,实现成功的跨文化传播,至少要具备普世价值、地域特色与民族灵魂三大要素[7]。发展中医文化的最终目的"救死扶伤,维护人类的生命健康"体现了中医文化的普世价值。在异质文化土壤和社会背景下发生发展的中医学,在观念形态、器用特征、致知方法、医家行为规范以至审美意趣等方面都有明显的差异,中医文化体现出鲜明的东方地域特色[8]。民族灵魂是跨文化传播中最重要也最持久的,它是一个民族区别于其他民族的根本所在。中医文化中"天人相应""道法自然"等思想体现了我们认知世界以及与自然相处所遵循的法则,反映了我们民族独特的精神内涵和气质,但民族灵魂也是异域受众最难捕获的,因其隐藏在表象之下。如果说中医文化的地域特色吸引了异域文化圈的关注,普世价值成为其得到认同的基础,民族灵魂却往往难以被异域受众洞悉或正确解读,因为它要求传播主体要深谙自己所要传播的理念,洞悉其一切内涵与外延,然后以最准确的方式、毫无歧义的语言传达给受众,但这却是很难实现的。这也是中医文化很难走向世界的重要原因。

（三）传播受众的利己性选择

成功的文化传播往往在有"共同经验范围"的两者间实现,这是由于对外来文化的选择,往往还是遵循"相似性"原理,中医文化在东亚文化圈获得远远超过在西方世界的认同可以印证这一点。

任何文化传播到新的环境下所引起的反应,取决于当地文化的特点。中医跨文化传播的受众都具有一定的传统、理念和价值标准,往往以"期待视野"模式对外来文化加以衡量,在接受新事物时将其纳入固有的模式来理解。如果解读中医文化的"他者"缺乏对中医的近距离的情景体验,就极易产生对本真文化的曲解,甚至是刻意丑化。但即使双方接触交流后,文化传播的受众对中医文化要素仍可能以与自己民族传统相适应、较为和谐的方式来消化与吸收。比如针灸在海外表现出强大的生命力,尤其向西方强势文化渗透而产生具有特殊意义的"文化逆流"[9],但同属中医文化一部分的中药,在海外却遭遇迥然不同的境况。

三、中医文化认同的传播策略调整

医学文化的产生具有地方性和民族性,要想保持医学文化系统的丰富多样,就有必要自觉反思全球化时代民族医学文化的地位和归宿,寻求符合自身特点的文化认同规律,根据各种因素的变迁不断调整其传播和发展创新的策略。

(一)确立中医文化身份——以"他者"为镜

所谓中医文化,不是或主要的不是指中医作为科学技术本身,而是指这种科学技术所特有的社会形式、文化印记,是指形成中医学自己特色的社会环境、文化氛围,也即中医学发展同整个社会文化背景的联系以及中医学中所体现的特有的文化特征[8]。

西方医学思想是建立在还原论的基础上,注重个别、局部的细致剖析,以探求内在本质与功效;直接脱胎于中国传统文化的中医学重视直觉体验和感悟,具有整体优势。中医文化的建构方式是异质文化圈对本文化身份的描述与再现。把西方医学当做一面镜子,通过与"他者"的比较,才能清楚地为"自我"定位,彻底地回答"我是谁"。

需要强调的是,中西医文化之间的对话,不应仅仅限定在西方中心主义的立场中。以西方思想解释中医的科学化、现代化,无法真正解读中医文化的内涵,从中医产生的文化背景研究其根源、合理性和独立性,才能真正地回归中医。

(二)转变文化传播策略——从认同到适应

所谓认同是对自己所确立的身份在某种文化场域中所拥有的归属感。文化认同仅限于族群内部,是作为个体的身份归属感和作为群体在异域文化中的可识别感[10]。跨文化传播的本质是两种不同文化语境中的传播主体进行信息分享、交流与互动的过程,而文化身份建构与传播的本质则是寻求传播方的身份形象以自我认同的方式在异质文化场域中被描述和再现。

在跨文化视域下,与其说中医文化是在异域文化圈的建构中实现身份的认同与强化,不如说是在跨文化的异域适应中发现自我价值。因此,文化的认同不是跨文化传播的终极目标,但却是评价文化在建构和传播过程中是否成功的一个重要尺度。

一种文化传播、"进入"另一种文化,必然会发生矛盾与冲突,中医跨文化传播的受众在相对稳定的价值观指引下,对该文化做出利己化判断,是源于中医文化拥有或提供的文化因素中,包含了他们可抽象出或可进行"加工"以适应并满足他们需求的内容,这就是中医文化的价值适应。中医文化身份的建构与传播的最终实现方式不是获得文化认同,而是中医文化在异质文化的场域中获得适应。传播文化的我们能否从"他者"描述中识别出自己的身份,并对这种身份有强烈的认同感是检验传播效果的依据。

我们作为中医文化身份建构的主体,是积极的建构中医文化,而异质文化圈的"他者"则往往是带有偏见倾向,且解构在先的建构。据此西方文化不可能实现对中医文化的完全认同,中医文化目前能够以我们所认可的方式被表述,是因为某些元素满足了跨文化的适应。

(三)建立中西医学文化对话——基于价值适应

周宁说:"西方的中国形象,是西方文化投射的一种关于文化他者的幻象,他并不一定是再现中国的现实,但却一定表现西方文化的真实,是西方现代文化自我审视、自我反思、自我想象与自我书写的形式,表现了西方现代文化潜意识的欲望与恐惧,揭示出西方社会自身所处的文化想象与意识形态空间。"[11]西医文化通过对中医文化的表述以及批判来帮助其确立身份的优越感,但它对中医的解构与批判都受到自身认知框架的局限性。建立基于价值适应的两者间的对话,就是我们所尝试的中医跨文化传播的直接路径,其本质就是要打破西方现代性的话语垄断。

在中医跨文化传播中,我们首先应尽可能选择可以反映、折射具有普世价值的美、和谐、生态、仁爱、平等的角度来向世界阐释自我。其次,面对媒介或公众对中医文化的负面评价及我们存在的问题,不能回避也不能粉饰,而应以客观且积极改进的姿态去言说。在当下中医文化强调"治未病"的理念与医学模式的未来发展趋势一致,这是中医文化认同得以构架的重要基础。在文化多元化的时代背景下,结合多种文化(特别是西医文化)的优秀成果来发展中医,积极发掘中医文化优势,构建中医文化,是中医文化发展的新趋势。

在文化的认同过程中,文化间是"通过在相似性和差异性之间走钢丝来获得和维持的"[12]。相似性将不同的文化连接在一起并形成文化共享,差异性可保持文化的独特性,使认同产生价值。体现民族传统的中医无需接受西方模式的裁定与审判,中医文化更不能借用他人的思维及话语方式来求发展,中医卓越的疗效即为其科学性的最佳佐证,也是中医文化对外传播的最充分理由。

四、结语

中医文化浓缩了中华民族传统文化,在价值取向、思维方式、行为方式、世界观等方面都与西方医学文化有着诸多不同。中医文化的身份建构与跨文化传播的终极目标,不是建立异域文化对本文化的认同感,而是寻找到一种价值适应,从异域文化这面"镜像"中寻找自我的认同并予以强化。通过文化成果分享,在异域文化圈中确立符合我们需求,为我们所识别、认同,并在异域文化的语境中得到适应的身份。面对中医跨文化传播的困境,我们要深刻反思中医文化的民族性与世界性,有针对性地进行跨文化传播策略调整,站在异质文化圈中,进行基于价值适应的两者之间的对话。

归根结底,中医文化身份的构建是由"我者"与"他者"共同完成的。中医文化的表征元素是恒常的,变化的是不同语境下的组合方式和认知观念。在进行中医跨文化传播时,必须厘清追求的目标,并认真思考跨文化抵抗等问题。中医跨文化传播的有效实现对医学文化的多元化发展有益,对中国提升国家文化软实力有益,对世界文化的丰富与发展也有益。

参考文献

[1]张洪雷,张艳萍.中医孔子学院与中医药文化软实力建设研究[J].中医学报,2011,26(11):1310-1312.

[2]习近平出席皇家墨尔本理工大学中医孔子学院授牌仪式[EB/OL].(2010-06-21)[2015-07-15].http://www.gmw.cn/01gmrb/2010-06/21/content_1155797.htm.

[3]王静,宋薇.中国武术文化认同的跨文化传播策略研究[J].中国学校体育,2014,1(8):10-15.

[4]王宁.中国文化概论[M].长沙:湖南师范大学出版社,2008:10.

[5]李春燕.论文化全球化背景下中医文化认同的构建[J].环球中医药,2012,5(11):

834-836.

　　[6]张瑞,王庆宪.中医学是最具有活力的中国传统文化.[J].中医研究,2007,20(11):1-2.

　　[7]刘意.从莫言获奖谈跨文化传播的符号塑造与路径选择[J].中国报业,2012(20):33-34.

　　[8]薛公忱.中医文化溯源[M].南京:南京出版社,2013.

　　[9]王永洲.中医与中国传统文化的共同复兴[J].环球中医药,2012,5(1):52-55.

　　[10]孟建,孙祥飞.论国家形象跨文化传播中的身份认同与价值适应[J].廊坊师范学院学报(社会科学版),2012,28(6):1-6.

　　[11]周宁.世界之中国:域外中国形象研究[M].南京:南京大学出版社,2007:7.

　　[12]中川昌彦.15种创造力[M].李萍,吴慧芳,译.成都:西南财经大学出版社,2001:15.

本文作者乔宁宁、张宗明(通讯作者),发表于《中医杂志》,2016年第57卷第7期

第二章

中医药"走出去"之"鉴"——历史经验

诚然,医学是以自然科学属性为基础,但无论是中医学还是西医学又都兼有社会科学的属性,医学与哲学、历史学、人类学等人文学科相互交融,彼此反映借鉴,学科的融会贯通使得医学问题的内涵愈发丰富、深入。从历史的维度看医学的演变历程可以帮助我们准确把握人类医学活动的规律迹象,明确医学变革的历史发展进程,"以史为鉴",从而为医学的未来发展和不断完善奠定坚实的史料基础和历史依据。隋唐以来,中医药已传播到日本、朝鲜、印度、越南等国;宋元时期,中医药更是传播到阿拉伯国家。由此可见,中医药对外传播已有上千年的历史。但是,不同目标区域、不同历史时期在传播内容、平台、路径等方面尚存在差异性。历史上,"西医东渐"与"西域医学同中医学的有机结合"为中医药对外传播提供了有力的经验借鉴和路径指南。本章考察梳理中医药文化国际传播的历史,研究不同历史时期、不同文化传统、不同地域的中医药文化传播认同差异和传播机制,以文献计量研究为数据支撑,探讨总结中医药文化国际传播认同的历史规律与逻辑结构,整合"西医东渐"以及"西域医学传播"的有效经验,从而为促进中医药文化的国际传播,提升中医药文化的国际认同度提供启示与方向引领。

西医东渐的历史经验及其对中医药
"走出去"的启示

　　在全球化时代中,国际之间文化软实力的竞争变得越来越重要。近年来,我国把建设和提升文化软实力放在了越来越重要的位置。习近平总书记强调,要"把跨越时空、超越国度、富有永恒魅力、具有当代价值的文化精神弘扬起来,把继承优秀传统文化又弘扬时代精神、立足本国又面向世界的当代中国文化创新成果传播出去"[1]。

　　中医药文化是中国优秀传统文化的重要代表,它融合了中国历代知识和智慧的精华,体现了中华优秀传统文化的核心价值;让中医药文化"走出去"是弘扬中医药文化的重要方面,也是提升国家软实力和中华民族伟大复兴的战略选择和重要途径[2]。近代以来,西方医学传入中国可谓获得了巨大的成功,也给中国社会带来翻天覆地的变化。因此,本文将分析近代西医东渐的历史经验,以期为中医药文化"走出去"提供一些有益的启示。

一、西医东渐史概述

(一)探索:16世纪—19世纪末

　　1569年,传教士在澳门设立医院为人治病,是为西医传入中国之始[3]。以后的三百多年里,西医传教士为了传教和保障同事的健康陆续来到中国沿海口岸城市,作为上帝慈爱的显现,他们偶尔也医治"愚昧"的中国人。不过这个过程并不顺利,一方面是由于国人对宗教和西医文化的反感[4],另一方面也和西医的疗效有关。尽管从17世纪开始,传教士们用西药治愈中国皇帝的故事时有发生,但西医的总体疗效还远比不上中医,患者人数也十分有限。一位在18世纪早期游历中国的欧洲人曾指出:"他们的医术高明,远非我们欧洲医生所能相比,虽然我们的医生较懂科学理论……可不论什么病,中国人都治得更快、更彻底。"[5]明清时期，中国的文人也不时在他们的作品中流露出对西医和西教的嘲讽。在此期间，欧洲经历了宗教改革、文艺复兴和工业革命，近代科学也随之出现和发展。18世纪，康熙下令禁止天主教在华活动，传教士们的医疗活动也被迫暂停。而此时的欧洲，病理解剖学建立、医院改革，西方医学进入了"医院医学"阶段，医生已逐渐形成专业化的队伍，对疾病以器官和组织的病变来认识，但此时西方世界里仍然存在专业精英与"江湖医生"（quack）并存的状况[6]，并且后者制造的某些药品十分畅销，部分江湖医生的工作已经向医药商品服务转变，而这一群人成了"资本主义医药的先行者"[7]。这种资本主义的经营方式在19世纪又得到了系统的论证，并在20世纪发扬光大。

19世纪，资本主义逐渐进入帝国主义阶段，西医也发展进入"实验医学"阶段[8]。此时西医通过流行病的防治工作，迅速得到了政治的重视，成为国家人力资源的管理工具。这时，新教开始"秘密"进入中国，其中的代表有英国传教士马礼逊，他于1820年在澳门开设了眼科诊所；此外还有1835年到广州开办眼科医局的伯驾医师，他开设的医局意外地深受百姓欢迎。

1835年，东印度公司医生郭雷枢（Thomas R. Colledge）提出"医务传教"的理念，他认为中国人非常关注世俗和身体的利益，因此西医能够作为慈善的阶梯引导他们信仰上帝[9]。鸦片战争以后，随着一系列不平等条约的签订，传教士得以大批进入中国，在开放通商的口岸建立传教机构，包括医院。此时，西方列强的侵略促使晚清的有识之士开始对西方的学习，以实现自强御侮的目的，因此西医虽然没有成为此时学习和发展的重点，但对于西医来说，社会环境正变得越来越有利。19世纪70年代，西式医院已经随传教士的足迹遍布中国各地。19世纪末，上海租界已经建立了相当完善的近代公共卫生系统[10]。

但总体而言，20世纪以前，西医在中国的势力仍然很弱，医院总共只有30所，还远没有形成一支独立的力量来动摇中医学的主体和主导地位[11]。

（二）扩张：19世纪末—20世纪初

19世纪，资本主义逐渐进入帝国主义阶段，西医也很快进入"实验医学"阶段[8]，使得患者的状况可以化约为各种数据；这时，西医通过流行病的防治工作，迅速得到了政府的重视，成为人力资源的管理工具。到了20世纪，中国对西方的学习也从技术、理论和制度向思想方面层层深入。

19世纪末20世纪初，疼痛、感染、失血三大难题相继突破，西医外科迅速成为西医的"优势学科"，也带领着西医进入了长达半个多世纪的"黄金时代"。西医传教士们利用外科立竿见影的优势进行宣传,并结合本土的文化作出了一系列的调整,包括公开手术、开放病房、让家人有条件地对住院患者进行陪护等,很快获取了大量的中国患者,并且开始培养和训练本地的医务助手。此外,医院的隔离及监管制度使得精神病院有意无意地承担起了维护地方秩序和安全的功能,它代表了医院制度开始向公共领域扩张。

进入20世纪后,医务传教呈现出世俗化、社会化、组织化的面貌,各个方面的人才都加入这个队伍之中,每一个医院背后都有一个实力雄厚财团的支持,使得医务传教进入了迅速扩张的时代。医院的社会服务部门的建立扩大了医疗系统的控制时间和地域范围,"公共医学"理念的普及和强制实施,更使西医介入了百姓的日常的生活,起到了移风易俗的作用,而与此同时,在西医所设计的公共卫生制度之下,中国有关生老病死的传统职业正迅速失去生存空间。

（三）主导

1929年以后由于公共医学制度能够对民众起到广泛监控和动员的作用,它便成了政府克服近代危机的有力工具,因此,公共医学制度日益成为主导和支配的运作模式[12]。

1929年,西医余云岫等提出"废止中医案",尽管中医最后保留了合法的地位,但中医在整个传统医疗体系中的地位还是下降了,并且被迫近代化、科学化,接受西医的管理。

二、西医"走进来"的历史经验

（一）利用自身优势填补医疗及公共领域空白

虽然外科的三大难关在20世纪前后相继取得突破,但直到20世纪30年代,西医的治疗水平相对中医来说并没有取得全面领先的地位[13]。但西医在人体解剖学和外科学上相对于明清时期的中医而言具有明显且持续扩大的优势,由于眼科手术创面小,感染和失血的情况容易把控,西医便以此为切入点进一步发扬和渗透。据1938年出版的《基督教差会世界统计》资料所载,到1937年,中国仅属英美系统的基督教会所办的医院就有300所,病床21 000张,另有小型诊所约600处,那么实际的西医院和诊所以及收治的病患就更多了[11]。于是,通过发扬自身的优势,填补本地医疗的空白,西医的患者量已经具有相当的规模。这是"人无我有"的市场原则在发挥作用。

内科方面,西医相对于中医长期处于劣势地位。但1940年后,抗生素的大规模生产使得西医的治疗水平飞跃到了一个新的境界,感染性疾病因此能够得到有效的遏制。这在短期之内标志着西医对中医的全面胜利。

此外,晚清以前国家制度从未涉及百姓医疗,公共卫生通常由地方精英所开办的具有慈善性质的诊所承担,但这并非专业化的医疗机构,其功能主要是在瘟疫、灾荒时提供医药救护、发放棺材等。于是西医卫生观念、医院制度和公共医学制度的输出有效地解决了当时中国社会所面临的问题,如对有威胁秩序倾向的精神患者的管理、群体健康的监控、社会动员等,因此获得了政府的认同。

（二）充足的物质和精神资源

20世纪以前,西医传教士们的工作很难达到规模化的水平,而此后,基督教的"社会福音派"成了主流,医务传教工作也变得世俗化——不再强调宗教的"个人拯救"意义,取而代之的是"重构社会"的使命,这要求规模化的运作、持续的资本投入和多方面的人才协作。例如,协和医院、协和医科大学由差会联合会和洛克菲勒基金会合办,洛克菲勒基金会为"协和"提供雄厚的资金支持。根据美国《时代》周刊记载,从1913年5月开始的10年内,洛克菲勒基金会仅公共卫生和医学教育上投入的经费就高达四千多万美元。就这样,医务传教与资本主义经济运营方式建立了联系,逐利的因素反而促进了西医事业在华的发展。

除了物质上资源的充足之外,该时期的西医学的成就也十分瞩目。原本优势的外科攻克了三大难题,抗生素的发现和大规模生产使得西医迈入了"黄金时期",令人信服的不光是其立竿见影的疗效,西医所代表的"科学"更是逐渐成了一种"信仰"——尽管在专业人士看来,医学仍然具有很大的局限性、复杂性,充满了不确定性,但普通人感到的却是医学和科学无比的强大。

此外,中国社会文化环境的改变对西医的传入也非常有利。从洋务运动的"师夷长技"到新文化运动的"破中兴西"的思潮,再到1930年代的科学化运动,中国的政府和知识分子越来越重视向西方学习,学习的层面也从西方文化的物质、制度,逐渐深入理论和思想。西医自然在这个潮流中成为时尚和文明的象征,许多知识分子也在各种公开场合为西医代言。

（三）从形式上适应本土文化

20世纪以前,西医东渐的步伐总体上说举步维艰,这多是由文化差异造成的。中西医诊疗的不同主要体现在以下几个方面:第一是由于传统文化强调"身体发肤受之于父母,不敢毁伤",而西医又以外科手术见长,在中国人眼里,手术好像"采生折割"的罪行一样,仿佛西医大夫们要直接采集活人的器官做药[14],

令人唯恐避之而不及。第二是治疗的场所,中医治疗的场所通常是公开的,而西医的治疗场所则是相对外界隔离的医院,这种神秘不免给百姓带来不安的想象,他们不知道医疗为什么要隔离,很容易联想到许多"见不得人"的事,因此对西医十分恐惧。第三,传统医疗和护理的进行都以家庭为单位,家属在治疗的过程中占有一定的主导地位,西医院的"托管"制度让家属难以接受。对此,西医分别采取了公开手术、开放病房、让家人有条件地对住院患者进行陪护等措施,使人们对医院、手术和住院的恐惧感逐渐转变为对其疗效的惊叹,因此西医院的患者也越来越多。以上举例显示,西医在进入中国的过程中充分地考虑了当地的文化,并采取相应的措施进行自我调适,在东西文化之间的鸿沟搭建了桥梁,为西医知识的普及和医院的发展奠定了基础。

(四)与政府、地方领袖的合作

西医东渐的成功与西医传教士们善于同政府及本地精英合作也有密切的关系。协和公共医学系创始人兰安生(John B. Grant)是重视同政府合作的代表人物,他十分清楚西医精英教育之投入大、耗时长、人数少的特点,他希望协和所培养的医生能够成为医院之外的社区领袖,了解社区内居民的卫生和健康状况,用有组织的办法初步维护社区群体成员的健康,以达到事半功倍的效果。1925年,兰安生通过与北京市政府的充分协商后,在北京的老城区圈出一块"卫生示范区",并正式挂上"京师警察厅试办公共卫生事务所"的牌子,名义上是官办机构,实际上则是协和公共卫生系的教学现场,也是卫生局作为独立医疗行政体系在基层社区的试验田[12]。启动和运营的资金虽然全部来自洛克菲勒基金会,但公共卫生制度设计就此定下蓝图,为西医的地位提供了政治上的保障。

此外,一些研究指出,19世纪以来,中国的城市已经出现了自治管理的基层社会组织,如"坊",它们远离国家的控制[15],内部的组织性却较强。公共卫生知识的普及和实施中往往要利用到这样的基层组织,通过动员地方领袖——"坊长"来组织群众,这使得卫生行政的政策和命令巧妙地转化成普通的社区功能,人们在一次次讲座、检查和疫苗接种中了解西医,政府也因此加强了和这些基层组织的控制,而更加注重医疗卫生的工作[16]。

三、对中医药"走出去"的启示

(一)结合区域现实,找出并发扬中医药的优势

习近平总书记指出"不忘本来才能开辟未来,善于继承才能更好创新",这就要求我们要加强对中医药宝库的挖掘和继承,并深刻把握当今社会面临的问题,努力创新创造,用祖先留给我们的智慧解决好现实的问题。正如当年在中华大地探索发展之路的西医,也是抓住了中医的弱项和中国社会公共领域的空白点,利用自己的优势解决了这些问题,从而获得了立足和发展。因此,中医药"走出去"应该在坚守主体的前提下,结合当地社会的现状和问题找出自己的优势,并全力保持和发扬这个优势,以进一步开拓海外地区的医疗市场。

（二）坚持文化自信,实现文化自强

目前,西医所占据的优势地位是不言而喻的,从根本上说这是西学优势地位的结果[11]。张其成教授指出:"科学"一词在中国已经成了"真理"的代名词,而"西方的"似乎等于"科学的"[17],这使得中国人自卑于自己的文化,中医也面临失去话语权的危险境地。应该要清醒地认识这一点,对中医学术的发展进行主体性的反思,在保持中医主体的前提下建设中医药文化,这不但不会阻碍中医的发展,还将促进中医药事业的发展、推动中国式健康文化的构建。总之,只有坚持文化自信,中医药才能更好地走出国门,服务于全人类的健康事业。

从西医东渐的历史经验来看,西医在华的成功扩张离不开西医在本土所获得的市场和发展,以及西方文化自身的强盛。从各发达国家的经验来看,其文化产业在走出国门之前,在国内的消费都已经渐成规模[18]。因此,中医药"走出去"的一个前提是中医药文化的复兴,它要求我们深入挖掘与建设其核心价值、理论与技术、品牌与符号等,坚持义利并重,以实现中医药的文化自强。

（三）坚持核心精神,适应本土文化

目前学界已经基本达成共识,中西文化有能够相通的地方,但两者的根本哲学思想是不同的。因此,坚持中医在中医学术研究中的主体性地位不仅对中医的发展是必要的,而且是中医之所以有别于西医的根本要求。进入21世纪,随着改革开放的推进和中国经济社会的发展,国内学术界的主流已经开始进行关于学术主体性建构或重构,然而中医界的主流还没有开始这一反思,何裕民指出,中医要有自信、自知、理性,应与时俱进,思考中医学术主体性的重构问题[19]。

不同的文化之间的交流必然会产生一些摩擦和碰撞,在保持文化深层的思想、价值观不变的情况下,走出国门的中医药可以结合当地的具体情况,在文化中层的制度、理论和表层的物质上对自己的传统做出调适,以消弭彼此的误会,中医药文化所代表的中国文化才能走进人心、走得更远。

（四）加强高层次交流与合作，营造良好的社会风尚

目前中医已经传播到183个国家，越来越多的人开始接触中医、了解中医、使用中医，这是中医药作为独特的卫生资源所得到的肯定。但中医药文化"走出去"整体上还呈现层次较低、力量较分散等特点。在许多国家和地区，中医药技术虽然获得了患者的认可，但同时从业者却承担着潜在的法律风险，有时也面临文化冲突，这通常是由于人们不了解中医药文化所致。近代西医东渐的历史告诉我们，高层次的交流与合作能给异质文化的传播带来便利，同时也提供政治和法律上的保障。因此，加强中医药方面的高层次交流与合作，是促进中医药文化"走出去"的重要方面。

此外，中医药也是优秀的文化资源，它是仍然鲜活、仍被百姓广泛使用的、融人文与科技于一体的传统文化形态[20]，是中国传统文化的优秀代表，也是中华民族优秀传统文化复兴的先行者[21]。当今世界，过去坚持的一些价值观已经逐渐衰微，多元变化的世界呼唤以人为本的普世价值观念，而中国传统文化的价值正是以人的"心""性"作为起点所构建。西医东渐给中国带来了公共卫生制度，中医药文化在海外的传播，也必然要推动当地社会的进步，营造良好的社会风尚，才能历久弥新、生生不息。

参考文献

[1] 中共中央宣传部.习近平总书记系列重要讲话读本（2016年版）[M].北京：人民出版社,2016：208-209.

[2] 张宗明.传承中医文化基因：中医文化专家访谈录[M].北京：中国医药科技出版社,2014：14.

[3] 熊月之.西学东渐与晚清社会[M].上海：上海人民出版社,1994：737

[4] 方豪.中西交通史[M].上海：上海人民出版社,2008：568-569

[5] [罗]尼·斯·米列斯库.中国漫记[M].蒋本良,柳凤运,译.北京：中华书局,1990：41.

[6] Bynum W F, Porter R. Medical Fringe and Medical Orthodoxy, 1750-1850[J]. Bulletin of the History of Medical, 1988,62(3)：492-493.

[7] Porter R. Before the Fringe: Quack Medicine in Georgian England[J]. History Today, 1986,36(11)：16-22.

[8] 徐菁菁.医与患关系断代史：权力、壁垒与困境[J].三联生活周刊,2016(13)：38-42.

[9] 吴义雄.在宗教与世俗之间：基督教新教传教士在华南沿海的早期活动研究[M].广州：广东教育出版社,2000：294-298.

[10] 郝先中.西医东渐与中国近代医疗卫生事业的肇始[J].华东师范大学学报（哲学社

会科学版),2005,37(1):27-33,122

[11] 李经纬,鄢良.西学东渐与中国近代医学思潮[M].武汉:湖北科学技术出版社,1990:57.

[12] 杨念群.再造"病人":中西医冲突下的空间政治(1832—1985)[M].北京:中国人民大学出版社,2006:96-118.

[13] 赵洪钧.近代中西医论争史[M].合肥:安徽科学技术出版社,1989:19.

[14] 杨念群.女人、病人和中国转型之痛[N].中国经营报,2016-03-21(E2).

[15] 吴廷燮.北京市志稿二:民政志卷14[M].北京:燕山出版社,1989:566-577.

[16] 北京市卫生局第三卫生区事务所举办秋季卫生运动周召集本区各坊长卫生恳谈会记录.北京市档案馆,北京档案史料J5全宗1目录613卷:13-25.

[17] 徐雪莉.中医文化构建中国式健康文化[N].中国中医药报,2011-12-28(2).

[18] 迟莹,齐晓安.发达国家文化产业"走出去"模式及启示[J].税务与经济,2014(6):45-49.

[19] 中国科协学会学术部.中医药发展的若干关键问题与思考[M].北京:中国科学技术出版社,2010:106.

[20] 张其成.大医国风:张其成访谈录[M].北京:中国中医药出版社,2017:20.

[21] 张其成.让中医药走向世界[N].人民日报,2018-11-15(7).

本文作者梁秋语、张宗明、张其成(通讯作者),发表于《中华中医药杂志》,2019年第34卷第5期

中国古代医药文献对外传播及其影响

自古以来中医广受海外尤其是周边国家的青睐、崇尚,学习者从未间断。随着中外文化、科技的交流,许多中医古籍漂洋过海,为异域他国病人祛除痛苦,并入乡生根,历代流传。医药文献输出成为古代中医药对外交流的重要方式。

一、古代中医药文献对外传播历史悠久

中医药对外传播早在秦代就已经开始,但其交流尚处于萌芽状态,多限于某些药物的赠送。直到汉晋,中医理论与技术水平进一步提高,出现了《伤寒论》等一批医学典籍,才正式拉开古代中医药文献对外传播的序幕。

朝鲜医学渊源于中医。早在公元2世纪末,就有《内经》《伤寒论》等中医书传入。南北朝时期大量著名的中医药书籍,如《本草经集注》《肘后方》等随僧侣、使臣传入新罗国。公元692年,新罗效仿唐朝医事制度,设置医学博士2人,并引进《素问》《针经》《难经》《神农本草经》《脉经》《甲乙经》《明堂经》等教授医学生。随后又引进当时中国政府刚颁布的《新修本草》为药学教材。公元8世纪初,朝鲜进一步扩大引进中国医书的规模,《伤寒论》《千金方》《外台秘要》《广利方》等诸多大型理论、方书以及医疗急救手册传入朝鲜。至宋代,两国间的医学交流达到新的高峰,大量中医著作入朝。11世纪中期,朝鲜民间翻刻了许多中医书:《黄帝八十一难经》《川玉集》《小儿巢氏病源》《张仲景五脏论》《本草括要》《小儿药证病源》等。朝鲜官方也大量收藏中医书,如忠州库藏有《小儿曹氏病源候论》《保童秘要》《脉诀口义辨误》《五脏六腑图》《广济方》《陈郎中药名诗》《神农本草图》等。李氏王朝时期,君王十分重视对中国医籍的收藏,在积极获取中医书的同时,还大量地翻刻、刊行中医书。据《朝鲜王朝实录》记载:1415年太宗命令刊印《针灸铜人图》;1431年世宗命刻印《新刊仁斋直指方论》《伤寒类书活人总括》《医方集成》各50部;1454年端宗命刊印《拯急遗方》《太平惠民和剂局方》各5部;1456年世祖命翻刻《铜人腧穴针灸图经》《本草衍义》

《世医得效方》等书籍；1494年成宗亲自抄写《加减十三方》，并令刻印30余部。

中医典籍进入日本的时间，目前较为公认的是6世纪。据汪企张《中医东渐论略》（1957年）一文认为，公元500年日本人得到葛洪《肘后备急方》，这是中医书传入日本之始。公元552年梁元帝赠给日本钦明天皇一套《针经》。公元562年吴人知聪携带《明堂图》及其他医书164卷东渡日本。后知聪之子善那使主又向日本方面献方书130卷。公元608年日本派遣小野妹子出使隋朝，返回时带走300卷《四海类聚方》。同年推古天皇又遣药师惠日、倭汉直福因来中国学医，并于公元623年携带《诸病源候论》等中医药学著作回国[1]。此后，中医药著作源源不断地传入日本，成为日本医学的主流。公元806—公元808年日本官方编撰的《大同类聚方》100卷，主要参考的就是唐代《新修本草》等中医药古籍。日本官方制定最早的医药职令——《大宝律令·疾医令》中明确规定，日本医学生必须以《素问》《脉经》《集验方》《小品方》《流注经》《黄帝针经》《明堂经》《脉诀》《偃侧图》《甲乙经》《新修本草》《赤乌神针经》等中国医书为教科书。日本官方9世纪末编纂的《本朝见在书目录》和10世纪初成书的《本草和名》，两书合计著录引用了194种中国医书，由此不难确定10世纪之前传入日本的中医书应有200种以上。公元1492—公元1500年，日本坡净运到中国学习中医，并将《伤寒杂病论》带回，向日本医界介绍传播仲景学说，受其影响，"古方派"逐步形成。17世纪初《本草纲目》的多种版本陆续从中国传到日本，17世纪末《救荒本草》流传到日本，均产生了很大的影响。

中医书传到越南也很早。据古越史记载，公元前257年，秦代医生崔伟所撰写的医书《公余集记》曾在越南流传。后通过两国间僧侣和商贸往来，大量医书传入越南[2]。如《内经》《脉经》等在隋唐时期传入越南；明清时期《医学入门》《景岳全书》《本草纲目》等先后传入越南。《明史·安南传》记载，1450年越南曾"乞以土物易书籍、药材"。《明实录》中也有类似记载，1457年越南使臣黎文老上表："本国自古以来，每资中国书籍药材以明道理，以跻寿域。"当时的越南医生深受中国医书的影响，其中最有名的是被誉为越南"医圣"的黎有卓。他对我国中医名著《黄帝内经》推崇备至，在临床诊断方面则吸收冯兆张的《冯氏锦囊秘录》，终著成《懒翁心领》28集、66卷（又称《海上医宗心领心帙》）流传于世。

由于文化差异较大，中国同南亚和西亚等国家的医学交流主要集中在药材贸易上。尽管如此，少量中医药文献的输出还是对这些国家医药科学的发展产生了积极的影响。以阿拉伯国家为例，11世纪被尊称为中东"最杰出医生"的阿维森纳,摄取许多中医典籍的内容,写成不朽名著《医典》。在《医典》记载的48种脉象中,有35种脉象与王叔和《脉经》所载相似,由此可见当时《脉经》一书已传入阿拉伯地区,并为阿拉伯医学所吸收。《医典》在重病的预后诊断上提出"病人手动状若由自身拾物抛弃者,是死兆",这正是中医典籍《中藏经》《伤寒论》所说的"循衣摸床""撮空理线"的烦热凶症。此外,如鉴别麻疹红润者吉、黑陷者凶等,都与中国医书记述相近[3]。13—14世纪,著名政治家、医生拉施德主持译编的《伊利汗的中国科学宝藏》,就是一部包括了《王叔和脉诀》等4本中国医书译本的波斯文中医学丛书。

张骞通西域之后,中国同欧洲的通商关系开始发展起来,随之中医药文献传入欧洲各国。其中针灸学、本草学和脉学领域的大批经典,被西方人翻译印行。如波兰传教士卜弥格在华期间,将部分中医理论、脉学与中药学书籍上的知识编撰成书,在欧洲陆续出版,1656年其出版的《中国植物志》是目前所知欧洲介绍中国本草最早的文献。法国人哈尔文1671年出版的《中国秘典》,就是翻译了中医脉学著作。荷兰医生克莱尔将关于中国脉学、舌诊、经络脏腑的论文稿汇集,1682年出版了《中国医法举例》一书。欧洲大量翻译中医药文献集中在18世纪。根据马堪温教授的统计,欧洲在18世纪初到鸦片战争期间出版、研究中医药的书籍约60种,其中法国最多,达到22种。如1779年宋慈的《洗冤录》被节译刊载于巴黎《中国历史艺术科学杂志》,随后又被译述为荷、英、法、德等多国文字。18世纪荷兰人罗姆把一部金陵版《本草纲目》带到德国,藏于柏林国立图书馆,引发了欧洲人对中医药的兴趣。

二、古代中医药文献对外传播具备良好的条件

(一)丰富的医药典籍是古代中医药文献对外传播的基础

文献是人类文明的基本载体。中国历史上刊行了大量影响深远的中医药学著作:奠定中医学理论基础的《黄帝内经》《黄帝八十一难经》《伤寒杂病论》《神农本草经》;博采众长的《千金方》;将传染病防治提高到新高度的《温疫论》;解剖学图著《欧希范五脏图》《存真图》;脉学专著《脉诀》《诊家枢要》;本草学图书《新修本草》《证类本草》《本草纲目》;分科专著《内科摘要》《刘涓子鬼遗方》《妇人大全良方》《小儿药证直诀》《七十二证眼科》;专注《伤寒论》注释研究的著作《伤寒总病论》《注解伤寒论》《伤寒类证活人书》;针灸类著作《针灸甲乙经》;法医类著作《洗冤录》等至今仍活力不减。这些经典的医药文献,推动中医

学的发展实现了一个又一个飞跃；反过来，中医学的繁荣又必然促进医药文献的大量输出。

（二）造纸术、印刷术为古代中医药文献对外传播提供了技术支持

宋代专门设立"校正医书局"，校正医学名著刊行全国。随着造纸术、印刷术的发明和普及应用，中医学获得前所未有的良好发展环境。据统计，《唐史·艺文志》收载唐代医书120部，医学文献30种698卷。而《宋史·艺文志》则收载医书509部，医学文献114种3 327卷[4]。由于印刷图书具有远距离运输便利等优点，因此成为地区间文化交流的重要载体。以建本图书为例，宋元时期，中国对外文化交流频繁，建本图书不仅在中国国内流传，而且远销朝鲜、日本及东南亚。建本图书《铜人腧穴针灸图经》流传到朝鲜后，两次被翻印。宋慈的《洗冤录》除了向朝鲜、日本输送外，甚至传入了波斯、阿拉伯一带[5]。

据朝鲜《考事撮要》记载，仅1430—1585年，就有《素问》《灵枢》《难经》《直指方》《圣惠方》《世医得效方》《伤寒类书》《脉经》《医学正传》《本草衍义》等70余种中医药书籍被朝鲜翻刻刊行。医学书籍的大量刊印和广泛传播，使世人以知中医为荣。

（三）开放的对外政策，发达的海陆交通，为古代中医药文献对外传播提供了便利条件

自汉至明，我国一直实行对外开放的政策，对外交往活跃，曾与100多个国家和地区建立过官方或民间关系。特别是自唐始，中国对外航运突飞猛进，海上运输在世界名列前茅，这对中外医学交流起了一定的推动作用。宋元明时期，在南中国海和印度洋上的中国船队是最活跃的船队。其间出现了一批富有远航经验的国际大游历家。如明成祖时期，郑和先后七次下西洋，最远到达非洲东海岸和红海沿岸，船队不仅带去了人参、麝香等中药，还把药苑珍书送给西洋人民。此外，从阿拉伯、波斯和欧洲等地来的大批商人中，也涌现一批世界闻名的旅行家，如元朝时来华的意大利人马可·波罗、摩洛哥人伊本白图泰。明清时西方传教士航海来华人数渐多，其中最著名的要数意大利传教士利玛窦。这些人归国时都携走了大批中医书，其中波兰传教士卜弥格是最早介绍中医本草的人，荷兰人布绍夫是最早介绍中医灸术的人[6]。

三、古代中医药文献对外传播的方式多样

文明而富庶的古代中国是当时世界经济文化交流的中心，周边甚至远在欧洲的许多国家和民族渴望学习中国先进的文化、科技、医药卫生,他们派遣使节、学者到中国考察访问,对华贸易十分活跃。中医药典籍也借机不断传至世界各地。按传播主体的不同,古代中医药文献对外传播的方式可分为官方传播和民间传播。

(一)以外国使节、留学人员等官派人员为主体的官方传播

古代中国政府常通过官方人员向邻国赠送医书。如公元1016年与1021年,宋真宗两次召见高丽使节郭元与韩祚,各赠《太平圣惠方》100卷;公元1101年,宋徽宗将《太平御览》1 000卷、《神医普救方》1 010卷等赠送给即将回国的高丽使节任懿、白可信。

其中最为知名的便是遣隋使和遣唐使。据木宫泰彦《日中文化交流史》统计,在隋代短短的38年间,日本先后派遣"遣隋使"4次;公元7世纪—公元9世纪,日本派遣遣唐使19次,约有5 000人次入唐。每次遣隋使、遣唐使都集中了日本外交、儒学、科技、医药卫生等方面的优秀人才。中医著作经由使节、留学生以及中国应邀访日人员等携带至日本者,其数量之大令人吃惊。据公元891年编纂的日本图书目录《日本国见在书目》之中医书目所载,期间中国传至日本的中医学典籍共计166种、1 107卷。

(二)以商人和僧侣为主体的民间传播

随着海陆交通的发展,中外民间商贸也日渐密切。在关于宋代对外商贸活动的史记中,就有用建本图书换取新罗人参、布匹、医书的记载。据《朝鲜王朝实录》记载,朝鲜多次使人来中国购买医书,如1475年买入《新修本草》《东垣十书》,1722年黄夏成走私买入《赤水玄珠》。僧人往来对中医药文献海外传播也有着重要意义。历史上僧人行医者甚多,两汉以来最负盛名者如玄奘、义净、鉴真等,既是高僧又是大医。他们在外进行佛教活动的同时,还肩负着传播中医药的重任。公元8世纪,高僧鉴真东渡日本,带去药材千余斤和许多医书,他还亲撰《鉴上人秘方》,传授中医学知识,被日本医僧尊为"医祖"。

民间传播一度超越官方传播成为中医药典籍对外传播的主要方式。以日本为例,随着公元894年官方遣唐使停止后,双方几乎无官方往来,但日本民间商船来往中国更趋频繁,期间大量僧侣随船往来。日本继续通过民间贸易和僧侣,不断引进中国的医学新著。正如日本著名医史学家富士川游在《日本医学史》中指出:"平安朝中叶以后……此时吾邦废遣唐留学生制,几乎未闻医人直接赴唐传习医方,然镰仓幕府致力于佛教,尤其是禅宗弘通,僧侣不断往来于中国,中国医书及其他学艺即由僧侣传来。"

四、中医药文献的输出对输入国的医药科学产生深远的影响

对输入国而言,借由中医药典籍,中医理论和临床技艺被逐渐消化吸收,最终完成中医本土化过程,内化形成自己的传统医学。以日本的汉方医学和朝鲜的东医学为例。

6世纪以后,日本通过广泛频繁的学术、人员交流,不断引进中医药书籍,这为日本汉方医学的独立发展与体系形成奠定了坚实的基础。日本医家在传抄中国医书的过程中,有意识地或完全或部分地吸收中国医书内容,编撰出新的医书,发展日本汉方医学。明代时传日的中医书籍最多,以《医学入门》《南北经验医方大成》《医书大全》《医学正传》《万病回春》《玉机微义》等综合性医书为代表,传播迅速,影响广泛[7]。以《医书大全》为例,它是日本翻刻最早的中国医籍之一。1528年阿佐井野宗瑞取熊氏种德堂1467年刊本进行翻刻,其中包括吴高尚志序、熊宗立自序、目录1册、医学源流1册、正文8册。后世有日本医史家指出,阿佐井野宗瑞、吉田宗恂、曲直濑玄朔等日本医家从事医书出版活动正是深受熊宗立影响。16世纪以后日本开始大量翻刻刊行中国医典,这不仅为当时日本的医师培养提供了便捷教材,而且丰富了日本医学的理论与实践,促进了日本汉方医学流派的形成与发展。如16世纪,田代三喜与弟子曲直濑道三以中国的金元医学为基础,博采李东垣《脾胃论》《兰室秘藏》,朱丹溪《格致余论》《丹溪心法》之长,建立了日本汉方医学第一支派"后世方派"。随后,古屋玄医、香川修庵、吉益东洞等以《伤寒论》为基,建立了"古方派",成为汉方医学的主流,至今不衰。以"后世方派"和"古方派"为支柱,汉方医学得到迅速发展,最终实现中医日本化过程,成为名副其实的日本传统医学。

朝鲜国统治者历来比较重视医药学发展,在"书册须赖中国而备"的思想指导下,广收中国医籍,当时其医学生的教材与科举考试科目有:《神农本草经》《素问》《甲乙经》《针经》《明堂图》《难经》《刘涓子鬼遗方》《痈疽论》《图经本草》《和剂局方》等。大量中医典籍的传入有利于提高朝鲜医学生培养质量,为朝鲜完善医学教育创造了条件,奠定了良好的基础。以朝鲜四大医学巨著《乡药集成方》《医方类聚》《东医宝鉴》《东医寿世保元》为例,观其内容均主要是以中医学文献为基础,所引朝鲜医学家著作者,只是相当小的部分。这足以证明中医书传入朝鲜,为朝鲜所用,对朝鲜医学的发展产生重要作用。公元1226年,朝

鲜医家崔宗峻以明代以前的中医基础理论与临证方药类典籍《素问》《千金方》《本草经》《太平圣惠方》《圣济总录》等为基础,通过对中国医学整体的吸收运用,创造性地撰写了《御医撮要》一书,促进了朝鲜医学理论体系的形成[8]。李氏朝鲜时代,中医书《万病回春》与《医学入门》传入朝鲜,与当地医学融合,形成了"宝鉴派""回春派""入门派"等,医派间的相互争鸣使得富有民族特色的东医学逐步发展成熟。

五、古代中医药文献对外传播的现代启示

古老的中医药文献通过官方和民间两种途径传至世界各地,开阔了世人的视野,丰富了人民的健康知识。然而随着近代中国实行闭关锁国政策,这股席卷世界的"中国热"慢慢消退。回顾这段时期的交流历程,对我国当代中医药对外传播仍有许多有价值的启示。

(一)消除"自我中心主义",减少文化失真

作为一种文化产品和文化传播媒介,中医药文献中蕴含着中华文化特有的价值观、思维方式、信仰理念等文化软资源。因此,加强中医药文献的对外传播,有助于提升中国文化软实力。然而,由于文化差异性的存在,中医药文献对外传播的过程中,并不会轻而易举地就被外国读者接受和认同。因此在中医药跨文化传播过程中,应主动消除"自我中心主义"这个障碍,尊重和理解异质文化,"辨证施治",认真研究传播规律,根据中医药在不同国家的现实情况,顺应其他民族的心理需求、文化需求和精神需求,有针对性地提出传播中医药文化的具体方案,以最小的失真效应赢得最大的传播人群。

(二)增强群体传播意识,实现借力传播

在中国古代中医药文献传播历程中,不难发现外国留学生以及海外华人在其中的重要作用。因此,加强群体传播意识,中医药对外传播的效果会更好。具体而言,扩大国际学生的招收规模,完善他们的专业课程结构,突出中医药文化和中国传统文化方面的学习内容;借助我国在海外的300多家"孔子学院",将中医元素逐步融入其教学过程中。另外,充分发挥海外华人的力量,针对不同国家和民族的政治、经济、文化、社会形态,因势利导,加强中医药文化的国际传播[9]。

(三)拓宽传播渠道,丰富媒介形式,让世界听到中医的声音

传播手段的迅猛发展,大大缩短了国家间的空间距离。在这个网罗天下的

地球村里,文献传播已成为一项重要的跨文化传播战略。中医药的国际推广不能忽视这一点。要重视中医药著作的外文翻译;增加中医药文化相关信息的播报,增开相应的信息频道或信息版面,长期多角度解读中医药文化;利用现代技术强化中医,出版发行中医药类多媒体光盘、电子书等;拓宽传播渠道,丰富媒介形式,拓宽受众面,加大传播力度,让世界听到中医药的声音。

参考文献

[1]李经纬,林昭庚.中国医学通史:古代卷[M].北京:人民卫生出版社,2000:257.

[2]马达.历史上中医中药在越南的传播和影响[J].医学与哲学(人文社会医学版),2008,29(3):61-62.

[3]王棣.宋代中国与印度洋沿岸各国的医药文化交流[J].华南师范大学学报(社会科学版),1992(2):74-79.

[4]刘佳明.论文化势差下的宋代中外医药学交流[J].学理论,2011(4):127-128.

[5]张自力.论我国古代的健康传播[J].新闻与传播研究,2011,18(2):70-75.

[6]刘敏.航海与医学交流[J].航海,1981(2):46.

[7]武斌.中医文化史三题[J].文化学刊,2006(2):5-11.

[8]赵春艳.宋代中外医药文献交流之现象与根源探析[J].河南图书馆学刊,2008,28(4):126-128.

[9]孙晓生,陆金国.以文化为核心推进中医药对外传播[N].中国中医药报,2009-05-15(3).

本文作者孔卓瑶、张宗明(通讯作者),发表于《医学与哲学》,2015年1月第36卷第1A期总第516期

以西域医学为引论中西医结合

自20世纪50年代以来,中西医结合一直是我国卫生事业的基本方针政策。经过60余年的探索,取得了一些成绩,但存在的问题也逐渐暴露,如过分的中医西医化、中药西药化等。纵观历史,隋唐时期中医学与西域医学之间有过交融;清末民国时期,中医学与西医学之间有过碰撞。虽然西域医学与西医学之间联系较少,但对于中医学来说,两者都是外来医学,挖掘中医学与西域医学共处之经验,对现今中西医结合的途径和方法有一定的启示和借鉴意义。

一、丝绸之路上的中西医交融

西汉以来,随着张骞出使西域,陆上丝绸之路逐渐开辟。隋唐时期,国家经济繁荣昌盛,丝绸之路也随之达到了鼎盛。丝绸之路沟通了中亚、西亚、南亚等地区,成为中原与西域各国进行经济、文化、政治等交流的通道。各国商旅使者在丝绸之路上难免染疾,离不开医学的介入,从而促进了中医药学与西域各国医药学之间的交流,如印度医学、希腊医学、阿拉伯医学、波斯医学等。研究发现,现在我国的民族医学中,维吾尔医学受波斯医学和阿拉伯医学影响较大,藏医受印度医学影响较大,蒙医则受中医学影响较大[1]。

随着佛教在我国中原地区落地生根,魏晋时期以来,有大量印度僧侣来到中国,翻译并传播了大量印度医学[2]。印度僧侣通过传播佛教,将印度医学和佛教术语渗透到了中医学体系中[3]。唐代高僧玄奘进行了一次到往天竺(印度)的西域之旅,其在学习佛教知识的同时,也学习了印度医药知识,通过自身的理解消化,将其转化为中医药知识,再阐述出来,见于其口述的《大唐西域记》[4]。敦煌及其周边地区出土了大量医学文献,其中《医理精华》《鲍威尔写本》《耆婆书》经考证属于印度医学体系[1]。可见,印度医学有比较完整的理论著作,并且对中医学的影响比较大。

西域医学对中医学理、法的影响较少,主要为引用一些西域医学的术语,如陶弘景修订《肘后备急方》时,增补为一百零一方,取意于佛经《大智度论》"人用四大成身,一大辄有一百一病"之说[5]。又如《金匮玉函经》引佛经《金光明经》"地水火风,合和成人"之说[6]。唐代《备急千金药方》《外台秘要方》等中医学著作多有引用西域医学术语者,但是并没有将其真正融入中医学的理论体系。当然也有部分学说被逐渐吸纳进了中医学理论体系,如眼科的"五轮学说""痰饮学说"[7],《回回药方》中记录的希波克拉底骨科理论[1]及西域医学"万物皆药"的医学思想。另外,"耆婆""龙树"等带有西域医学的特殊字样也经常出现在当时的中医学著作中[8]。

西域医学对中医学的影响主要集中在方药方面,如《回回药方》中记录了86味从西域传来的药物,并收载了多首西域方剂[9];又如《金匮要略》中的"诃黎勒散",《千金翼方》中的"服牛乳补虚破气方"等方剂皆来自西域医学[8]。"方"不但指治疗疾病的方剂,还指代治疗疾病的方法,如中医的针刺、艾灸、推拿等。西域医学中的眼科手术、颅脑外科手术等有效的治疗手段均被中医学吸纳[10]。西域药物资源丰富,中医学在与西域医学交流过程中吸纳了大量西域药物,如郁金、檀香、沉香、藏红花、甘松等,在学习西域医药对这些药物作用认识的基础上,通过自身的实践总结,归纳其为四气五味,最终将西域药物纳入了中医学自身的药物理论体系中[11]。五代时期,李珣所著的《海药本草》记载了大量从西域传入中原的药物。

西域医学的传入,一定程度上丰富了中医学思想,拓展了中医学的治法方药。中医学与西域医学之所以可以结合,得益于两者有共同的哲学基础,两者都是在"形而上"哲学指导下的医学体系。而西域医学的理论体系不如中医学完整,其只能补充和丰富中医学的体系,同时中医学对西域医学具有的开放和包容的态度,正如沈澍农教授所言"受容姿态"[7]。

二、西学东渐时的中西医碰撞

清末民国时期,随着列强的殖民入侵,"西学"日渐涌入了中原大地。西医成为传教士在中国传道、教育之后的第三大活动领域[12]。传教士们成立了诸多教会医院,时常进行义诊送药等活动,推动了西医在中国的普及。西医西药的强势推进,使其临床疗效逐渐显现,民众对其日渐接纳。与此同时,中医与西医之间产生了激烈的碰撞,中医理论受到了"非科学"等言论的抨击,中医地位受到了严重的撼动,直至"教育部漏列中医案"和"废止中医案"的发生,中西医之间的冲突爆发到了顶点[13]。在此期间,中医学者认识到了中医学自身存在的不足,在洋务运动"中体西用"思想激发下,提出了"衷中参西"的医学思想,中西医汇通派应运而生。

清末民国时期的西医学正处于发展阶段,很多理论并不成熟,而解剖学知识是其特长,也是中医学的短板,因此,受到了中医人的关注[14]。唐容川学习解剖学等知识,率先提出"中西医汇通"的口号,成为早期中西医汇通派的代表,著《中西汇通医经精义》,认为"西医初出未尽周详。中医沿讹率多差误,……兼中西之说解之,……弃短取长"[15]。张山雷著《中风斠诠》,提出中医"中风之病"乃西医"血冲脑经之病",并运用西医解剖学、生理学、病理学等知识解释此病的原委[16]。祝味菊提出中医应该吸取西医生理、解剖及病理等学科的长处,以补中医的不足,对于药物学,其认为既应参考古法,又当采取西医的研究方法,使之更加完备[12]。

张锡纯将西医解剖知识与中医脏腑理论互相印证,提出"以西药治其标,中药治其本,则见效必速"的汇通思想,并将西药与中药合用组成方剂应用于临床,如"石膏阿司匹林汤"[17],他的探索为中西医的汇通做出了很好的示范。中药是中医治病的重要手段,中医人认识到必须借助西方先进的化学分析、药物提纯等研究方法,探索中药药理、化学成分等,探讨传统药物的作用机理,使中药能"科学化"[18]。当时部分医家进行了中药药理等研究,如《经方实验录》提到"桂枝能活'动脉'之血,……芍药能活'静脉'之血";"大枣、生姜能缓和肾脏泌尿之兴奋,桂枝、生姜含有挥发油,……龙骨、牡蛎含有石灰质"[19],欲用当时的中药药理知识来解释方剂的作用。中西医病名的不统一不利于中西医之间的交流,中央国医馆成立后进行了一次统一中西医病名的尝试,但由于没有达成共识,最后以失败告终[14]。

三、新中国成立后的中西医结合

中医是建立在古代朴素唯物主义哲学基础上的医学,西医是建立在现代科学技术基础上的医学,两者在基本理论、思维方式、诊断方法等方面差异很大,但两者研究的对象和目的是一致的。从20世纪50年代提出中西医结合到现在,医学界对中西医结合分歧仍较大。有学者认为,中医为"道",西医为"器",两者不可通约,须并重[20];更多的学者则致力于中医学、西医学两者的结合,其中又有中为西用、西为中用、中西医结合等不同。

（一）中为西用

西医以解剖学为基础，结合影像学、分子生物学等现代科学技术，对疾病的病理认识较为客观。目前，中医临床工作者常结合西医学对疾病病理的认识指导临床用药，如西医学认为，冠心病的病理基础是血液循环障碍，因此，临床处方时常常直接应用活血化瘀类方剂，或在辨证的基础上加入活血化瘀类中药；又如病毒感染引起的高热，常应用金银花、连翘、蒲公英等清热解毒类中药或方剂，从而失去了中医原本的整体观和辨证论治思想，这是中医西医化的体现。

目前中医药基础研究者倾向于研究中药的现代药理，临床工作者亦时常根据中药的现代药理知识去指导组方用药，如此便丧失了中医辨证论治的基本要求，临床疗效必然下降[21]。运用此研究方法进行研究后得出的中药药理，是西医药体系指导下进行的，可以将其纳入西医药体系，进行指导用药，也能发挥传统中药新的治疗作用，不失为中西医结合的一种方式。如提取青蒿素治疗疟疾，以及利用砒霜（三氧化二砷）治疗白血病等[22]，就属于此类，是中药西药化的发展。

（二）西为中用

将中医理论不足而西医较为优势的学科进行消化吸收，形成中医的语言，嵌入中医理论，如解剖学对于针灸、推拿等有很好的指导作用，头皮针就是结合解剖学与传统的中医经络理论形成的新疗法[23]。又如西医诊断学对于明确病因、预测疾病的发展方向等方面具有很好的指导作用，其中实验室检查可以作为中医望、闻、问、切的延伸，使四诊实现微观化，病因诊断细致化[24]。再如有些西药临床效果很好，可以对其进行观察，用传统中药理论对其进行归纳，将其纳入中医药体系。20世纪80年代初期，岳凤先[25]率先提出了"西药中药化"的概念，即以中医药理论为指导，以中药的特性和功效为指标来研究现在使用的西药，使之具有中药的理论、特性和功效内容。经过30多年的临床观察和研究，研究者们提出强的松、阿托品、硝酸酯类等为热性药，紫杉醇、胺碘酮、帕米膦酸二钠等为寒性药，抗生素多性味苦寒，具有清热解毒、化痰燥湿的功效，西咪替丁具有燥湿解毒的功效等[26]。运用中医思维辩证地使用西药，是中西医结合的一个方向，可以发现西药的新功效，扩大其应用范围。

（三）中西医结合

有学者认为，可以吸取中医、西医两种医学的理论精华，将中医学对功能状态的平衡观、认识论与西医学结构观、认识论相结合，形成一种兼顾人体结构——

功能—状态的整体医学观,以孕育出更高层次的新医学[27]。邱根全等[28]认为,应该抛弃门第之见,不必纠结偏西还是偏中,用兼容并蓄、取长补短的态度,以转化医学研究为契机,以中医临床表型数据采集系统为平台,构建中西医结合研究的新医学体系。王晓柠等[29]认为,系统生物学以"组学分析,整体构建,宏—微观相结合"为特征,与中医学的"天人相应"整体观有异曲同工之妙,中医学为外求法,系统生物学为内求法,两者结合可以形成新医学思维方式。

战国早期以前的中医医案和医论只是经验的总结,并不涉及古代哲学,而后中医理论一直随着社会主流的知识体系、认知体系和语言习惯来进行自我调整。因此,可以运用现代学科既有成果来解释中医理论中的各脏腑间关系,研究各脏腑功能间的联动关系,同时提出"功能指向性化学物质群"这个概念[30],用来探究中药在人体中发挥作用的原理,以期实现中医理论现代化。

四、小结

中医学是与时俱进的学科,一直以来中医人积极学习先进的学科知识,将其融入中医学,不断丰富自身的理论体系。历史经验告诉我们,必须坚持中医学自身的发展规律,积极吸收西域医学和西医学知识,才能使中医学不断发展壮大。我们认为,应该汇通中医、西医两套理论,吸收对方的精华为自身运用,如此有利于提高临床疗效。同时,切不可过分西化,如果抛弃中医学自身的特色,必然降低临床疗效,不利于中医学的发展。

在全球化的今天,中医学走出国门已成为必然的趋势,中医学中的一大分支——针灸学已经领先一步进入了全球大多数国家,得到了当地认可。

2018年6月18日,世界卫生组织发布了新版《国际疾病分类》,传统医学首次被列入该系统,为中医药国际化奠定了基础。在中医药国际化的过程中,必须坚持自身的发展道路,学习对方先进的医学理念和治疗手段,实现中西医结合。

参考文献

[1]王兴伊.西域医学初探[J].中医药文化,2007,2(5):30-32.

[2]杨文喆.印度医学对中医的影响[N].上海中医药报,2017-09-15(11).

[3]杨富学,李应存.《殊方异药:出土文书与西域医学》述评[J].西域研究,2006(2):114-117.

[4]胡惠滨,章原.从《大唐西域记》看唐代西域的医药文化[J].中医药文化,2018,13

（4）：44-49.

　　［5］葛洪.肘后备急方［M］.汪剑,邹运国,罗思航,整理.北京：中国中医药出版社,2016：1.

　　［6］张仲景.金匮玉函经［M］.李顺保,校注.北京：学苑出版社,2005：1.

　　［7］沈澍农.坚持本我 兼收并蓄：论中医对于"西域医药"的受容姿态［N］.中国社会科学报,2018-12-04（5）.

　　［8］姚洁敏,严世芸.从"丝绸之路"探晋唐医学文化交流［J］.中医药文化,2011,6（1）：30-33.

　　［9］王兴伊.《回回药方》：西域民族医学方书之集大成者［J］.医古文知识,2005,22（4）：44-45.

　　［10］王文利.略论唐代西域医药学对中医药学的影响［J］.兰台世界,2014（33）：52-53.

　　［11］杨崇仁.中古时期我国传统植物药与印度的交流［J］.亚太传统医药,2018,14（1）：1-9.

　　［12］郝先中.近代中医废存之争研究［D］.上海：华东师范大学,2005.

　　［13］秦倩."西医东渐"下中医的调适：以民国时期的苏州中医为例［D］.苏州：苏州科技大学,2017.

　　［14］薛墩富.民国时期中医药学术演变及相关因素研究［D］.咸阳：陕西中医学院,2014.

　　［15］唐容川.唐容川医学全书［M］.太原：山西科学技术出版社,2016：3.

　　［16］孟凡红,杨建宇,李莎莎.张山雷中风讲义［M］.北京：中国医药科技出版社,2017：13.

　　［17］张锡纯.医学衷中参西录［M］.王云凯,杨医亚,李彬之,校点.石家庄：河北科学技术出版社,2001：103-147.

　　［18］任宏丽,宋海坡,段逸山.近代中西医汇通视野下的本草学发展新特点：以民国期刊《国药新声》为例［J］.中国中医基础医学杂志,2013,19（6）：690-691.

　　［19］曹颖甫.经方实验录［M］.姜佐景,编按.鲍艳举,点校.北京：学苑出版社,2012：10,110.

　　［20］李致重.中医西化违背哲学公理［J］.中华中医药杂志,2014,29（2）：339-343.

　　［21］黄金昶.中西医结合要从方法学入手［N］.健康报,2016-06-29（5）.

　　［22］郑志攀.中西医结合的基本形式及发展阶段探析［J］.中华中医药杂志,2018,33（6）：2458-2460.

　　［23］任圣,鲍春龄.从取穴分布探析各家头皮针的临床应用与机理研究［J］.上海针灸杂志,2018,37（5）：575-582.

　　［24］鲍超群,宋欣阳.近代苏沪地区中西医技术交流探析［J］.中华中医药杂志,2019,34（1）：122-125.

　　［25］岳凤先.试论西药中药化［J］.医学与哲学,1982（1）：33-36.

　　［26］朱立,贾海忠,黄金昶,等.西药应用会影响中医证候,应用西药需要注意中医辨

证[J].环球中医药,2016,9(6):687-691.

[27]周勇.从中西医结合角度探讨整合医学[J].医学争鸣,2016,7(6):1-4.

[28]邱根全,刘昳.以转化医学研究为契机,基于中医临床表型构建中西医结合新医学体系[C]//中国中西医结合学会.全国中西医结合发展战略研讨会暨中国中西医结合学会成立三十周年纪念会论文汇编.北京:中国中西医结合学会,2011:113-115.

[29]王晓柠,胡义扬.系统生物学与中西医"病证结合"研究[J].中西医结合肝病杂志,2011,21(6):376-378.

[30]马骁.中医理论现代化途径探讨[D].广州:广州中医药大学,2015.

本文作者陆跃、张宗明(通讯作者),发表于《中医杂志》,2019年8月第60卷第15期

欧美学者的中医人文研究回顾及其对
中医海外传播的启示

　　伴随着东西方文明的不断交流与互相影响,中医的传播和发展早已不是中国人的独角戏。而海外最新一波的中医药研究热潮,是20世纪70年代以来,海外学者对中医药多维度多层面学术兴趣的兴起。他们不仅用现代科学技术手段验证中医药的临床疗效,探求其取效机制,同时也运用人文社会科学研究工具,对中医相关问题做了深入研究,还翻译了诸多中医经典著作。凭借与中国学者不同的文化背景、语言和身份等多方面的特点,扩大了中医药研究的领域,同时也提升了中医药的海外影响力。

　　目前对海外中医的人文社会科学研究的探讨已取得一些成果,如有研究者从梳理海外中医英译历史、英译中医经典著作和中医教材的基本情况入手,述介英、德两国中医学术名家的个人背景、主要成就及影响力,回顾其从事中医翻译和中国医学研究之路,以及中医译作的出版、译介对国际传播发挥的作用,及其国家叙事和中国话语传达效果等[1-8];也有对海外中医学术名家的中医翻译思想、叙事特征等进行的讨论[9-10]。这些研究从不同角度展现了部分欧美学者的中医研究经历及其译作,整理出了海外中医研究的基本内容。但从系统性和整体性上看,尚未能挖掘出西方人文社科领域开展的中医研究的学术本质,以及这类学术研究对中医在海外的传播与被接受产生的作用和影响,因此还需从理论和实践层面深入探讨。

　　本文将在进一步梳理20世纪70年代以来西方学术界产出的中医研究成果基础上,尝试分析欧美学者中医研究的方法与视角以及对中国医学的特色认识论,并进一步探讨全球化背景下西方的学术研究对中医海外传播的影响。

一、历史学和人类学方法对西方中医学术研究的支撑

在西方学术界,对中医研究最感兴趣的学科当属历史学和人类学,具体到研究实践中,不同学科又进一步分化或相互交叉,形成了历史人类学、医学史、考古学、医学人类学、科学社会学、医学哲学、训诂学、文献学等诸多研究路径[11-12]。

科技史学家和医史学家无疑是欧美中医研究的主力军。英国科技史学家李约瑟是欧洲中医史学研究的前驱者,其重要学术著作《中国科学技术史·医学卷》,以翔实严密的史料,呈现了中医文化、卫生与防疫、资格考试、免疫学渊源和法医学等内容;并与鲁桂珍博士合作完成了《中国及医学考试的起源》《中国古代的疾病记述》等有关中医史的论文。李约瑟选择将自己置身于中西文明之外,以一种实验的眼光看待中医,提出了参照现代生物医学知识体系来诠释古代中医发展等许多大胆而新颖的观点[13]。美国科技史学家席文曾应邀参与《中国科学技术史·医学卷》的编写,但就中医史学研究观点而言,他与李约瑟的意见大相径庭。席文关注医案、仪式、宗教及社会关系,更注重在历史情境中完成对中医的理解,意图向内找出知识发展的动力及原因,并利用更多的研究方式,如知识社会学、象征考古学和文化历史学等,为古老中医的文化新解提供多重角度[14]。与之相似,德国医史学家文树德从本草史开始,向西方介绍中医的悠久历史与现状,并对中医的思想史、伦理史进行了深入的研究。他热切关注中国历史上文化、思想、经济等社会背景对中医发展产生的影响。通过东西方医学史的对比,他提出西方医学从传统发展到现代,是由于西方社会变革特点所决定的,而中国医学之所以能将传统医学保持到现代,也是和中国古代社会发展的特点有关[15]。中医学的近现代转型也是西方学者的关注重点,其中吴章的 *The Making of Modern Chinese Medicine*, 1850-1960[16],讨论了传统中医是如被刻画成现代形象的;边和新近出版的 *Know Your Remedies*: *Pharmacy and Culture in Early Modern China*[17],考察了药学在中国近代早期的文化转型。此外,二十世纪八九十年代美国医史学家维茨的《中国医学中的精神病学思想》《中国及其对欧洲医学的影响》,夏德安的 *Early Chinese Medical Literature*: *The Mawangdui Medical Manuscripts*, 2000 年后韩嵩的 *Speaking of Epidemics in Chinese Medicine*,罗维前的 *Medieval Chinese Medicine*: *The Dunhuang Medical Manuscripts* 等都是通过历史研究针对中医问题进行的深刻剖析,可以说史学方法一直都是西方学者开展中医研究的利器。

中医不仅有悠久的历史,丰富的临床实践也是西方学界关注的另一个焦点。多数欧美学者认为人类学的研究手段能够向人文和社会科学领域的学者们更好地阐明理解中医的重要性。我们现在所说的人类学大多指文化人类学,其中就包含了医学人类学。医学人类学注重研究传统医学的理论体系、医疗实践以及患病经历,因此对中医也格外关注。人类学研究的目的不是发现真理,而是分析现象。它不仅回答"有什么",更重要的是要回答"是什么"和"为什么",即通过阐释现象找到本质。西方人类学家从文化和社会的角度,对许多中医现象做出了自己的阐释[12]。美国学者凯博文是较早运用人类学的方法对中医学做出跨文化研究的学者,给出了一个与当时的研究"截然不同的中医"[18]。人类学家许小丽对中医脉诊进行过深入探讨,她认为"切脉这一诊断方法,不强调因果关系,强调的是现在、当下、此刻。脉诊拉近了病人和医生的距离,创造了一个病人和医生共存的体系,这种体验让医生能够意会治疗的原则和方法。利用精妙细微的触碰,分析现在的状态,敏感地揣摩藏于其中的过去,这种方法可以实现有效的面向未来的治疗"[19]。人类学家蒋熙德围绕孟河医派在中国进行了长达六年的田野调查,他发现"对中医的研究虽然一直强调典籍与传统,但是孟河流派的历史却标志着对这一方向的偏离。它的目标是在中医医生及患者事迹生活中准确地为中医定位,重现指导他们行动的力量。我们探寻历史形成的过程中有影响的全球力量时容易忽略这种力量,而地方与全球总是彼此渗透的,正是这种相互渗透才使得传统得以延续"[20]。人类学对中医的研究没有宏大的叙事,都是以小见大,用细微的视角研究一个小点,从而折射出根本的学理问题,且人类学也总是可以找到另外的角度理解中医学科中已存在的事实[21]。

二、以中医为研究对象的"他者"视角

所以,无论学科上的差异还是方法上的差别,能够确定的一点是,欧美学界对中医的研究没有选择从医学本身的视角展开,而仅仅是将其作为研究的对象。他们不存在出于民族主义情感对中医几个世纪以来成就的赞扬,作为从事医学史、医学社会学或者医学人类学研究的学者,他们把焦点放在中医知识体系的演变、实践技能的分类、流传与使用,把这一切视为现象,将其放在历史和文化的背景中解读。他们视中医为一种社会活动,像其他的社会活动一样,是可以通过对社会的分析来加以理解的[22]。因此,当把研究对象放入更广泛的学科背景之下时,西方的中医研究者所产出的结论也是多元的,许多时候是区别于基于本源传

统文化的原生态中医的自我认知的。这种认识上的发展是中国内部文化整体的一种象征性符号向外传播并将遭遇异质文化的再生产,是中医在全球文化交往视野下的一种新的存在状态[23]。

同时,这一路径也带来了研究视角的转变。与原生态的中医研究从自我视角出发不同,中医作为被研究的对象,是西方学者眼中呈现为一系列异质的思想和实践,是不折不扣的"他者",这一视角也是西方有关中国研究的经典视角。他者视角可以不受原生态思维定式的局限,换个角度看待中医问题。虽然潜含着西方中心的意识形态,但作为与主体既有区别又有联系的参照,通过选择和确立他者在一定程度上可以更好地确定和认识自我。因此,西方学界对待中医的他者视角,能够激起中国传统文化与西方文化之间的碰撞,也成就了中医在传统与现代之间的延展[24]。从中医自我的角度看,西方学者的他者视角也有利于引导中医在新时代的自我认识。

三、区别于原生态的海外本土特色认知结论

看待问题的视角和研究问题的方法直接决定了研究者产出怎样的结论和观点。西方学界对中医的研究突破了原生态理论框架,形成了独树一帜的见解,对整个西方社会,特别是西方的知识分子阶层,认识和认可中医中药产生了不容小觑的影响。

在西方学术界有一种普遍的论调和态度,现行中医(Traditional Chinese Medicine, TCM)是现代中国的产物,并非真正传统中医(Chinese Medicine)。这一论调最早来自英国学者 Kim Taylor,她说,"当代中国的中医(Traditional Chinese Medicine)在很大程度上并非是历史传统的延续,而是在20世纪的要求下对古代概念的精心提炼"。她认为,"医疗卫生体系总是服务于一个社会不断变化的需求。在进入20世纪以后,中医不但要适应中国社会变化的需求,它还要面对西医的有力挑战。在此过程中,中医起初的角色是边缘的,但是从1945年起,它逐渐成为国家卫生体系中最值得关注的力量"[25]。这一观点得到了大部分从事中医研究的学者的认同和支持,并进一步发展为有关中医现代化发展的讨论。中医(TCM)被认为是"发明的传统(Invented Tradition)",虽然是所谓传统,目标却是现代化、科学化、系统化和规范化,陷入自相违背的矛盾。同时,中医(TCM)变得商品化,特别是中药,因其具有物质性的一面而被推到最前沿。中医(TCM)已经发展成为一门在新自由主义气候下受益于当代健康产业全球化的医学[26]。

这些结论显然过于强调社会政治经济因素对中医发展的影响，忽视了中医的基本理论、临床疗效和社会功能，显得较为片面。但不容忽视的是，这些观点在西方学术界却引起了广泛共鸣，使得中医(TCM)在东西方两种语境下内涵迥异。

　　然而并非所有西方学术界对中医的共识都存留东方主义的影子，还有诸多研究结论为中西医的交流架起了沟通的桥梁。文树德在"什么是医学"的命题下，将中国与传统欧洲以及西方现代医学关于卫生保健的不同进路进行对比，认为"中西医之间的差异并未如此前的西方二手文献所描绘的那么鲜明。如果要在个体导向的'中医'与疾病导向的西方本体论医学之间确立一种二分，就无法反映出真实情形的极端复杂性。中医和西方传统和现代医学在理解和处理疾病时，都体现出经验的、个体化、本体论的三条进路为核心的特征。中西医更为根本的分界线似乎出现在对中国医学与文化中的模式化知识这一普遍现象的处理上"。文树德还提出，"西方现代医学并不是作为一套根本相异的概念和实践体系进入中国的；当其与中医相遇时，它似乎遇到了自己的前身。另一方面，中医也完全可以将西方现代医学视为自己的某些内在原则的自然结果"[27]。这一研究结论不仅让西方学者们从最初假定西医与中医之间是黑白分明、截然相异的认识，逐渐转变为承认两者之间并没有如此鲜明的差异，也为中西医的互认互知提供了史学助力。

　　同时，欧美学者在研究中医的过程中还传达出为己所用的信号。"我们所谓'创新'的特点是'新'，且是具有积极价值的新，它可以是创造出新的事物，也可以是对原有事物的再创造。但是，在中国历史和文化中，创新的理论通常不会自诩'新'，而总是声称其建立在旧有观点之上。其实我们所研究的这些中国古代医学家都具有创新精神，他们不公开否认过去的知识，而是常规性地援引古代权威来证明自己观点的合理性。不可否认的是，他们将现有知识类型以前所未有的方式整合，创造出新的研究领域，用新的方法解读所观察到的世界，并创造出新的技术方式。因此，我们坚定地认为，中国的这种比较视角可以丰富我们对'创新'一词的理解，以及创新过程内含的复杂性。"[28]这段论述来自Innovation in Chinese Medicine一书，它由12位从事中医研究的西方学者于2000年伊始共同编著出版，并于十年后再版，内容涉及公元前4世纪至21世纪中医发展历程的诸多方面：气、阴阳、五行等概念如何最终成为经典中医理论，食疗如何成为中医的一个分支，温病学的出现，对中医本质新的思考方法，五运六气对医疗实践的影响，现代生物医学崛起给中医带来的思考等。这些研究全面围绕一个核心，即中医在数千年发展历程中的创新,这种以知识整合方式创造新的研究领域、研究方法和研究技术的创新方式,对于西方世界传统意义上的创新概念来说是前所未有的。

四、海外中医学术研究对中医海外传播的启示

从仅仅为了寻求解释疾患和疾病的替代选择开始,当代西方学者逐步深入中医领域腹地,产出了丰硕的成果,有力推动了中医的国际化进程。从西方本位视角出发,中医作为处于异质文化的他者,成为历史学、人类学、考古学、哲学等诸多西方传统人文社会科学学科的新的研究对象。西方学者综合或交叉运用以上学科的研究方法,打破了原生态中医研究模式框架,提出了卓有意义的海外本土化理论与观点,对当代西方社会认识、认可传统中医,特别是中医文化意义深远。

海外中医学术研究是中医国际化过程中不可忽视的部分。了解海外中医学术研究进展,有助于和原生态的中医研究进行对比和参照,通过互识互补更好地认识自我。转换观察视角,不拘于"我"的视界,对于中医人在全球文化格局下审视自我、清除盲区提供了新的可能,也将为中医海外传播找到新的有效路径。

西方学者采用历史学和人类学为主的研究方法去剖析中医问题值得思考与借鉴。中医要在西方价值体系内获得认可,需要用西方社会看得懂的方法、听得懂的语言来讲故事。从上文所述西方史学家的研究中,我们不难发现,他们关注考证的传统,但更加注重回答在历史进程中某一中医现象为何会发生变化,以及为什么会发生这样的变化,更加强调把中医放在人类的社会文化大背景中去思考,并尊重社会文化对医学的构建作用。文树德在 *Medicine in China*：*A History of Ideas* 一书中总结说:"导致医疗思想系统兴替,或者是医疗思想系统内在变化的主要动力,是医学以外的因素,而不是临床观察和实验累积而来的识见。临床实验的结果只是用作检证那些看似可以初步接受的理论。而这些看似可信的理论都是建基于社会秩序和危机,与身体健康和失调的类比之上。"[29]如果从这一角度思考,或许可以为作为异质文化的中医走入西方意识形态找到更为客观且易于接受的方法。

同样,人类学也是剖析中医现象的有力工具,应用于中医的研究,可以发现文化群体与医疗保健相关的观念和行为,及其相关联的社会、文化因素,寻求对中医的理解[30]。在这一领域,西方学者已为我们树立了良好的学术典范,上文

提到的《孟河医学源流论》, *The Transmission of Chinese Medicine*, 以及近些年出版的 *Living Translation*: *Language and the Search for Resonance in U.S. Chinese Medicine*, *Transforming Emotions with Chinese Medicine* 等都是中医人类学的研究成果。

他们都选取了中医的一个小问题, 把它作为人类社会生活的一部分, 做了见微知著的研究。这种方法相对于向西方社会直接介绍中医内容可能更加具有说服力。

在全球化的背景之下, 多样化和民族性特征不断得到彰显和强化, 西方学者对以中医为代表的东方传统文化的研究, 为中医带来更加多元化立体化的发展际遇。中医的现代化不应仅包括运用现代科学技术的思维和方法, 验证中医药基础理论的正确性和有效性, 或是为现代生命科学和医学科学提供可以利用的知识和方法, 还应该将时代缔造的不同的中医思想与形态包含在内。西方学者的学术研究形成的海外本土中医成果就是中医在全球视野下的新形态, 是中医在向国外传播中溢出的医学文化部分[23], 是中医现代化的一部分。正确认识这一形态, 有助于更加理性地认识中西方医学交流的事实和规律。不论是有关现行中医(Traditional Chinese Medicine)和传统中医(Chinese Medicine)可能引发的争论, 还是中西医在理解和处理疾病时体现出相似路径的殊途同归; 无论是前人对中西医非黑即白的论调, 还是后人在中医知识创新特点中所受的启发, 都是中医在国际化进程中的彰显, 是中医现代化的表现。如能在向外传播中医的过程中, 把握机会, 积极融入这些讨论或争论, 将有利于提升世界不同文化对中医内涵的认知深度。

但是, 在肯定西方人文社会科学研究对中医研究带来新气象的同时, 也应清醒认识其中可能存在的认识上的错漏和偏颇, 及其所带来的不良社会反应。李约瑟曾直言: "传统中医理论性质上是中世纪的, 因为阴阳五行和现代科学的西医两相冲突。"[13] 在他的认识中, 任何和西医相抵触的医学都将归于中世纪水平, 更接近于迷信而非科学。这种套用西医标准评判中医的做法, 势必无法抓住中医的本质。又如上文所述, 西方学界对"TCM"一词存在过度解读, 认为现代中医受到了国家权力的助推与塑造, 带有"革命医学"的色彩, 这种在西方的知识、制度和政治社会语境下, 虚构东方文化的偏见性的思维方式, 定会阻碍西方人文学者对中医全面客观的认识。因此, 在吸收借鉴西方人文社会科学的中医相关研究成果时, 不可照搬全收, 应注意意识形态和社会价值的导向, 适时强调中医文化的本质价值观,避免中医在海外传播的过程中过度变形。此外,这些认识上的偏颇也正是东西方医学需要进行深入交流和探讨的核心问题,东西方各自的价值体系、文化背景、思维方式等决定了各自医学的发展路径,其中的差异在互相认识对方的过程中不免产生误解和冲突。中医向海外传播的过程,正是东西方文化交流的过程,能够对差异进行沟通,才能实现真正的理解。

参考文献

［1］邱玥.中医古籍英译历史的初步研究［D］.北京:中国中医科学院,2011.

［2］周义斌.中医药文化传播和中医翻译研究——以中医翻译名家魏迺杰为例［J］.中国中医药现代远程教育,2018,16(18):5-7.

［3］张焱,王巧宁,张丽.中国文化从"走出去"到"走进去"——海外汉学家文树德《黄帝内经》英译研究［J］.中国文化研究,2019(3):144-154.

［4］沈晓华.《黄帝内经素问:中国古代医学典籍中的自然、知识和意象》述介［J］.医学与哲学,2012,33(5A):70-73.

［5］徐冰,张莹.《黄帝内经·素问》四个英译本的翻译策略和接受［J］.外国语言与文化,2019,3(3):101-112.

［6］何航,王银泉.国家叙事和译介传播:《黄帝内经》译本研究［J］.中医药文化,2019,14(5):56-63.

［7］杨丽雯,王银泉.中西文化交流视阈下文树德《黄帝内经》英译研究［J］.中国中医基础医学杂志,2016,22(4):542-544.

［8］董桥声.读文树德《什么是医学:东西方的治疗之道》［J］.中国科技史杂志,2011,32(1):119-123.

［9］李照国.Nigel Wiseman的中医翻译思想评介［J］.中国科技翻译,1998,11(2):41-43,51.

［10］钱敏娟,张宗明.基于"他者"的叙事策略探求中医对外传播有效路径［J］.中华中医药杂志,2016,31(8):2946-2950.

［11］Sivin N.Traditional medicine in contemporary China［M］.Ann Arbor,MI:The University of Michigan Press,1987.

［12］冯珠娣,艾理克,赖立里.文化人类学研究与中医［J］.北京中医药大学学报,2001,24(6):4-9.

［13］Needham J.Science and civilization in China(Vol.6)［M］.Cambridge:Cambridge University Press,2004.

［14］杨帆.历史的脉象——李约瑟的中医文化观［J］.广东外语外贸大学学报,2016,27(2):105-110.

［15］Unschuld P U. What is medicine？：western and eastern approaches to healing［M］. Berkeley：University of California Press，2009.

［16］Andrews B.The making of modern Chinese medicine，1850-1960［M］.Vancouver：The University of British Columbia Press，2014.

［17］Bian H.Know your remedies：pharmacy and culture in early modern China［M］.Princeton：Princeton University Press，2020.

［18］Kleinman A M. The symbolic context of Chinese medicine：a comparative approach to the study of traditional medical and psychiatric forms of care in Chinese culture［J］.The American Journal of Chinese Medicine，1975，3（2）：103-124.

［19］Hsu E.Pulse Diagnosis［M］.Cambridge：Cambridge University Press，2010.

［20］蒋熙德.孟河医学源流论［M］.丁一谔，顾书华，陈琳琳，等译.北京：中国中医药出版社，2016.

［21］蒋辰雪，许小丽.中医人类学的研究回眸—— 人类学学者访谈录之八十八［J］.广西民族大学学报（哲学社会科学版），2019，41（4）：45-48.

［22］席文，甄艳.中国医学史的未来：一元还是多元?［J］.中华医史杂志，2007（4）：195-199.

［23］彭卫华，贺霆.现代医学研究语境转向与中医人类学学科构建［J］.广西民族大学学报（哲学社会科学版），2019，41（4）：17-24.

［24］严暄暄，陈小平，何清湖."他者"眼中的"他者"——浅谈运用文化人类学研究中医［J］.湖南中医药大学学报，2013，33（2）：24-26.

［25］Taylor K.Chinese medicine in early communist China，1945-1963［M］.London：Routledge，2005.

［26］Hsu E.The history of Chinese medicine in PRC and its globalization［J］.East Asian Science，Technology and Society，2008，2（4）：465-484.

［27］文树德，王聪.中医：历史与认识论的几点反思［J］.淮阴师范学院学报（哲学社会科学版），2015，37（1）：42-49.

［28］Hsu E.Innovation in Chinese medicine［M］.Cambridge：Cambridge University Press，2001.

［29］Unschuld P U.Medicine in China：a history of ideas［M］.Berkeley：University of California Press，1988.

［30］马伯英.人类学方法：探索中医文化的深层次结构［J］.科学，2014，66（2）：28-31.

本文作者蒋辰雪、张树剑（通讯作者），发表于《南京中医药大学学报》（社会科学版），2020年6月第21卷第2期

中医药文化传播研究的文献计量分析

中国传统文化是决定中国人思维方式、价值取向、气质特征的根本基因,是中华民族强大号召力、凝聚力和向心力的源泉。中医药文化是中国传统文化的重要组成部分。中医药文化不仅承载着中国传统文化中最主要的核心理念和思想基因,而且与人类的生命、生活、思维方式等息息相关[1]。近年来,我国政府高度重视中医药文化的发展。中国共产党第十九次全国代表大会报告首次提出了健康中国战略,指出要坚持中西医并重,传承发展中医药事业,中医药学的价值不仅在于它的显著疗效,还在于它内在的文化价值。随着公众对中医药文化的需求提高,中医药文化事业的传播形式也越来越丰富,包括开展讲学活动、义诊活动、相关报纸杂志读物出版、中医药博物馆建设、互联网传播等[2]。总体说来,这些传播实践已经取得了不小的成绩。同时,在国际传统医药发展战略、政策及标准陆续出台的背景下,很多西方国家开始承认中医药学的价值和地位,国际社会也对中医药文化领域前所未有地关注,中医药海外文化传播取得了显著成效。中医药文化的发展正迎来天时、地利、人和的大好时期,但是由于传播机制不健全等问题,中医药文化的传播也面临新的发展机遇。本研究以文献计量学为基础,采用定性和定量研究相结合的方法,梳理国内有关中医药文化传播的文献,研究近些年来中医药文化传播领域的热点问题,分析目前该领域的学术发展现状和趋势,为今后中医药文化传播的研究提供参考意见。

一、资料与方法

(一)文献来源与检索

本研究以CNKI(中国知网)作为数据来源,采用数据库的高级检索功能,因2019年下半年文献尚未完整,因此检索时间截至2019年6月。在中国知识资源总库CNKI高级检索中,以"中医药文化传播"或"中医文化传播"为主题进行检索。检索时间范围为2009年1月至2019年6月,共检索出论文312篇,手工剔除报告、会议通知等不相关文献后，获得中医药文化传播相关主题论文283篇，以此作为定量分析的样本数据。

（二）数据规范与分析

利用CNKI的计量可视化分析和CiteSpace软件，对文献的发文量、发文机构、核心作者、基金支持、主题分布、热点问题、期刊分布等方面进行计量分析。其中，对已经更名的期刊以现用名为准；以第一作者所在机构分布为准，并以机构现用名为准[3]。

二、结果与分析

（一）论文的年际分布

本文统计了2009—2019年间有关中医药文化传播主题的文献数量，剔除报告、会议通知等不相关文献后，共计283篇，平均每年的文献数量为28篇，其各年份相关论文发表数量如图1所示，因检索日期截止到2019年6月，下半年文献数据尚不完整，所以2019年数据为预计发文量。

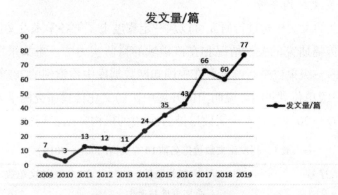

图1　各年份论文发表数量图

从图1可以看出，中医药文化传播领域的文献数量虽非连续增加，但整体呈上升趋势。根据曲线变化特征初步将中医药文化传播研究分为两个阶段。

2009—2013年为第一阶段，相关主题的研究论文数量为46篇，仅占总数的16%，呈波浪形趋势，说明对中医药文化传播的研究尚处于初始阶段。

2014年至今为第二阶段，论文数量显著增加，呈快速增长趋势，除2018年略有下滑外，论文数量稳定增长。从论文数量的总体趋势来看，2013年为拐点，这与中医药文化传播的发展形势密切相关。2013年，国家中医药管理局深入开展

"中医中药中国行进乡村、进社区、进家庭"活动,开展中医药文化科普巡讲,推动中医药文化传播与知识普及。同年,国家主席习近平在人民大会堂会见世界卫生组织总干事陈冯富珍时提出"促进中西医结合及中医药在海外发展,推动更多中国生产的医药产品进入国际市场"[4]。在此背景下,中医药文化传播开始受到学者的关注,相关主题论文的发文量显著提高,中医药文化传播的研究开始进入快速发展阶段。其中,除2019年预测发文量77篇外,2017年发文量达到峰值66篇,占样本总量的23%,高于2009—2013年5年之和,这与国家对中医药文化的重视程度密不可分。《中医药发展战略规划纲要(2016—2030年)》提出:"推动中医药进校园、进社区、进乡村、进家庭,将中医药基础知识纳入中小学传统文化、生理卫生课程。"为中医药文化的传播提供了良好的平台。同时2017年7月1日《中华人民共和国中医药法》正式施行,中医药传承与文化传播在《中医药法》中已经独立成章,并对中医药文化传播作出了明确的规定,这足以体现传播中医药文化在发展中医药事业中的地位和作用,为中医药文化的传播发展提供了有利的条件。

（二）发文机构分析

对论文的发文机构进行研究可以从一定程度上了解各学术发文机构对于中医药文化传播研究的关注情况和在该领域的科研实力[5]。本文采用论文第一作者所属的一级单位进行统计。在中国知网数据库中检索到的283篇文献样本中,涉及一级单位共40个,说明当前开展中医药文化传播研究的学术机构较为广泛。2009—2019年刊发论文数量排名前10的机构参见表1。

表1　刊发论文数量排名前10的机构(2009—2019)

序号	机构名称	论文总数（篇）
1	南京中医药大学	36
2	湖南中医药大学	21
3	北京中医药大学	16
4	上海中医药大学	13
5	陕西中医药大学	11
6	安徽中医药大学	10
7	江西中医药大学	9
8	天津中医药大学	8
9	山东中医药大学	8
10	成都中医药大学	7

如表1所示,中医药文化传播的研究主阵地集中在中医药院校。发文量较多的机构的是南京中医药大学(36篇)、湖南中医药大学(21篇)、北京中医药大学(16篇)。南京中医药大学于1994年成立中医文化研究中心,1999年北京中医药大学成立中医药文化传播中心,2010年湖南中医药大学成立湖南省中医药文化研究基地,是湖南省唯一的以中医药文化为研究对象和特色的省社科基地。同时这3所机构,均入选省市级重点研究机构,并设置"中医文化学"博士、硕士点。

其中南京中医药大学近10年发文量36篇,占样本总数的13%,成为该领域的中坚力量,与该校对中医药文化传播的重视程度和深厚的历史积淀密不可分。南京中医药大学中医文化研究中心是国内最早的中医药文化研究机构,为中医药文化传播的发展提供了温床。同时该校积极开展国际合作和中医药文化学术交流,设立国际教育学院,不断扩大接受境外学生的规模,至今已为100多个国家和地区培养了6 000多名专业人员。2010年,时任国家副主席的习近平在南京中医药大学与澳大利亚皇家墨尔本理工大学联合举办的中医孔子学院亲自揭牌并发表重要讲话,大力促进了中医药文化的国际传播。

(三)核心作者分析

作者是论文写作的核心主力,反映该领域的实力情况,并为以后的发展提供经验和借鉴[6]。近十年来中医药文化传播领域高频作者如表2所示。由此可见,高频作者的发文量与其所属机构对该领域的重视程度密切相关,并且以上学者的研究方向均与中医文化学相关,并未涉及传播学及其他学科,说明当前中医药文化传播仍集中在中医药行业内部,其他专业的人才相对较少。5位学者共发文43篇,占样本总量的15%,尚未达到普赖斯定律(Price Law)约定的核心作者发表论文总量占全部论文总数50%的标准[7]。5位高频作者,全部主持过国家社科基金项目、省级科研课题,是中医药文化方向研究生指导老师,说明以上学者在中医文化传播领域有较高的影响力,是该领域学术发展的带头人,具备了构成核心作者群的要素。

(四)论文的基金支持

基金论文能够反映学术研究的背景和质量,具有一定的现实意义。尤其是国家社科基金项目,由全国哲学社会科学规划办公室负责管理,对研究热点具有重要的引导作用[8]。在以上283篇论文中,共有34篇论文标注为国家社科基金的研究成果,占总数的12%;省级社会科学基金论文13篇,占总数的5%;省级

表2　高频作者累计发文量(2009—2019)

作者	机构	研究方向	发文量（篇）
严暄暄	湖南中医药大学	中医药跨文化传播、中医文化人类学	12
何清湖	湖南中医药大学	中医文化研究	10
张宗明	南京中医药大学	中医药文化研究	8
丁　颖	湖南中医药大学	心理语言学、医学英语教学及翻译	7
张　丽	陕西中医药大学	跨文化交际	6

科研基金论文11篇；国家留学基金项目1篇、全国教育科学规划基金论文1篇。由统计可知，中医药文化传播论文得到省部级以上基金项目资助为60篇，合计占总数的21%，不足1/4；而未获得任何资助的论文则有223篇，高达样本总数的79%。

（五）论文主题分布

主题词反映了一篇文章的核心和精髓，是文章的高度概括和凝练。本文基于华裔科学家陈超美开发的CiteSpace软件，选择关键词（Keywords），设置时间阈值为2009—2019年，时间片设置为"1"，选择每一时间段中被引频次或出现频次最高的30个节点，设置修剪（Pruning），选择"Minimum spanning tree"（最小生成树）和"Pruning the merged network"（修剪合并后的网络）形成可视化知识图谱。通过对图谱中的关键节点分析，对文献主题聚类，如图2所示共形成12个聚类，分别是：#0中医药、#1中医药文化、#2跨文化传播、#3文化传播、#4中医哲学、#5传播策略、#6一带一路、#7中医药文化传播、#8海外传播、#9传播、#10中医文化、#11翻译。经总结归纳，将中医药文化传播主题分为以下4类。

1. 跨文化传播

跨文化传播指的是来自不同文化背景的个体、群体或组织之间进行的交流活动。在文化多元的背景下，我国政府高度重视中医药文化跨文化的传播，国家领导人也为中医药文化跨文化传播助力。如：2015年，国务院副总理刘延东在捷克参加中医中心揭牌仪式；2016年，刘延东在俄罗斯参加"北京中医药大学圣彼得堡中医中心"揭牌仪式。我国正在从国家层面积极推动中医药文化跨文化传播的发展[9]。

2. 一带一路

国家主席习近平于2013年9月和10月分别提出了建设"新丝绸之路经济

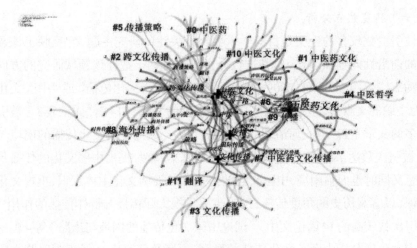

图2　文献主题聚类

带"和"21世纪海上丝绸之路"的合作倡议。为加强与"一带一路"沿线国家在中医药领域的交流与合作,开创中医药全方位对外开放新格局,国家正式发布《中医药"一带一路"发展规划(2016—2020年)》《中医药文化建设"十二五"规划》等一系列有关中医药文化传播的政策文件[10]。2018年10月1日,中医首次被世界卫生组织纳入了具有全球影响力的医学纲要,中医的国际地位不断上升,越来越多的人开始了解并使用中医药。在习近平总书记"一带一路"倡议指引下,中医药已经传播至180多个国家和地区,充分利用这一契机,可以更好地传播中医药文化[11]。

3. 传播策略

互联网时代是大众传媒的一场革命[12]。随着新媒体的迅猛发展,极大改变了中医药文化传统的大众传播方式,媒介手段也更加多元,报刊、广播、电视实现数字化,新媒体互联网、手机平台传播方式不断翻新,QQ、微博、微信、移动客户端等广泛应用,扩大了中医药文化传播的受众面,提升了中医文化传播效果。

4. 中医哲学

哲学与文化密切相关,通过文化的眼光能使哲学显现出文化性,同样运用哲学的眼光能使文化显露出哲学性[13]。中医药文化蕴含着丰富的哲学内涵,作为中国传统文化的重要组成部分,中医药文化同时受到中医界、哲学界以及文化界的关注。当前中医药文化传播的研究中,较偏向于文化范畴,对于中医文化内涵外延及形态表征、中医哲学及方法论等做了较为深入的探讨研究。

（六）研究热点分析

被引次数较多的论文是目前学术界比较关注的研究主题，它反映了该领域研究的前沿性问题和热点，对其进行分析研究有利于把握该领域研究的方向和学术动态[14]。十余年间（2009—2019），以"中医药文化传播"或"中医文化传播"为主题的文献中，被引次数在15次及以上的文献有14篇，详见表3。被引次数最多的文章是魏一苇、何清湖、陈小平合作的《试论中医文化传播的困境与出路》，被引次数达48次。该文章依据传播学基本原理，提出中医文化的传播具有重要意义同时也面临困境，中医文化的传播必须强调文化主体意识、重视文化本根意识，以客观历史的角度传播，同时也要重视人际传播与群体传播的作用[15]。在被引次数较高的14篇论文中，《试论中医文化传播的困境与出路》等4篇论文是以宏观角度分析中医药文化传播的意义、困境及其策略；《浅析中医跨文化传播》《中医孔子学院视角下的中医药文化传播研究》等8篇论文分别以中医药文化跨文化传播、对外传播、中医孔子学院为主题展开讨论；《微博时代的中医药文化传播创新路径探讨》和《大众传媒在中医文化传播中的社会责任与行为研究》2篇论文是从传播策略的角度研究中医药文化传播。说明在中医药文化传播的研究中，中医药文化传播的意义及其路径、中医药文化国家传播和中医药文化传播策略是当前研究的热点问题，尤其是中医药文化国际传播越来越受到学者的重视。

表3　被引次数≥15次的文献（2009—2019）

序号	题名	作者	被引次数
1	试论中医文化传播的困境与出路	魏一苇；何清湖；陈小平	48
2	浅析中医跨文化传播	刘国伟	37
3	中医孔子学院视角下的中医药文化传播研究	张洪雷；张宗明	28
4	中医在主要英语国家的跨文化传播研究	刘国伟	27
5	中医药文化传播路径分析及对策研究	徐桢；王晓青	26
6	中医药文化核心价值传播路径创新	吴德珍；申俊龙；徐爱军；王旭东	22
7	"一带一路"建设视域下中医药文化对外传播研究	吴镇聪	19
8	论中医文化传播的困境与突围	陶林；张宗明	19
9	中医孔子学院与中医药文化传播研究	张洪雷；张宗明	19
10	中医孔子学院的语言文化传播及其模式构建	周廷松	17
11	中医药文化对外传播研究——以文化适应为视角	徐永红	17

续表

序号	题名	作者	被引次数
12	微博时代的中医药文化传播创新路径探讨	侯胜田	16
13	中药产品国际化的文化传播战略	李金良	16
14	大众传媒在中医文化传播中的社会责任与行为研究	张筱瑛	15

（七）期刊分布

发文期刊的来源反映研究主题领域的空间分布状态。核心期刊是期刊中学术水平较高的刊物，特别是CSSCI（中文社会科学引文索引）来源期刊，在国内尤其高等院校里，影响与使用范围日趋广泛，具有一定的可信性[16]。由表4可知，中医药文化传播研究论文多发表在中医药行业期刊。《中医药文化》是全国唯一的中医药文化专业期刊，发表多篇中医药文化传播论文；多年来，《中医药导报》致力于传播中医药文化，发表相关主题论文11篇；《中医药管理杂志》积极探索中医药文化研究热点，在"中心论坛"栏目多次刊登中医药文化传播论文。值得一提的是，在283篇文章中，发表在北大中文核心期刊的有29篇，CSSCI来源期刊有5篇。

表4　发文量排名前十期刊分布（2009—2019）

序　号	期刊名称	发文数（篇）
1	中医药文化	16
2	中医药导报	11
3	中医药管理杂志	11
4	世界科学技术—中医药现代化	9
5	现代养生	9
6	南京中医药大学学报(社科版)	7
7	中国中医药现代远程教育	5
8	时珍国医国药	5
9	医学与社会	4
10	中医杂志	4

三、讨论

通过对283篇CNKI来源论文的计量分析，初步可得出以下结论：第一，近十年来，随着中医药发展迎来"天时、地利、人和"的大好发展机遇，中医药文化传播研究也随之掀起了研究热潮,包括中医药文化走出去、中医药文化传播策略等方面发表了大量研究论文,并取得了比较丰硕的研究成果,尤其自2013年以来更是如此;第二,中医药院校是中医药文化传播研究的中坚力量;第三,中医药文化传播主题多元,近十年来研究热点集中在中医药文化国际传播、中医药文化传播意义及传播策略等方面。基于上述的数据分析,仍存在一些问题:现阶段中医药文化传播的研究多为中医文化、中医哲学、中医翻译学者,中医药文化传播还局限在中医药行业内部,其他学科,特别是新闻传播学对中医药文化的涉猎不多;基金论文比重较小,国家及各省市、部委对于中医药文化传播研究的重视度不够;中医药文化传播研究论文多发表在中医药行业期刊,在综合性、高水平期刊上发表论文不多,影响力不大。

针对以上问题提出3点建议:

第一,中医药文化学科具有广泛性和特殊性,中医药文化传播亦涉及中医学、文化学、传播学、教育学等多种学科,中医药文化传播的研究,需要跨学科的团队合作,通过专业的互补,达到强强合作的目的,为学科注入新鲜活力,保持健康蓬勃的发展势头。值得一提的是,南京中医药大学中医文化研究中心主任张宗明作为首席专家投标的"中医药文化国际传播认同体系研究"获批国家社科基金重大项目立项。该项目由其与清华大学李希光教授共同主持,是我国中医药文化国际传播研究领域内首个获得国家社科基金"重大项目"立项的课题,同时实现了跨学科的强强联合,为今后中医药文化传播的发展开辟了新道路。

第二,除了学者自身的不断努力外,同时希望得到国家社科、教育部人文社科、省市级社科等科研基金的更多资助。中医药文化具有多种学科属性的特点,跨学的交流、合作是中医药文化未来发展的重要方向,中医药文化研究需要包括中医学、文化学、传播学等跨学科的团队合作,并亟待各级各类科研基金的资助。

第三,我国中医药文化传播的研究范围虽然涉及广泛,但是其专注度有待提高,一部分研究主题仅仅浅尝辄止,缺乏深入持续的研究。所以应当深化中医药文化传播研究,培养专业性人才,打造高水平研究团队,鼓励与吸引多学科人才投入中医药文化的研究。同时加强政府扶持力度,以高水平的研究成果发表在哲学社会科学综合期刊,进一步提高哲学社会科学界对中医药文化传播研究的认知度与认同度,扩大中医药文化传播的学术影响力。

参考文献

［1］郑晓红,王旭东.中医文化的核心价值体系与核心价值观［J］.中医杂志,2012,53(4):271-273.

［2］黄河.健康中国战略视域下传统文化传播问题与对策［J］.边疆经济与文化,2018(8):78-79.

［3］李文兰,杨祖国.中国情报学期刊论文关键词词频分析［J］.情报科学,2005,23(1):68-70,143.

［4］孙光荣.促进中西医结合及中医药在海外发展［N］.中国中医药报,2014-10-17(1).

［5］杨奕望.我国中医人文社会科学研究的分析与展望:基于CSSCI来源期刊(1998-2015年)的数据［J］.南京中医药大学学报(社会科学版),2018,19(2):121-126.

［6］王小华.近十年地方文献数据库论文计量分析研究［J］.图书馆理论与实践,2015(2):54-56.

［7］邱均平.信息计量学(一)第一讲　信息计量学的兴起和发展［J］.情报理论与实践,2000,23(1):75-80.

［8］朱丹浩,王东波,华康.国家社科基金哲学领域项目成果及热点分析:以1991—2015年所立项目及论文成果为研究对象［J］.西南民族大学学报(人文社科版),2016,37(5):235-240.

［9］董建华.中医药文化国际传播现状研究［J］.新西部,2017(27):105-106.

［10］国家中医药管理局、国家发展和改革委员会发布《中医药"一带一路"发展规划(2016—2020年)》［J］.中医杂志,2017,58(4):296.

［11］殷娟,朱辉,叶莹."一带一路"战略下中医药文化传播探索［J］.开封教育学院学报,2019,39(4):284-285.

［12］郭宏伟."互联网+"高等教育环境下微课资源建设研究:以中医学专业系列微课为例［J］.中国电化教育,2017(4):141-145.

［13］常欣.哲学的文化性与文化的哲学性探析［J］.人民论坛,2011(26):206-207.

［14］陈忠海,刘晓丹.2008年—2012年河南省档案学作者期刊论文统计分析［J］.档案管理,2013(5):58-61.

［15］魏一苇,何清湖,陈小平.试论中医文化传播的困境与出路［J］.湖南中医药大学学报,2013,33(3):98-101.

［16］何小菁.基于文献计量学的人文医学与医学人文论文分析［J］.医学与哲学,2015,36(6A):16-20,27.

本文作者李琳、张宗明(通讯作者),发表于《中医药学报》,2020年2月第26卷第3期

2014—2019 年中医药文化国际传播现状及思考

中医药作为中华传统文化的优秀代表,已然成为中国向世界展示中华文化的重要载体。近年来中医药文化传播日益加快,传播范围不断扩大,2019年底新型冠状病毒肺炎疫情爆发以来,中医药发挥了举足轻重的作用,体现了中医药学独特的传统医学优势,不仅为全球抗疫提供了重要的参考经验,也在一定程度上提升了中医药的国际知名度。因此,深入了解当今中医药文化国际传播的现状与问题,探求其解决途径成为当前中医药国际化发展面临的重要命题,对未来中医药国际化发展亦具有重要参考价值。

一、中医药文化国际传播现状

近年来,中医药国际化传播速度加快,世界对中医学的认知也在文化冲突和互动融合中逐渐改变,西方社会对中医药的接受程度不断提升。我们以中国知网和PubMed医学数据库为检索平台,检索2014年1月1日至2019年12月31日中医药文化国际传播领域的学术论文,共检索出248篇有效文献进行分析。结果显示,从国内研究层面来说,近五年中医药文化国际传播、海外传播及跨文化传播的研究热度不断提升,研究范畴不断扩大,学界给予中医药文化国际传播的关注度越来越高;但海外相关研究多为中草药的资源开发与利用、中医药语言翻译问题、海外中医教学相关研究,多重视数据及中药科学性研究。总体来说,目前中医药文化国际传播既面临发展机遇,又存在诸多问题和挑战,其发展现状主要包括以下3个方面。

(一)国家高度重视中医药文化"走出去"

2014年以来,国家高度重视中医药国际传播,中共中央国务院、卫生部、科技部、国家中医药管理局、国家药品监督管理局先后颁布10余项与中医药国际化发展相关的政策和文件。如2015年4月国务院办公厅颁布《中医药健康服务发展规划(2015—2020年)》,鼓励借助海外中国文化中心、中医孔子学院等平台,推动中医药文化国际传播;2016年2月国务院颁布《中医药发展战略规划纲要(2016—2030年)》,指出要积极推动中医药海外发展,加强中医药对外合作交流;2016年8月国家中医药管理局颁布《中医药发展"十三五"规划》,要求发挥中医药特色优势,引领中医药自主创新国际主导权;2016年10月中共中央、国务院颁布《"健康中国2030"规划纲要》,提出发展中医药健康服务,打造中医药国际品牌;2016年12月国务院新闻办公室颁布《中国的中医药》白皮书,倡导推进中医药现代化发展,推动中医药走向世界;2017年6月科技部、国家中医药管理局颁布《"十三五"中医药科技创新专项规划》,提出推进中医药标准化与国际化建设;2017年12月国家中医药管理局颁布《关于中医药健康服务与互联网融合发展的指导意见》,指出要不断促进中医药文化的国际推广和普及;2018年7月国家中医药管理局、科技部颁布《关于加强中医药健康服务科技创新的指导意见》,提出推进中医药健康服务国际标准制定、提升中医药健康服务国际影响力;2019年10月中共中央、国务院颁布《促进中医药传承创新发展的意见》,指出推进实施中医药国际合作专项,推动中医药海外传播。截至目前,国际标准化组织中医药技术委员会(ISO / TC249)已发布47个中医药国际标准[1],2019年国家中医药管理局已设立了62个中医药国际合作专项,其中包括31个"一带一路"海外中医药中心类项目、11个"一带一路"中医药国际合作基地类项目[2]。这些政策和相关专项的设立都体现了我国对中医药国际传播与发展的高度重视。

(二)中医药国际合作不断拓展

综观中医药文化国际传播发展,各组织机构、学术社团积极整合多方资源,中医药国际传播范围不断扩大。目前,中医药文化国际传播主要依托世界中医药学会联合会、世界针灸学会联合会、海外中医中心、海外中国文化中心、孔子学院、健康类国际非政府组织等组织形式[3]以及中国国际中医药博览会、中国文化年、中医药文化节、名医诞辰等活动模式传播中医药文化核心价值理念及中医基础理论、中医养生保健等具有中医特色的内容[4]。

2015年6月17日,欧洲第一所中医药中心中国—捷克中医中心成立,2017年6月21日第二所欧洲中医中心即中国—黑山中医药中心成立,为中医药文化在欧洲的传播奠定了基础。此后,陆续在意大利、阿拉伯联合酋长国、以色列、德国、瑞士、缅甸、白俄罗斯、罗马尼亚、毛里求斯等国家成立了海外中医中心,中医药国际合作广度日渐延伸,为中医药文化"走出去"开拓了更多的平台与机会。

（三）中医药在海外传播及立法范围不断扩增

截至2020年5月，中医药已传播到183个国家（地区），并设立了548所孔子学院和1 193个孔子课堂[5]，"一带一路"沿线共有51个国家和地区开设了134所孔子学院和130个中小学孔子课堂，欧盟28国、中东欧6国实现全覆盖，我国与外国政府、地区和组织签署了86个有关中医药的合作协议[6]。据统计，现有103个世界卫生组织（WHO）会员国认可使用针灸，29个国家设立了传统医学的法律法规，18个国家将针灸纳入医疗保险体系[7]；另有数据显示，已有109个国家对传统医学进行立法[7]，其中以立法形式承认中医合法地位的国家包括匈牙利、新加坡、澳大利亚、泰国、越南、马来西亚、南非、瑞士等，美国47个州及华盛顿特区、墨西哥、加拿大对针灸予以单独立法[8]。另据统计，海外有8万多个中医诊所，约有数十万中医从业人员[9]，中医类医疗机构诊疗人次占医疗机构总诊疗人次的比重也在持续增加。随着服务能力的提高，中医类医疗机构将在整个医疗体系中发挥越来越大的作用。

二、中医药文化国际传播过程中存在的问题

当前中医药国际化正处于加速发展的关键时期，既面临广阔的发展前景，也存在诸多亟待解决的问题。通过对248篇文献的梳理分析，发现中医药文化在国际传播过程中面临的问题集中表现在以下3个方面，即东西方文化差异下的语言转换困难、面对中医药负面报道时的舆情反应能力不足、新媒体时代网络媒体运用不够等。

（一）中医语言转换困难，文化差异问题突出

2014—2019年与中医药文化国际传播相关的学术论文中有138篇涉及"中医翻译""中西方语言差异""中西方语境与文化对比"等问题，可见语言文化在传播中的重要作用已然成为学界共识。因此，中医药文化要想走出国门并跨越中西方文化差异，培养精通中医语言翻译的复合型人才对于海外大众了解中医药具有至关重要的作用。中医药是发源于我国的传统医学体系，由于地域文化差异的存在，中医药在传播过程中带有浓厚的中华传统文化色彩。回顾中医学自身的发展规律，在较长的历史时期，中医学更重视实践医学经验，相对缺乏客观、统一的临床实践指南，且诊断和疗效评价困难，制约了其进一步的传承、发展和国际交流[10]。与西方文化截然不同的是，由中华传统文化构建出的中医药学具有与西方医学完全不同的身体观与生命观，这是东西方医学产生分歧与差异

的根本原因,也是西方受众不理解甚至于排斥中医药学的文化根源。此外,中医翻译尚面临着文字转化困难、翻译标准不统一、翻译语境复杂等一系列长期存在的翻译问题,都深刻影响着中医药文化的国际传播与发展。

1."难":中医文本翻译的复杂性

首先,主要表现为经典古籍释读、中医药各类名词术语、古代汉语、古典文史哲学术内涵翻译难等。虽然中医经典名著《黄帝内经》《伤寒论》等至今已有若干英译版本,但由于不同地域文化差异,文本翻译存在着诸多不可译现象,此类不可译现象如何解决仍有待进一步深入研究,而且在若干英译版本中暂无学界认可的权威性版本,各界也对英译版本的古籍评价褒贬不一。其次,古代中医语言本就艰深晦涩,在传播的过程中要经历古代汉语向现代语言的转换、现代汉语向英语的转换,在这两次语言转换中难免会发生中医信息缺失的情况,如何弥补缺失的中医信息,接近"原汁原味"地输出中医药理论内涵是非常专业的学术课题,对于中医药文化"走出去"来说也是非常重要的一环。

2."乱":中医翻译类别杂、规则不统一

目前,国内外针对中医语言翻译所涉及的相关中医术语规范与词典主要有世界卫生组织于2007年10月颁布的《WHO西太区传统医学国际标准名词术语》以及世界中医药学会联合会于同年12月发布的《中医基本名词术语中英对照国际标准》,但由于中医语言的晦涩难懂,各界译者对多数特定语境中词汇的翻译标准仍存在较大争议,导致中医对外传播的语言工具仍缺乏统一的界定标准[11]。例如,对中医学"脏腑"不同译者就有不同的译法,在译法上出现了"西医术语替代法""直译法""意译法""解释法""归化法""异化法""边缘翻译法""技术术语、特定时期的语言、文体、一词多义、词源翻译"等[12],据此则出现了"zang-fu""zang-fu viscera/organs""palace""viscera and bowels"等不同翻译结果,翻译过程中的主观认知不同造成翻译结果的不同,令本来就古奥的语言更加杂乱。

3."翻译语境复杂":中医药文化内涵及海外传播知识史薄弱

当下大多中医翻译人才并无中医学相关专业背景,或者对中医药相关知识一知半解,导致在翻译过程中无法精准体会和把握中医汉语文化的内涵,最终导致大部分中医古籍的翻译版本、学术成果的对外传播表达的质量不高,更无法被受众接受与广泛传播。此外,部分中医译者对西方文化、西方医学亦有知识结构上的欠缺,无法精准对应语言及术语,亦无法汇通中西方医学真正内涵,也导致普通受众难以认同与接受;在人才培养方面,还要看到文化背景的重要性,目前既知晓中西方医学文化又精通中医翻译的复合型翻译人才缺口很大,与中医药文化"走出去"的速度不相匹配与适应。

(二)中医药理论内涵传播难度大,应对负面报道经验不足

中医药文化要想真正实现"走出去",必然要让传播受众了解中医药学的文化根源和理论构建。就当前中医药文化国际传播的现状来看,针灸的治疗优势使其在国际上的接受度、理解度较高,使用也较广泛,诸多国家对针灸师考试、针灸师注册予以立法,且针灸实践性较强,易于对外传播与交流[13]。中医药国际传播接受度较高的是以针灸及其相关诊疗技术为主的实践医学,但中医药理论内涵的传播却长期处于边缘地带,这直接导致西方对中医学认知的局限。在科学主义盛行、西方医学为主流医学的背景下,中医药长期遭受外界的某些质疑与排斥,处于存废两难的尴尬处境[14],甚至存在诸多有关中医药文化理论的虚假传播、新闻炒作等"偏移"现象,造成舆论信息网络对中医药文化理论的误读和刻板印象,尤其是近几年大量真假难辨的谣言与学术争论,混淆了受众对中医药文化信息真假伪劣的判断力[15],甚至出现"信息茧房"等负面效应,损害了中医药的社会形象。同时,中医药舆论"把关人"的角色逐渐被大众分化,打着"中医是伪科学"旗号的人并未真正了解中医的科学本质,致使中医药文化国际传播过程中出现了误传与失语现象,甚至将中医药文化误认为封建迷信,严重影响了中医药学的国际形象。

(三)对社交媒体、新媒体等新型传播介质运用不够

社交媒体、新媒体时代的到来,让大众拥有了更多的话语权和自行选择接受信息的权利,极大地改变了人际交往、信息传播的方式,同样也为中医药文化的国际传播开辟了新的传播渠道和更多的可能。玛丽·米克尔在《互联网趋势报告》(2019年)中指出,Facebook拥有全球最多的互联网用户,每天使用Facebook的用户至少达到全部互联网用户的30%[16]。社交媒体与新媒体使网络曝光度、信息传播力加速、传播范围不断拓宽,但目前中医药文化国际传播在社交媒体、新媒体运用方面仍很有限。一方面,传播者运用新媒体技术的专业性不高,既具备中医药专业背景又精通新媒体技术的专业媒体人才缺乏;传统媒体的固有思维依然存在,导致新旧媒体在专业层面融合衔接不理想,并未真正把握住新媒体时代的智能化特色,转型升级方面没有取得实质性的突破;多数中医药相关媒体如微信公众号、APP等并没有充分利用新媒体的传播优势,发布的相关内容不

够符合新媒体的语境要求,特别是数字传播呈现的多文本性方面[17],音频、视频等多媒体方式传播尚未与传统媒体融合,使大众全面地理解中医药、接受中医药在一定程度上受到限制。另一方面,中医药在国际主流媒体平台的传播也非常有限,表现在传播内容单一、传播范围局限、传播者水平良莠不齐,专业度也常常受到质疑,致使传播效果不佳。此外,本土社交媒体用户仍局限在国内,对外传播宣传推广力度也很弱,中国社交网络平台的国际化程度不高,不利于中医药文化的海外传播。

三、关于推进中医药文化国际传播策略的思考

(一)强化中医翻译课程建设,培育高阶复合型翻译人才

现阶段,中医药国际传播急需既懂英语又懂中医并了解中国传统文化和西方文化的复合型人才,同时这种人才还要具备语言转换能力、人际沟通能力,是一种综合性、全方位的高端翻译人才。目前中医药高端翻译人才极度缺乏,无法满足中医药国际化合作与发展的需求。对此,要充分利用高校的人才培养平台,依托高校优势、高校学术资源开设中医翻译课程,注重中医学技术性翻译的实践应用,以此培养一批多元化应用型中医翻译人才。翻译课程是每一位译者的入门必修课,课程中所学内容对翻译者的业务水平具有至关重要的作用。对于中医译者而言,除了学习翻译理论与技巧外,还要增加国际传播学和现代基础医学的理论课程,提升医学素养,培育国际视角;同时,相应地增加中医英语精品课、中国古典文化、中医文化学等特色课程,丰富教学内容[18],努力完善其知识结构。翻译也属于一门技能课,有了上述基础知识与理论的铺垫,还要不断加强中医药英语翻译的实践,不断提升对中医经典古籍的理解能力,如《黄帝内经》《伤寒论》等不同的国际翻译版本,了解其历史及翻译特色和不足,并实际参与到相关经典的翻译工作中,在翻译实践中不断提升翻译能力。未来在翻译实践方面,可以通过与海外中医中心、中医孔子学院等相关机构合作组建翻译实践基地,不仅可以增加更多的实践机会,还能直接服务中医药文化的国际传播,提升专业价值感和认同感。此外,双语教学也是我国中医药教育国际化的重要方法,是中医药对外传播的重要窗口,如国际针灸教学不仅开阔了学生的国际视野,也使学生对针灸学习产生了更大的兴趣[19]。因此,应鼓励全国各大中医院校以及含中医翻译专业类的高校扩大对中医翻译专业的招生,积极投入中医药翻译人才的培养工作。目前全国共有二十余所中医药类大学,其中招收中医翻译类相关专业

硕士的院校仅有6所,可见中医药翻译课程在中医药大学的开设度很低,今后需不断增强中医翻译的师资力量,扩大招生,培养一批具有国际视野和中医药文化底蕴的中医翻译队伍。

（二）重视中医药文化理论传播,加强中医舆情监控

中医药文化理论的传播是中医药文化跨文化"走出去"的重要内容,也是中医药在海外落地生根的沃土。目前中医药文化及理论的国际传播难度较高,海外认知度和影响力较低,基本局限于相关研究人员群体。要提高中医药文化理论的传播力和有效性,就要求在传播内容的选择上既要保留本土中医药特色理论作为传播的主体,同时也要将其融入其他国家的文化语境之中,不断提升认知度和接受度。中医药文化理论的传播属于形而上层面,相对抽象,因此在传播内容的选择以及呈现方面要重视融入当地文化和医疗需求。一方面,要注意保持传播的思想性、科学性、严谨性和趣味性,如依托海外孔子学院相关平台,增补与中国传统文化相关的趣味课程,在了解传统文化的基础上更好地学习中医药知识;另一方面,要充分体现"以人为本""大医精诚""天人合一"等中医学核心价值观,重视将中医药的实践经验与他国民众日常生活紧密结合,使传播既体现出中国传统文化特色,又能呈现出他国文化意蕴。同时,可以采用西方人容易接受的智能化方法、大数据等来证实中医学的医学价值,拉近文化距离,提升大众文化认同感和中医药"国际话语"构建能力。

中医药相关的负面报道时有发生,已经成为影响中医药国际认同的重要因素。当今已经发展到自媒体时代和全媒体时代,网络传播媒体都有着不同于现实的网络话语体系及传播方式,故做好网络舆情监测工作成为预防中医药负面报道的重要前提。

2016年国家卫生与计划生育委员会、国家中医药管理局颁布的《关于加强中医药监督管理工作的意见》中指出,加强中医药相关信息的舆情监测,及时掌握社会信息动态,提高处理突发事件的应急能力水平[20]。首先,建立长效性机制,及时制止网络谣言的"裂变式"传播;其次,建立应对网络负面舆情的专业队伍,并进行专业客观的分析,保证信息的透明度,提高公众对中医药的认知和分辨能力;再次,"内容为王"在当今新媒体时代和信息大爆炸时代更显优势,应当让受众必须学会在大量的信息中挑选出对自己有用的信息才能保持与世界同步发展[21],因此要不断加强海外接受度较高的内容如针灸推拿、节气养生、太极拳与健身功法等的传播力度,打造学术品牌,善于将他国对中医药文化的关注点以

及他国媒体的兴趣点相融合,提升海外受众对中医药文化的认知度,以此加强海外中医药的受众基础,更好地应对中医药负面报道,扫清中医药国际传播与发展的障碍,让更多国家的受众感受中医药文化的特有魅力。

（三）融入新媒体时代,赋能中医药文化国际传播

新媒体的出现改变了人们交流与获取资讯的主要方式,伴随着新媒体的不断迭代更新,5G和人工智能时代的到来,为信息的传播提供了更为高效的可能,也为中医药的国际传播创造了新的路径。一方面,要加强新媒体传播的顶层设计,建立行之有效又符合当下国内外发展的媒体制度,加强中医药国际传播内容的把关,扩大并发挥新科技优势,打造智能化的国际传播媒体技术支撑平台。同时不断加速推进中医药领域新旧媒体融合的转型升级,实现媒体、平台和内容的互融互通,建设具有权威性的中医药传播自媒体,从传播的源头提高其信息的可信度,提高新媒体的传播力[22];打破固有的传播思维,依托中医药的诊疗优势,制定正确的媒体发展战略,建立新的数据驱动的手段和方法,助力政府机构,以技术为手段,以数据为核心,掌握数字化时代下的中医药媒体话语权[22]。另一方面,善于借鉴汲取海外主流新媒体平台的成功经验,将中国文化这一"高语境文化"转型成更好理解与接受的"低语境文化",将博大精深的传统文化以视听等非语言的形式呈现给受众,融合不同文化和价值观的地域差异,为海外受众提供降低"文化折扣"的跨文化解读,切实有效地促进中国文化的海外传播,为社交媒体时代中医药文化的对外传播提供参考与借鉴[23];建立符合中医药文化发展的国际信息交流网站、线上中外医药合作平台、中医药养生平台、远程教育平台等,逐步发展成为中医药国际化资源共享的信息与媒体资源库,并在此基础上不断拓宽互联网+中医、人工智能与中医、中医药智能化适宜技术以及中医服务大数据的传播渠道,打造自主可控的国际传播中医药新平台,从点、线、面上促进媒体效果的全面提升,如将微信公众号、微博平台、移动客户端等整合成一套完整的信息传播产业链、组合成一站式"点线面"的信息传播渠道[24],构建中医药文化国际传播的媒体矩阵,发挥出新媒体在当今时代文化传播中的多维度传播效能。

四、小结

中医药作为我国独特的卫生资源、重要的文化资源,在参与全球卫生治理的过程中受到越来越多的关注和青睐,是中国文化"走出去"、让世界了解中国的

重要学术窗口。我们围绕中医药文化国际传播现状、面临的难题及相关对策思考三方面对中医药文化国际传播展开探讨,认为可以通过进一步规范中医翻译标准,加强中医药舆情管理与合理应对,重视中医药文化理论传播过程中的语境转换问题,积极开拓依托现代新媒体、新技术的传播平台等举措,不断凝练中医药理论内涵与特色,通过向国际社会展现中医药对生命认知的智慧与理论精髓,必将不断提升中医药文化的国际认同,在全球医学领域构建起我国中医药的国际话语权,开启中医药文化国际传播的新征程。

参考文献

［1］李静,桑珍.ISO/TC249中医药国际标准项目质量控制策略探析［J］.中医药管理杂志,2020,28(3):10-13.

［2］国家中医药管理局.关于2019年度中医药国际合作专项项目清单的公示［EB/OL］.(2019-06-06)［2020-02-26］.http://ghs.satcm.gov.cn/zhengcewenjian/ 2019-06-06/9983.html.

［3］徐建光.中医药海外发展研究蓝皮书(2017)［M］.上海:上海科学技术出版社,2018:123-124.

［4］董建华.中医药文化国际传播现状研究［J］.新西部,2017(27):105-106.

［5］徐丽华,包亮.孔子学院师资供给:现状、困境与变革［J］.浙江师范大学学报(社会科学版),2019,44(3):56-61.

［6］肖晓霞,萧樱霞,张洪雷.一带一路视域下中医药文化的海外传播研究［J］.中医药导报,2019,25(5):6-9.

［7］王鸿江,申俊龙,张洪雷,等.文化强国视域下中医药文化国际化传播现状及问题分析［J］.中国卫生事业管理,2020,37(5):382-384.

［8］卢钰鸿,张立平,张丹英,等.美国中医针灸立法问题分析和对策［J］.世界中医药,2020,15(12):1836-1840.

［9］李颖.中医药文化传播路径及对策［J］.区域治理,2019(45):248-250.

［10］Lyu Z X, Zhao X, Guo Y, et al.Exploration of stratified evidence scoring method of acupuncture clinical practice guidelines［J］.Chinese Journal of Integrative Medicine,2019(1):1-7.

［11］王前.中医英译的跨文化因素研究［J］.现代交际,2018(17):107-108.

［12］Pritzker S E, Hui K K. Introducing considerations in the translation of Chinese medicine［J］.Journal of Integrative Medicine,2014,12(4):394-396.

［13］姚钟玮.浅谈"一带一路"背景下中医药对外交流传播［J］.文化产业,2019(3):41-42.

［14］吴德珍,申俊龙,徐爱军,等.中医药文化核心价值传播路径创新［J］.医学与社会,2015,28(5):55-57.

［15］严璐,冯雅婷,严暄暄,等.中医文化传播的现代语境(三):新媒体［J］.世界科学技术—中医药现代化,2018,20(1):88-91.

［16］埃斯特·凯泽亚·索普,张建中.全球社交媒体发展的五个趋势［J］.青年记者,2019(22):82-83.

［17］张璠,匡兰.5W模式下的儒学新媒体传播困境与创新策略［J］.学周刊,2020(23):185-186.

［18］熊益亮,段晓华,张其成.中医药文化人才培养的问题与路径探讨［J］.中医药文化,2018,13(1):87-91

［19］田开宇,马巧琳,任珊,等."针灸学"双语教学中针灸国际化内容的讲授［J］.中国针灸,2016,36(4):417-420.

［20］国家中医药管理局.国家卫生计生委、国家中医药管理局关于加强中医药监督管理工作的意见［EB / OL］.(2016-02-22)［2020-02-26］.http://www.satcm.gov.cn/fajiansi/gongzuodongtai/2018-03-24/2251.html.

［21］任鼎.技术助力媒体国际传播能力建设:国际传播是媒体融合发展的方向之一［J］.中国传媒科技,2019(12):15-17.

［22］方兴东,钟祥铭.中国媒体融合的本质、使命与道路选择:从数字传播理论看中国媒体融合的新思维［J］.现代出版,2020(4):41-47.

［23］张红芸.中国文化对外传播的实践经验和可行路径:以YouTube李子柒短视频为例［J］.出版广角,2020(12):77-79.

［24］郭泉.全媒体时代下新媒体和传统媒体的融合路径［J］.传媒论坛,2019,2(4):72-73.

本文作者常馨月、张宗明、李海英(通讯作者),发表于《中医杂志》,2020年12月第61卷第23期

第三章

中医药"走出去"之"道"——路径建构

中医药"走出去"需要有效的国际传播路径,"道路"的选择是关键一环,而切实可行之"道"迫切需要高屋建瓴的理论指引和方向领航。2013年习近平总书记倡议共建"新丝绸之路经济带"和"21世纪海上丝绸之路",即"一带一路",为中华优秀文化走出国门、走向世界指明了方向。中医药文化作为中华文化的瑰宝之一,其对外传播对于"一带一路"沿线国家人民了解中医药基础知识,理解中医文化,进而提升中华传统文化的认知和接受水平具有重要的战略意义。2019年12月以来,面对全球突发的新冠肺炎疫情,中西医协同抗疫的中国方案及成效得到了世卫组织和国际社会的高度认可,中医药文化"走出去"迎来了前所未有的历史机遇。基于此,本章探讨在"一带一路"政策与"后疫情"时代的复合背景下,中医文化国际传播呈现出新的内涵和意义。建构中医文化国际传播的有效路径就需要把握目前中医药文化传播的现状与困境,努力挖掘中医药"走出去"战略和国家"一带一路"建设的交融点,不断强化"后疫情"时代中医药理论自信和文化自信,以提升中医文化国际认同度为导向,从中医药诊疗、文化交流、海外教育机构、贸易往来及新媒体平台等多个维度探讨传播中主体、媒介及受众客体的互动接触过程,从而努力探寻出有效的中医文化国际传播范式体系。

中医药"走出去"战略与国家"一带一路"建设研究知识图谱分析

2013年习近平总书记倡议共建"新丝绸之路经济带"和"21世纪海上丝绸之路",即"一带一路",从提出到2015年的实质性进展,2016年的紧密性合作,2017年的活跃性发展,再到2018年的广泛性传播,"一带一路"建设实现了开放、合作的原则以及共商、共建、共享的理念。中医药作为我国中华文化的瑰宝之一,积极服务于"一带一路"倡议,中医药"走出去"战略有利于加强沿线国家之间的民心相通,同时中医药秉持着整体观念及辨证论治的特色,在疑难杂病、亚健康等问题中有独特的疗效,得到了"一带一路"沿线越来越多的国家和地区的认可。"一带一路"倡议在文化传播、服务贸易、医学技术等方面为中医药"走出去"带来机遇和挑战。

一、数据来源及研究方法

(一)数据来源

为绘制中医药"走出去"战略与国家"一带一路"建设研究的知识图谱,以"一带一路"和"中医药"作为主题词或关键词检索中国知网(CNKI)中文数据库,相关文献绝大多数都集中在2015—2018年,因此,将2015年1月1日—2018年12月31日的文献作为研究的原始数据,共获得398篇。对预纳入的文献进行清洗,剔除会议文献、广告文献、新闻文献、与主题无关联的文献143篇,最终纳入期刊文献、学位论文、报纸文献等255篇,其中2015年32篇,2016年50篇,2017年91篇,2018年82篇。由此可知,我国学者对于"一带一路"与中医药的研究热度基本呈现上升态势,尤其2015年及2017年上升趋势较为明显。

（二）研究方法

1. 文献清洗

关键词是研究者根据文章内容汇总出来与主题高度一致且词频较高的词组，但多篇文献结合分析存在一定的问题：1）含义一致，表现方式不同，如"一带一路"与一带一路；2）含义相近，表达不同，如"中医药对外文化传播"与"中医药文化对外传播"。针对这样的情况，我们对含义一致或含义相近的关键词进行了统一规范，以保证分析的准确度。

2. 关键词及中介中心度分析

借助CiteSpace3.9.R6对中医药"走出去"战略与国家"一带一路"建设的研究热点进行分析及可视化。某一领域的研究往往根据时间的推移而发生变化，由此我们将2015—2018年纳入研究的文献数据按每两年一个时间段进行分析，即2015—2016年与2017—2018年，分年度识别中医药"走出去"战略与国家"一带一路"建设的研究热点，以梳理其发展脉络。为识别出该时间段的研究热点，统计了时间段内出现频次位于前面的关键词及其中介中心度，其中词频代表关键词出现的次数，中介中心度是衡量节点重要程度的指标，是指关键词在一个聚类中的重要程度[1]。

3. 知识图谱分析

以信息可视化分析为研究方法，并以知识图谱展示分析结果。CiteSpace主要用于分析科学文献的研究趋势并进行可视化展示[2]，知识图谱即科学知识图谱是通过挖掘分析、构建展示知识及其之间的关联。将2015—2016年与2017—2018年的文献数据分别导入CiteSpace软件中，分别进行文献关键词分析，不断调整阈值差值组合以得到聚类效果较佳的知识图谱，最终设置的关键词阈值差值组合(c, cc, ccv)均为(1, 1, 1)、(1, 1, 1)、(2, 1, 10)。知识图谱中，圆点及节点代表关键词，圆点大小代表关键词出现次数，圆点之间连线的宽度代表节点(关键词)之间的共现次数[2]。

二、结果

（一）2015—2016年中医药"走出去"战略与国家"一带一路"建设研究热点分析

1. 关键词分析

2015—2016年中医药"走出去"战略与国家"一带一路"建设研究的主要关

键词有：一带一路(55)、中医药(10)、世界中医药学会联合会(9)、国际传播(7)、国家中医药管理局(6)等，具体见表1。

表1   中医药"走出去"战略与国家"一带一路"建设研究关键词统计(2015—2016)

关键词	词频	中介中心度
一带一路	55	0.29
中医药	10	0
世界中医药学会联合会	9	0.29
国际传播	7	0.03
国家中医药管理局	6	0.34
澳大利亚	5	0
沿线	4	0.05
传统医药	3	0.10

2. 知识图谱分析

图1示，2015—2016年中医药"走出去"战略与国家"一带一路"建设研究热点可聚为6类。关键词的中介中心度见表1。聚类#C1主要关键词：一带一路、世界中医药学会联合会、国家中医药管理局等；聚类#C2主要关键词：大洋洲、墨尔本、澳大利亚、奥克兰市、中医药服务贸易等；聚类#C3主要关键词：中医药、文化交流、创新、传承等；聚类#C4主要关键词：传统医药、沿线、走出去等；聚类#C5主要关键词：对外传播、中医药文化、国际传播、中国医药学；聚类#6关键词：国际化、中医药产业。综合以上关键词，2015—2016年中医药"走出去"战略与国家"一带一路"建设研究热点主要集中在以下几个方面。

1）中医药服务贸易与产业国际化。图1中聚类#C1、#C2、#C6表明，一带一路的建设离不开世界中医药学会联合会、国家中医药管理局及中华中医药学会的支持与监管；一带一路传播主要集中在澳大利亚墨尔本、奥克兰市等城市，有一定的中医药服务贸易交流；并且呈中医药产业国际化发展。

2）中医药文化交流与传播研究。图1聚类#C3、#C5表明，中医药文化交流的路径、中医药文化的传承与创新、中医药文化的国际传播是"一带一路"建设的重要组成部分，在传播方面与中医、中药材同时成为研究热点；中医药是中华文化传播的载体，中医药文化交流与传播是"一带一路"建设的重要组成部分。

3）传统医药在沿线地区的发展研究。图1中聚类#C4表明，2015—2016年提倡将传统医药、中医药学及中医中药"走出去"，传统医药在"一带一路"建设

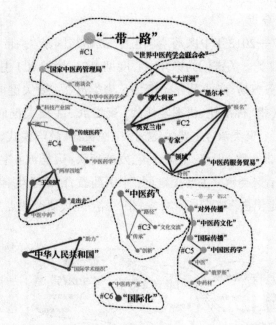

图1 2015—2016年中医药"走出去"战略与国家"一带一路"建设研究热点知识图谱

沿线国家的交流与发展成为研究热点。

（二）2017—2018年中医药"走出去"战略与国家"一带一路"建设研究热点分析

1. 关键词分析

2017—2018年中医药"走出去"战略与国家"一带一路"建设研究的主要关键词有：一带一路（119）、中医药（43）、中医药文化（17）、国际化（10）、对外传播（8）等，具体见表2。

表2 中医药"走出去"战略与国家"一带一路"建设研究关键词统计（2017—2018）

关键词	词频	中介中心度
一带一路	119	0.18
中医药	43	0.25
中医药文化	17	0.17
国际化	10	0.28
对外传播	8	0.03
对策	7	0.32
中医药产业	5	0.09
文化传播	5	0

2. 知识图谱分析

图2示,2017—2018年中医药"走出去"战略与国家"一带一路"建设研究热点可大致聚为7类。关键词的中介中心度见表2。聚类#C1主要关键词:一带一路、中医药、服务贸易、产业融合、国际化;聚类#C2主要关键词:中医药文化、国际传播、对外传播、标准化、机遇及挑战;聚类#C3主要关键词:文化传播、中国文化、传播路径;聚类#C4主要关键词:中医英语、教学模式、翻译;聚类#C5主要关键词:"一带一路"倡议、中医针灸、发展现状;聚类#C6主要关键词:中医文化、传播、智库;聚类#C7主要关键词:中医药教育、留学生、俄罗斯。2017—2018年中医药"走出去"战略与国家"一带一路"建设研究热点主要集中在以下几个方面。

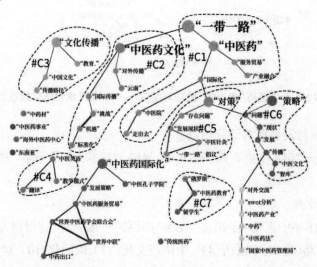

图2　2017—2018年中医药"走出去"战略与国家"一带一路"建设研究热点知识图谱

1)中医药服务贸易与产业融合研究。图2中聚类#C1显示中医药"一带一路"倡导服务贸易、产业融合,实行中医药"走出去"战略,更好地实现国际化,在2017—2018年仍然是主要的研究热点之一。

2)中医药文化传播路径及面临的机遇和挑战研究。中医药文化传播从2015年以来一直是研究热点,图2中聚类#C2、#C3表明,相对于2015—2016年的研究,2017—2018年更加注重中医药文化传播的路径、面临的机遇及挑战。聚类#C4显示,促进中医药文化的传播同时要重视对语言人才的培养,怎样将中医药术语精准地翻译成另外一个语种且不丢失其本身内涵,是文化传播交流的首要障碍。聚类#C7表明,留学生教育成为我国中医药教育的一部分,高质量的中医药教育才能有助于留学生更好地了解中医,才能让他们更好地促进中医药文化的传播。

3）中医药发展现状及问题。图2中聚类#C5、#C6表明,2017—2018年出现较多关于中医药"走出去"发展现状、存在问题及解决策略的研究。聚类#C5表明中医药国际化的现状、问题及对策成为研究热点,且开始提及中医针灸在中医药"走出去"战略中的作用。聚类#C6提及中医文化传播及发展的现状、问题及解决策略。

三、讨论

（一）2015—2016年中医药"走出去"战略与国家"一带一路"建设研究热点

2015—2016年中医药"走出去"战略与国家"一带一路"建设研究热点主要包括中医药服务贸易与产业国际化、中医药文化交流、传统医药、对外传播等方面。中医药服务贸易的国际化发展,促进了我国中医药产业的资源结构优化。毛志强等[3]指出,目前中医药产业的发展在各国的状况可分为融入类、立法类及放任型,融入类即中医药成为国家发展的一部分,社会普遍认可、普遍接受;立法类指国家制定相关的中医药法规推动中医药在国内的发展;放任型说明国家对于中医药的监管薄弱,社会的认可度较低,中医药的发展较为缓慢。在我国中医药产业发展中,国家中医药管理局将中医药产业智库纳入发展的范畴。中医药产业智库,是一个支持决策的知识库,吸收中医药相关行业专家学者的经验,可提供富有专家经验的解决方案,是我国中医药改革发展的必经之路。对于国家建设的中医药产业智库,赵立春等[4]指出,建设的中医药产业智库要重视学术,要具有国际化视野及独立性,要全面完善中医药产业智库的国际化进程,要打破陈旧的思维而创新,要建立独立性极高的多元化民间智库。

文化交流是"一带一路"建设的灵魂,对于中医药文化传播路径的研究,吴镇聪[5]提出,在"一带一路"倡议的基础上推动中医药文化的传播,要注重中医药的诊疗服务、文化交流及文化贸易。李玫姬[6]认为,面对当前中医药文化国际传播遇到的机遇和挑战,需要尊重市场经济规律,以中医药产业、中医药教育、中医药学术交流和中医药慈善为媒介,借助舆论、企业及政府的力量推进中医药文化传播。

　　传统医药针对当地的风俗习惯、生活方式造成的特有的疾病有特殊功效,适用于地方病、流行病。传统医药能否传承下去在于其疗效,传统医药大师稀缺,因此,就需要整理名老医师的经验,并将从中获得的经验反向提高传统医药的疗效。在传统医药的传承中,药材也是关键,田林等[7]指出,随着药材市场的发展,传统的野生药材严重匮乏,取而代之的是人工培植的药材,如何解决这两种药材之间的矛盾成为保障疗效的关键。传统医药在沿线国家的发展也离不开传统医药文化的传播,文化的认同使得传统医药获得一份归属感。传统医药与现代医学的关系成为传统医学发展的挑战,现代医学将传统医学看作是经验性的,缺乏科学性,这就需要我们建立传统医药标准,提升科学性。

　　(二)2017—2018年中医药"走出去"战略与国家"一带一路"建设研究热点

　　2017—2018年中医药"走出去"战略与国家"一带一路"建设研究较2015—2016年更加成熟且研究热点更加多元,两个时间段的关键词共现知识图谱可以看出,2017—2018年的图谱的节点更多,且节点之间的连通性更强,有较多的节点和较高的中介中心度值,图谱网络更加复杂,有一些研究热点从2015—2016年延展下来的,出现较多关于现状、存在问题及解决策略的研究,表明我国中医药"走出去"战略与国家"一带一路"建设研究逐步有了共同的研究方向,说明我国学者及机构对于中医药"走出去"战略与国家"一带一路"建设的研究更加关注。

　　崔圆月等[8]指出,我国中医药服务贸易目前面临发展不平衡、法律政策不完善、中医药发展"去中国化"、人才储备不足等挑战,并分别给出了发展策略。在中医药国际合作中,中医药服务贸易合作机制、政府间交流合作机制是国际合作机制的重要组成部分[9]。中医药国际贸易还面临中医药产业化水平落后、中医药产业发展质量标准体系不完善、中医药服务贸易体系不完善等问题[10],由此,孟方琳等[11]建议产业融合,通过"医、药、文化、教育、生活",以医带药、医药结合,形成产业集聚优势,同时针对法律政策不完善,需要加快建立中医药服务贸易法律,加快建设中医药国际标准化,增强知识产权保护意识,以标准保障优势技术,从而获得分配权。中医药、民族医学及民间医药是我国传统医药的重点部分[12],我国传统医药集人文与科学为一体,而我国传统医药主要指中医药,由此而言我国传统医药发展对"一带一路"建设具有深远意义。

　　中医药传播需要打破文化壁垒,这就需要融通中西,创新和改良中医药理念及服务产品[13]，同时需要与时俱进，借助"互联网+"的优势大力传播[14]。实施"一带一路"倡议需要文化先行，中医药文化传播要坚持本土化传播、整体化传播、差异化传播，打造中医药文化特有品牌[15]。同时，有学者[16-17]认为，中医药文化传播应该因地制宜，以国家或地区对中医的认可度作为度量标准建立相应的文化传播策略，以国家或地区对文化的认识度作为度量标准建立中药产业生产链。

（三）建议与对策

1. 继承发展，开拓创新。通过知识图谱分析得出，中医药服务贸易、中医药文化传播、中医药国际化、中医药产业、中医药教育、传统医药为2015—2018年的热点研究方向，这些主要的研究热点具有很好的延展性及研究价值。在继承中医药服务贸易、中医药产业、中医药文化及中医药教育等方面的发展的同时，也要运用大数据、人工智能等新兴手段创新中医药"走出去"的方式。比如，传统医学被认为具有主观性及不确定性，一些"一带一路"沿线国家对其认同感不够。而名老中医的诊治手段、诊疗经验在不断丢失，为促进中医药国际化进程，需要借助科学手段运用大数据理念，建立名老中医经验知识库辅助诊断。

2. 完善标准，互利共赢。从知识图谱分析得出，中医药作为"一带一路"建设优势部分，需要建立中医药国际标准，因地制宜地建立中医药文化国际传播标准，建立中医药独特的医学体系，但不能过度用标准限制中医药而导致废医存药。同时要加大对中药材、中药成药等的监管，处理好野生药材与种植药材之间的质量关系。对于"一带一路"沿线国家，要通过中国智慧和中国方案，因地制宜地为当地人民生活质量及健康水平的提高作出贡献，包括绿色疗法、未病先防，达到整体调养、防患于未然；药食同源、身心一体，提高心理健康水平；食饮有节，起居有常，不妄作劳，改善生活方式，促进健康长寿。作为"一带一路"倡议的倡导者，能够促进中医药"走出去"，提高我国文化软实力，最终实现互利共赢。

3. 一带一路，共建共享。研究热点表明，要加强与"一带一路"沿线国家及地区中医药服务贸易交流、中医药文化交流、中医药产业交流，要与沿线国家及地区建立合作基地，提供具有地域特色的中医药服务、中医养生保健服务。同时重视中医药院校留学生的培养，通过对"一带一路"沿线国家及地区高端人才的中医药教育，推动与"一带一路"沿线国家及地区的教育交流与合作，加速共建中医药产业，推动构建人类命运共同体的中国方案，最终实现中医药"走出去"

战略的成果共享。面对中医药国际化的机遇及挑战应秉持"共商、共建、共享"的理念,让中医药在世界散发魅力。

参考文献

［1］Freeman L C.A set of measures of centrality based on betweenness［J］.Sociometry,1977,40(1): 35-41.

［2］陈悦,陈超美,刘则渊,等.CiteSpace知识图谱的方法论功能［J］.科学学研究,2015,33(2): 242-253.

［3］毛志强,杨德辉.中国与南亚、东南亚传统医药产业合作的基本意蕴探析［J］.亚太传统医药,2016,12(10): 1-3.

［4］赵立春,冷静."一带一路"战略视阈下中医药产业智库国际化发展探析［J］.广西中医药大学学报,2016,19(3): 116-118.

［5］吴镇聪."一带一路"建设视域下中医药文化对外传播研究［J］.福建农林大学学报(哲学社会科学版),2016,19(4): 78-82.

［6］李玫姬."一带一路"战略背景下中医药文化国际传播的机遇、挑战与对策［J］.学术论坛,2016,39(4): 130-133,180.

［7］田林,魏纪湖,蓝崇."一带一路"战略背景下中国传统医学的传承与创新［J］.大众科技,2016,18(4): 150-152,157.

［8］崔圆月,胡凌娟,孟浩婷."一带一路"倡议下的中医药服务贸易［J］.中国医药导报,2018,15(4): 108-112.

［9］张如霞,汤少梁."一带一路"进程中中医药国际合作机制研究［J］.中草药,2018,49(7): 1726-1732.

［10］段资睿.中医药产业国际化发展路径研究:基于"一带一路"战略的视角［J］.国际经济合作,2017(4): 76-79.

［11］孟方琳,田增瑞,赵袁军,等.中医药服务贸易在一带一路的产业融合［J］.开放导报,2018(3): 56-59.

［12］诸国本.中国传统医学与西方替代医学的选择［J］.世界科学技术—中医药现代化,2001,3(5): 58-60.

［13］齐明,王雄伟.基于"一带一路"战略的中医药国际化的机遇与挑战［J］.医学与社会,2018,31(4): 49-51.

［14］凌子平."一带一路"背景下中医药传播路径研究［J］.南京中医药大学学报(社会科学版),2018,19(3): 157-159.

［15］李红文,严暄暄,沙凯歌."一带一路"战略背景下中医药文化的传播策略与路径［J］.世界科学技术—中医药现代化,2017,19(6): 984-988.

［16］莫莉,李迎秋,严暄暄.浅论"一带一路"战略背景下因地制宜促进中医药国际

化[J].世界科学技术—中医药现代化,2017,19(6):1021-1025.

[17]张诗钰,黄建元,申俊龙,等."一带一路"战略背景下中医药国际化区域合作的路径选择与策略优化[J].中国卫生事业管理,2017,34(3):172-176.

本文作者严玲、张洪雷、周作建(通讯作者),发表于《中医杂志》,2019年第60卷第14期

"一带一路"视域下中医药文化的海外传播研究

　　当今全球正处于多元化的发展阶段,复杂多变的环境格局给予中国众多机遇与挑战。2013年习近平总书记针对当前国际形势,在出席国际重大会议时,提出了"丝绸之路经济带"与"21世纪海上丝绸之路",即"一带一路"倡议。在"一带一路"倡议下,全方位的开放格局,为中华民族的"伟大复兴"提供新的历史契机。而依托于"一带一路"倡议,中医药文化的海外传播与发展也翻开了新的篇章。2016年,《中医药"一带一路"发展规划(2016—2020年)》发布,计划"到2020年,中医药'一带一路'全方位合作新格局基本形成,……与沿线国家合作建设30个中医药海外中心,颁布20项中医药国际标准,注册100种中药产品,建设50家中医药对外交流合作示范基地"[1]。在"一带一路"倡议的时代背景下,中医药加快了海外传播的速度,丰富了文化传播的形式,减少了文化传播的阻力,顺利在国际舞台上创造文化影响力与经济价值。

一、中医药文化海外传播的形式与途径

　　20世纪随着早期远洋华人华工的移居,中医利用"人"这一传播载体逐步在海外扎根,其国际化地位与影响力逐步提升,在一定程度上扩大了自身的影响力。21世纪以来,社会科学技术发展日新月异,社会政治经济文化呈现多元化趋势,中医药海外传播途径与方式也呈现出多形式、多途径的格局。尤其是"一带一路"倡议提出之后,在党中央与政府的支持下,中医药文化传播形式愈加多样化,形色各异的途径与方式交织成精密的传播网络,推动着中医药文化在海外影响力的扩大,其具体传播情况如下。

(一)孔子学院的中医药文化教育

　　早在2004年孔子学院便陆续在海外建成,中国政府在孔子学院的平台基础上,利用教育的模式,加快文化传播速度,提高文化传播质量,从而进一步增强海内外华人的文化自信,提高中华文化的国际地位。根据中国汉办官网的统计数

据,在2018年之前,有超过500家孔子学院落户全球各地,1 000多个孔子文化课在海外顺利开展。在新华社昆明12月11日的电讯中也提及了在创设的511家孔子学院之中,中医课程设置占据着一定比重[2]。众多证据显示,中医孔子学院的设立,利用教育的系统化与规范化,能够更好地宣扬中医药文化的精粹。例如利用中医药院校师资力量,美国奥古斯塔大学孔子学院"除开展中医药文化讲座、交流活动,进行中医药历史与文化展示等,还面向该校医学相关专业学生开设中医类课程;为该地区的中医从业人员进行继续教育培训,提供来华学习机会;针对社区居民需求开设中医药知识普及班,宣传中医药养生保健知识"[3]。

　　基于教育作为中医药文化传播当中的重要媒介角色,2016年12月发布的《中医药"一带一路"发展规划(2016—2020年)》,倡导"与沿线大学合作,将中医药学科建设纳入沿线高等教育体系"。尤其是在条件成熟、崇尚汉语的国家中开设中医孔子学院,希望利用孔子学院的力量,扩大中医药文化的传播热度,其中截至2017年上半年,"一带一路"沿线共有51个国家和地区开设了134所孔子学院和130个中小学孔子课堂,欧盟28国、中东欧16国实现全覆盖[4]。此外,在对外开放格局扩大的背景下,越来越多的留学生选择前往中国的中医药大学学习,充当着文化传播载体。

　　(二)中医药文化交流合作论坛

　　在国家政府的推动下,利用"一带一路"合作平台,中医药文化的海外传播最为直观的方式是在各国组织与机构的合作之下,实现跨国文化论坛的交流与协作,尤其是加强沿线国家的医疗交流与合作,实现沿线国家之间的文化传播。自"一带一路"倡议提出至今,中国已利用"一带一路"平台开展多次政治文化论坛并与多个国际组织、机构进行合作交流。2017年5月,在北京举办的"一带一路"国际合作高峰论坛上,国家卫生和计划生育委员会副主任王国强提出大力推动中医药"一带一路"建设[5]。2017年在波兰华沙维茨瓦大学举办世界针灸学会联合会"一带一路"中医药针灸风采行等[6]。中医药国际化论坛的开展,促使与会者针对中医药文化理论、科研成果、医药价值与实践进行有效沟通交流,推动国际学者加深对中医药文化的理解,促进双方签订合作共赢的中医药文化交往协议,从而推动中医药文化在交往中传播。

　　(三)其他传播途径与方式

　　"互联网+"形式的传播是应对于大数据时代的要求而诞生的文化传播模式。中国互联网络信息中心(CNNIC)发布的第38次《中国互联网络发展状况统计报告》显示,截至2016年6月,手机网民规模达6.56亿,占比达92.5%[7],庞大的网民市场,体现着网络与生活已经紧密挂钩。在充斥着大数据与追求快速生活节奏的时代,信息资源的获取程度变得快速,文化传播的速度也在分秒之间。中医药文化也凭借着"互联网+"的优势,在微博、微信、Twitter、YouTube、天涯海外社区、贴吧、知乎、中医药大学的英文官网、中医药文化报刊海外版进行宣传传播。而自"一带一路"倡议提出之后,2014年国家中医药管理局开通官方微信公众账号"中国中医",此后各种中医药微信、微博公众账号此起彼伏,在新华网官网,以新闻全文为搜索对象,不完全统计,涉及"一带一路"与中医药字眼共有1 341篇,以新闻标题为搜索对象,所涉及的"一带一路"与中医药内容共有12篇,人民日报、新华日报、凤凰资讯等权威媒体均开设海外版,同时也开设相关的中医药文化宣传栏等。"互联网+"模式推动了"一带一路"视域下的中医药文化传播,给予中医药文化宣传巨大的潜在市场。

中医经典文集的英译、日译也在一定程度上满足了国外学者对于中医药疗效价值与理论价值的理解。1992—2005年公开发行的《黄帝内经》共有8本英译本,《伤寒论》英译本则有3本[8],英译本的出现,解决了文字理解的困难,扩大了文化国际化传播的可能性。"一带一路"倡议提出之后,中医药经典文刊也陆续翻译成外文版,例如上海中医药大学所出版的《中医药文化》期刊开始出现英译期刊,扩大了期刊文化的国际传播力度。但是由于中英文化存在着背景差异,英译本经典文集难以达到完全贯通。与此同时,近年来各地中医药博物馆相继建成开放,有的已建成为国家二级博物馆,有的已评为星级景区,游客数量逐年递增,其中就包括了众多的外国游客[9]。利用创新的医药博物馆形式进行文化传播,尽管丰富了文化的传播形式,但也存在着文化差异与交流翻译的困难,名词术语的翻译难以达到文化理解一致,故而也影响到了中医文化传播的质量。

二、中医药文化的海外传播影响与文化软实力

中医药海外传播利用文化论坛、互联网等形式,扩大影响区域,提高传播速度,形成良好的传播格局。尤其是在"一带一路"倡议之下,中国积极发展多边外交,与沿线国家签署多项中医药领域合作协议,截至2014年,超过80项国际化中医药领域的合作协议,推动中医药文化传播的进一步扩大,中医药疗效价值与理论价值的不断认可,创造了重大的文化影响力,带来可观的中医药经济价值,数据显示,"2013年'一带一路'沿线国家中药类商品进出口总额近20.8亿美元,

占我国中药类商品进出口额的50%以上"[10]。

中医药文化海外的传播不仅带来可观的医疗经济价值,更多的是彰显着中医药的文化软实力。早在20世纪90年代初期,文化软实力初步被提出,并且也逐渐成为综合国力的重要判定因素。所谓的软实力由文化因素所构成,强调的是在"润物细无声"与"潜移默化"之下对其他国家的精神意识层面进行影响。中医药蕴含着的"天人合一""天人感应"的哲学思想理念,通过孔子学院教师的宣传教育逐渐被国际学生所认可,逐步彰显了国家的文化实力[11]。逐步寻求东西方文化价值观念趋同,提高中华民族的文化认可程度,从而有效提高中国的国际地位。正如2014年10月习近平在北京主持召开的文艺工作座谈会中强调,蕴含着深刻哲学思想的优秀传统文化是中华民族的"精神命脉",只有不断扩大中医药等传统文化在国际社会中的影响力,恢复文化自信,彰显文化软实力,才能真正早日实现中华民族的伟大复兴。

三、中医药文化海外传播的障碍与前景思考

当今中医药文化海外传播也遭遇着一定的困难,主要包括传播的深度不够与传播的内容准确度不足等问题。中医药的医学术语蕴含着中国古代社会的哲学精神,其理论基础源自古代朴素的哲学思想,这与依靠近代实验学的西医文化存在巨大差异。因此在海外传播的过程中,中医药文化的理论精粹难以被外国人所接收,文化背景的差异导致文化传播深入的困难。与此同时,很多中医学专业术语难以完全精准翻译,尽管现行的《中医基本名词术语中英对照国际标准》等词典缓解了语言翻译的困境,但是术语英译标准化中仍存在争议问题。许多词汇专家对于一些中医名词术语的翻译各抒己见,如"伤寒"译为"exogenous febrile disease; cold damage; cold affection; cold attack"等[8]。中医名词术语英译标准化的争论,阻碍了文化在海外传播的深入,削弱了文化传播内容的质量与影响力。

中医药文化海外传播的阻碍也与互联网发展中的信息漏洞相关。在数据不断更新的当下,相当比例的中医药文化虚假信息借助着互联网载体进行传播。例如在2008年国家中医药管理局对有关中医药网站调查、监测、核查后,公布了4批虚假中医医疗机构网站名单,涉及虚假中医医疗机构网站365个[12]。中医药文化在海外的传播,也在某种程度上被错误虚假的信息所影响。尽管官方权威网站信息真实性与准确度能够得到确认,但是在缺乏完善监管体制的facebook（脸书）、微博、微信、Twitter（推特）、YouTube（油管），虚假的中医药信息层出不穷，易造成海外群众对于中医药文化价值的疑问与否定，从而降低中医药文化的国际地位与文化自信。

中医药文化海外传播的阻碍也受国外文化背景与国家政策的影响，中医药在欧盟区域，是作为食品添加剂与保健品存在的，其疗效价值被远远低估，同时中医药还缺乏合法地位，中医不能行医，中药不能公开出售，中医药的使用无法进入医疗保险[13]，2004年欧盟颁发《传统植物药（草药）注册程序指令》，指出只有注册上市的草药才能销售，在某种程度上，严格的注册程序也影响着中医药的国外销售，阻碍着中医药文化的海外传播步伐。

尽管当前存在阻碍条件，但中国政府在中医国际化传播过程中始终扮演着积极推动的角色。例如，中国政府与俄罗斯政府利用"一带一路"平台，启动中医"海外惠侨工程——中医关怀计划"，切实落实中医药在俄罗斯的传播与发展[14]。《中医药"一带一路"发展规划（2016—2020年）》重点强调"五通政策"，严格把关市场准入原则，增加产品检测力度，加强违法打击等举措。这些都表明国家政府已经着手对虚假中医药信息加强管理，虚假中医药文化信息在海外的传播将在政策的作用下进一步得到控制，肃清网络虚假信息环境，提高中医药文化的海外地位。此外，针对欧盟的产品注册指令，中国政府将支持"实施中药产品海外注册项目，搭建中药海外注册公共服务平台"，降低中医药文化海外传播的贸易准入壁垒，扩大中医药产品在海外的流通。

四、结语

中医药文化具有崇高的文化价值与社会价值，但是因为近现代中国特殊的社会背景及中西医文化之间的冲突，中医药不仅丧失了医疗卫生体系中的主导地位，在海外传播发展的过程中，也屡受质疑与打击，造成中医药在国际上被远远低估的现状。但是，当今全球正处于多元化的发展阶段，复杂国际环境催促着中国发布出具有时代战略意识的"一带一路"倡议，谋求更多的话语权，更好地屹立在世界舞台之上。而国际地位的巩固除高度发达的政治经济文明，也需要一定的自身文化软实力。中医药文化作为传统文化的瑰宝，大力弘扬与发展中医药文化能有效坚定民族文化自信、增强文化软实力。因此如何更好地突破文化差异障碍，有效地利用中医药文化的传播途径与形式，实现中医药文化在海外顺利传播，具有重要的社会意义。在"一带一路"倡议之下，政府从积极开展中医孔子学院到与其他国家签署规章条例协调合作,中医药文化的海外传播速度不断加快,传播内容质量不断提高,逐步摆脱文化发展滞后的情况。但是中医药文化传播的助力对象不应当局限在政府之中,相关海外华侨与企业单位应当也参与其中。只有全民共同助力才能真正推进中医药文化在海外全面而深入的传播,才能真正实现习近平在十九大报告期间所强调的"文化兴国运兴,文化强民族强"。

参考文献

[1] 国家中医药管理局.国家中医药局、国家发改委联合印发《中医药"一带一路"发展规划(2016–2020年)》[Z].新华网,2017-01-16.

[2] 庞明广,徐诚.第十一届孔子学院大会在昆明闭幕[Z].新华社,2016-12-11.

[3] 崔芳,朱慧华,刘青.首个中医孔子学院在美筹建[J].中医药管理杂志,2013,21(11):1186.

[4] 赵晓霞.海外孔子学院已达511所[N].人民日报海外版,2017-07-19(1).

[5] 中医药亮相"一带一路"国际合作高峰论坛[Z].新华网,2017-05-15.

[6] 陈序,石中玉."一带一路"中医药针灸风采行走进波兰[Z].新华社,2017-10-10.

[7] 朱基钗,高亢,刘硕.中国互联网络发展状况统计[J].党政论坛(干部文摘),2016(9):19.

[8] 洪梅.近30年中医名词术语英译标准化的历程[D].北京:中国中医科学院,2008.

[9] 张书河,蓝韶清,郭爱银.中医药博物馆跨文化传播研究[J].中医药导报,2015,21(1):3-6.

[10] 刘映.对话于文明:积极推动中医药"走出去"[Z].新华网,2015-03-06.

[11] 张洪雷,张艳萍.中医孔子学院与中医药文化软实力建设研究[J].中医学报,2011,26(11):1310-1312.

[12] 霍丽丽,朱肖菊.互联网时代虚假中医药信息传播面面观[J].边疆经济与文化,2017(4):115-116.

[13] 张丽,张焱."一带一路"背景下中医文化走出去传播策略探讨[J].中医药导报,2017,23(11):1-4.

[14] 世界中联"一带一路"中俄中医合作示范项目暨中医"海外惠侨计划"启动[J].世界中医药,2015,10(4):618.

本文作者肖晓霞、萧樱霞、张洪雷(通讯作者),发表于《中医药导报》,2019年第25卷第5期

"一带一路"背景下中医药在印度的
传播困境与对策

2019年2月21日，印度卫生和家庭福利部正式颁布命令承认针灸为独立的医疗/疗法系统[1]，标志着针灸立法工作在印度取得了重大突破，同时也象征着中医药在印度地区的传播迎来了一个崭新的春天。但若回顾中医药在印度地区的传播近况，尤其是自"一带一路"倡议提出后，国家中医药管理局积极响应并自觉把中医药走出去纳入国家"一带一路"倡议总体布局以来，相较于中医药在俄罗斯、乌克兰等"一带一路"沿线国家的传播，其在印度地区的传播则明显处于相对滞缓的处境。印度自古以来同我国就有着源远流长的医学文化交流，而且也是中医药"一带一路"倡议中的重要组成部分，充分认识中医药在印度传播困境的"症状"和"病因"，并通过"辨证论治"给出合适的"药方"，对于促进"一带一路"倡议下中医药在印度地区的传播有着重要的意义。

一、中医药在印度传播困境的"症状"

中医药在印度有着久远的传播历史，近现代以来受到两国内忧外患的现实处境影响，中医药在印度的传播一度陷入了僵局。1957年，抗战时期印度援华医疗队成员之一的巴苏华医生应邀来华并对针灸产生了浓厚的兴趣，1959年他返回印度后在加尔各答开办了针灸诊所，由此开启了中医药在印度传播的新纪元[2]。但仅是巴苏华医生的个人努力却缺乏印度政府的支持，中医药在印度的整体传播状况并不乐观。

现阶段，中医药在印度传播困境的"症状"主要表现在以下三个方面：其一，全国性立法工作进程迟缓。虽然如开篇所说，在2019年2月，印度卫生和家庭福利部正式颁布命令承认针灸为独立的医疗/疗法系统，但该法案从2009年构想的提出直到最终颁布历经了十年的时间。而目前，中医药在印度的立法仍以地方性、针灸类法规为主，涉及的宽度和广度都不够。其二，民众认同度不高。2011年，北京大学新闻与传播学院和国家文化部外联局合作，以问卷调查的形式，对中华文化国际影响力进行了系统评估。在"哪些文化符号最能代表中国"和"最喜欢下列哪种文化符号"这两项调查中，印度有19.5%的人认为中医药最能代表中国，有12.3%的人在众多中国文化符号中最喜欢中医药。与同样接受问卷调查的美国、德国、俄罗斯相比，19.5%和12.3%的比例都是其中最低的。中医强调"天人合一"的理念，印度只有32.7%的人赞同这一价值观，是所有调查国中唯一没有获得50%以上赞同的国家[3]。其三，中医药相关诊所和机构在印度的数量不多。据相关数据统计显示，印度国内目前约有20家针灸诊所，2个综合性中医诊所及3个中医药协会[4]，对应印度的国土面积和人口数量来说，这样的中医药诊所机构量微不足道。

二、传播困境的"病因"之一：中印传统医学体系的差异

（一）医学理论的哲学基础不同

中医学理论的哲学基础主要包含气、阴阳、五行这三大范畴。"气"原本是人们在生活实践中对客观存在着的云气物质的认识和描述[5]，我国古代哲人认为气是构成世界万物的本原物质。"阴阳—五行"则分别指事物对立统一及相互关联的属性特征。这些范畴所表现的都是一种古代朴素唯物主义认识和辩证法思维。中医学将这些认识和思维模式延续到了自身的理论体系中来，《黄帝内经》中便多次对"气—阴阳—五行"概念进行了具体叙述，如《素问·天元纪大论》中云："太虚寥廓，肇基化元，万物资始，五运终天，布气真灵，摠统坤元。"《素问·阴阳应象大论》中云："阴阳者，天地之道也，万物之纲纪，变化之父母，生杀之本始，神明之府也。"[6]《灵枢·阴阳二十五人》则描述道："天地之间，六合之内，不离于五，人亦应之。"[7]这也足以表明中医学理论体系本身是唯物的、辩证的。

印度传统医学，即阿育吠陀的哲学思想，则多依赖于印度哲学的正理—胜论派[8]。正理论和胜论都属于多元实在论，两者在承认世界物质性的同时也主张灵魂的独立存在，而所谓唯物论也只不过是一种基于逻辑思维的产物。《妙闻集》总论篇中说："在此阿育吠陀中，将有五大所成之身，且与灵魂相结合者，名之为'人'（Purusa）。"[8]将人看作是"五大元素"与灵魂的结合产物，便是对应了正理—胜论派的这种唯心主义认识。此外，作为阿育吠陀医学体系完成体的代

表性著作,《阇罗迦集》和《妙闻集》在其开头都记载了阿育吠陀是由梵天开始讲述并逐层传授于人类,且阿育吠陀所要达到的保持健康的最高层次,即是解脱(mokas),即通过悟与对神的理解,实现教化[8]。这样的说法也都带有浓重的"梵我同一"的客观唯心主义色彩。

如此,一者唯物,一者唯心,中印传统医学理论体系的哲学基础差异自然会成为中医药在印度传播的一大阻碍。

(二)同名药材的使用功效差别

中印传统医学都十分关注药材在各自医学体系中的作用。但若是仔细比较中印间的药材,就会发现部分同名药材在各自地区中的使用功效是有区别的,甚至在药性的认识上是完全相反的,这种差别性也将成为中医药在印度传播的一大障碍。以下粗略列举几例有功效差别的同名药材,见表1。

表1　中印两国部分有功效差别的同名药材

药物(中文名称/梵名)	在我国的药用功效	在印度的药用功效
决明子(prapunnada)	味苦通泄,质润滑利,因此可用于治疗肠燥便秘[9]。印度医书中将其归属于"吐剂",中医药则认为决明子为"下剂"类药物	《妙文集》中记载:"prapunnada(Cassia Tora)决明……以上为吐剂,其中羊蹄甲之上的药物用果实"[8],印度医书中认为决明的果实部可用来催吐,属于"吐剂"类药物
仙茅(asvagandha)	中国的仙茅是石蒜科植物仙茅(Curculigo orchioides Gaertn.)的干燥根茎,为辛热性药物,主要用于温补肾阳、强健筋骨、祛除寒湿[9]	印度的仙茅(Physalis Flexuosa)是孟买和西印度常见的一种小灌木,根和叶有镇静剂的特性,根还可单独用于利尿和通便。此外,《医理精华》"长生药和春药"中还记载了"希望长胖的人应该在半个月……或者开水冲泡的仙茅散",可见印度人认为仙茅有促使人体健壮的功效[10]
荜茇(pippali)	辛热药物,归胃和大肠经,可用于温中散寒、下气止痛,治疗脘腹冷痛、冷泄、呃逆呕吐及头、齿、心胸等部位的疼痛[9]	《医理精华》第三章"食物与饮料的法则"中提到"干姜、黑胡椒、长胡椒,主祛痰和驱风""应知黑胡椒不能壮阳,而其余二者却能壮阳"[10]。长胡椒即荜茇,可见荜茇具有祛痰、驱风以及壮阳的功效

药物（中文名称/梵名）	在我国的药用功效	在印度的药用功效
肉豆蔻（jati-phala）	主要用于温中行气、涩肠止泻，治疗脾胃虚寒所引起的虚寒性泻痢及胃寒导致的呕吐症状[9]	《印度本土药物》中提到"肉豆蔻是一种芳香的刺激物，是驱风剂，其提炼出的油可用于缓解腹泻和痢疾发作时的疼痛症状"[10]

分析造成同名药材不同功效认识的原因：其一，语言转换的问题，如仙茅在梵语中为"asvagandha"，但两者其实分别是"Curculigo orchioides Gaertn."和"Physalis Flexuosa"两种完全不同的植物；其二，所用部位的不同，如决明子在中印两国的药用部位不同，在中国用的是种子，在印度用的则是果实，因此功效也就有了差异；其三，中印医学文化的差别及医学体系的侧重点不同，使双方对各类药物的使用，尤其是那些非本土的外来药材有自己独到的认识。想要消除或是用一种折中的方法来解决这些多因素造成的药物功效认识差别难度颇大。

三、传播困境的"病因"之二：印度方面的不利因素

（一）印度政府致力于发展本国的传统医学

印度传统医学有着悠久的历史，但由于外族入侵和殖民统治，其长期处于边缘化的处境之中。近现代以来，印度政府颁布了一系列政策方针以促使本国传统医学的复兴和发展。早在2002年印度政府就颁布了"National Policy on Indian Systems of Medicine & Homoeopathy"，即关于印度传统医学和顺势疗法的国家政策。政策中明确指出，要印度传统医学中的每个医疗体系都各尽其用，同时在整体上也要被纳入健康保障体系中，此外还增加了对传统医药的预算支出及对现代制药工业的财政鼓励和优惠[11]。2005年，印度政府为保障农村人民享有更好的医疗卫生条件，推出了"National Rural Health Mission"（印度国家农村健康使命计划），由于农村医疗条件和民众的经济能力有限，更加简便且实惠的印度传统医学在该政策的推动下得到了更深层次、更广范围的普及[11]。印度医保制度中确立时间最早、受众最广的各邦职工保险计划（Employees' State Insurance Scheme of India）也致力于大力推崇印度民族医学，并将印度传统医学纳入了医保政策的范围之内。据2009年3月的数据显示，该体系下已经建立了44家印度民族医学机构[12]。2014年11月，印度AYUSH部正式成立，该部致力于提

高印度传统医学的教育水平,加强研究能力,制定药物的药典标准,在世界各地推广印度传统医药。此外,莫迪上台后也在积极推进瑜伽运动的发展,其"国际瑜伽日"的提议于2014年12月11日正式通过了联合国的决议[13]。在这样的政策性支持下,印度的传统医学得到了充足的发展。以印度传统医学中占比最大的阿育吠陀(Ayurveda)为例,1980—2017年,阿育吠陀医院年均增长率为7.1%,到2017年发展到了3 186家;1991—2017年,阿育吠陀医院可用的床位则以平均每年2.3%的速度递增,截至2017年4月,总床位大约有43 274张;1992—2017年,印度已有338所学校开设了阿育吠陀课程,并且招收了21 387名学生,16年来传授阿育吠陀知识的相关学校个数及其所招收的学生数量的年均增长速度分别为5.0%和7.2%[14]。无论是从医院数量、床位个数,还是教育程度来看,近十几年以来,印度传统医学得到了充足发展,在有利政策的促进下,今后其在国内的普及度和饱和度将会持续增高。在这样的大环境下,同为传统医学的中医学要想在印度占有一席之地,绝非易事。

(二)与中医药相关的立法工作迟缓

法律法规是中医药在印度传播最坚固的保障。印度政府对中医药相关立法工作的迟缓不仅是中医药在印度传播的困境,也是传播困境的一个内在"病因"。1996年,印度的西孟加拉邦政府通过了《针灸疗法体系法案》,这是针灸首次得到了印度相关法律的认可。但这样的地方性法律不仅存在着区域上的局限性,而且也受到印度卫生和家庭福利部的影响,如2003年,该部限定只有已经取得印度传统医学执医资格的医生才能够进行相关的针灸治疗,西孟加拉邦由此也不再接受非医生针灸师的注册,非医生针灸师所提供的针灸服务不享受医保报销[2]。2009年,针灸在印度的全国性立法工作有所突破,隶属于印度政府的健康研究部在"针灸国家协调委员会"的建议下起草了"承认针灸为新医疗体系"的法案,但法案的具体内容并不全面,实际落实也迟迟未得到开展。2017年,印度针灸协会和相关机构向印度卫生和家庭福利部下属的卫生研究部门提交了一份详细的文件,要求对针灸医学体系及其从业者给予完全独立的承认。经过两年多的努力,2019年2月,针灸终于被印度政府承认作为独立的医疗体系[1]。

针灸作为中医学中的一个重要分支,在印度的立法工作经历了从地方到国家、从质疑到认可的曲折过程。随着新法案的确立,针灸在印度的传播确实迎来了一个不错的契机,但相较于中医药在澳大利亚、匈牙利等国家的立法工作进程(澳大利亚早在2012年就对本土的中医师进行了统一的注册管理,使得中医在澳大利亚具有了合法地位；匈牙利则在2013年年底完成了中医合法化的立法工作，并于2015年10月制定了中医行业执医许可证发放的具体细则)，中医药在印度的立法仍只局限于针灸疗法且以地方法规为主，虽然全国性立法工作已有突破，但法案创立伊始，从针灸法案内容上的充实和完善到法案从中央政府到地方各个邦政府的具体执行和落实，都需要一个漫长的周期。

（三）印度多语言现实阻碍中医药在印度的传播

语言差别是跨文化传播实践中的障碍之一。在中医药印度传播的过程中，一方面由于中医药语言本身具有极大的艰涩性、玄奥性和深邃性，因此要想实现其传播内容的顺畅性和准确性，就更加需要完成中医药语言符号的精确转换；而另一方面，印度本身又是一个多语言国家，除了英语，印度宪法还承认22种地方性官方语言，如印地语、孟加拉语、泰卢固语、马拉提语、泰米尔语等，其中占比最大的为印地语，但也没有超过半数，约占41%[15]。这对于创建一个传播者和受传者都能认可的互通语境，进而促进中医药在印度的传播是个极大的障碍。即便一定要有所选择，在印度地方性语言中占比最高且现阶段发展趋势最好的为印地语，但目前国内并没有任何关于中医药（中文—印地语）语料库建立的动态信息。若要选择英语作为传播过程中的互通语言，则一方面国内中医药的英译语料库仍处于初步建设阶段，另一方面英语在印度属于精英语言，能够熟练掌握英语的人数并不多，只约占印度总人口比重的5%[15]。这些都是中医药在印度传播的语言转换困境。

（四）印度对中国传统文化传播本质的误读

中医药作为中国传统文化的一个分支，其在印度地区的传播其实也是中国优秀传统文化的传播过程，但印度对中国传统文化在本土的传播似乎有一些误解：中国以"一带一路""孔子学院"等项目进行人文交流和文化合作，借以输出中国文化、理念、价值观，展示中国国家软实力、吸引力、向心力[16]。

就中医药的对外传播来说，中医药体系背后蕴藏着的是"仁和精诚"的文化核心价值理念。"仁"指的是中医学以"以人为本"的根本宗旨，突出"医乃仁术""医者仁心"；"和"表达的是阴阳调和、天人合一的中医学理念，也是医患信和、同道谦和道德观的体现；"精"和"诚"则分别对医者的医术及待人处事原则做了标杆[17]。因此，中医药的对外传播不仅仅是理法方药层面的传播，也是仁爱、和谐、精勤不倦、真诚诚信的中华民族文化底蕴的传播，这同中华文明一贯包容互鉴、亲仁善邻、协和万邦的处世之道是相一致的，绝非印度人口中的"文化渗透论"。

四、传播困境的"病因"之三：中医药体系存在的问题

（一）中医药理论体系不完善

在中医药跨文化传播的过程中，源文化的先进性、科学性是影响传播效果的重要因素。建立在中国古代朴素唯物主义基础上的中医学运用黑箱方法认识人体、治疗疾病，在历史的潮流中又不断充实内容并用实效性证明了其强大的生命力。但与此同时，作为一种经验性医学，中医学也长期处于宏观且粗放的理论认知和实际诊疗之中，缺乏对专业术语的标准化阐释、对理论体系的客观挖掘及对临床数据的采集分析，因此置于现如今的信息化时代，中医学体系同样具有很大程度上的模糊性，其自身的先进性和科学性也应不断充实和完善。

值得注意的是，中医学体系的完善并不是要打开黑箱探个究竟，也不是所谓"西学为体，中学为用"的本末倒置，而是在坚持中医药文化核心价值体系、建立大数据采集和智能分析基础上，创造一个"未来自然整体型"的中医药发展新模式[18]。

（二）中医药法律体系仍待补充

中医药国际传播的基本主体是国家，我国制定并夯实相关的法律法规将确保源文化更合乎规范地进行传播。2016年12月25日，《中华人民共和国中医药法》正式发布，这是中医药立法工作取得的重大突破。但《中医药法》颁布实施伊始，其中的内容仍有待完善和补充。其中关于中医药国际传播这一部分，第一章"总则"中的第九条概括提及了"国家支持中医药对外交流与合作，促进中医药的国际传播和应用"，但具体关于"如何支持、如何促进"及"中医药在国际传播中自身和外在所需审视和注意的各个方面"，法案中都未作出纲领性的说明和指示。此外，第六章"中医药传承与文化传播"中所规定的也只是关于中医药国内传播的部分[19]。法律法规的不足对中医药的国际传播是一种阻碍。

五、中医药在印度传播困境的"药方"

中医药在印度传播困境的"病因"是多方面的，体系差异、政策偏向、本质误读、语言障碍等都是其外在"症状"的内在"病因"。而要想治愈，则必须摸清中印双方各自的"体质"，通过"辨证施治"开出有效的"药方"。

首先，政府作为文化传播的参与者和决策者，在文化传播过程中起着引领性

和导向性作用,加强中印双方政府层面的合作以突围传播困境、推动传播进程是必要的,更是必需的。2014年5月,在第67届世界卫生大会中,印度政府发言支持了我国提出的传统医学决议;2017年7月,金砖国家卫生部长会议暨传统医药高级别会议在天津召开,会上发布了《金砖国家加强传统医药合作联合宣言》,提出"金砖各国应采取公平和谐的措施,促进各国现代医学和传统医学从业人员间知识、经验和技术的有效交流"[20],印度传统医学部长谢利帕德·耶索·纳伊克积极响应愿与中国国家卫生计生委、国家中医药管理局,以及所有的参会方更多地相互交流,达成更好的协作[21],这是中印双方在传统医学领域合作的重大进展。沿着这样的合作之路,中印双方可以以共同利益为切入点,以双边多边合作组织为平台,切实开展更广泛的传统医学领域合作,在合作中推进传统医药相关的政策法规制定,为中医药在印度的传播创造良好的外部环境。

其次,印度对中医药文化的了解程度不够及对文化传播本质的误读都制约着中医药在印度的传播,因此本着"文化先行、先文后理"的原则,增进中印间彼此的人文互动交流,丰富认识、消除误解则尤为重要。其一,积极推进中医药海外中心、中医孔子学院这些政府主导型的文化交流平台在印度的创建,充分发挥其在中医药印度传播过程中的支柱性作用;其二,优化来华留学生政策,促进医学学位的认证,使更多印度留学生来华学习中医药,同时以各中医药院校为基础平台,培养大批复合型的中医药传播类人才,使之成为文化传播和人文互动的重要媒介;其三,推动中医药健康文化旅游业的发展,以中医药特有的针灸、推拿、拔罐、刮痧等医疗项目及中医药种植园、博物馆、产业园等观光景点为吸引点,使更多来华的印度游客能在旅游观光的同时充分认识中医药文化,从而为中医药在印度的传播奠定更加广泛和坚实的民众基础。

最后,我国是中医药传播的大本营,而中医药又是传播过程中的源文化,在中医药印度传播的过程中,更应审视自身所存在的种种问题,为传播提供更好的内部环境。其一,要切实促进中医药理论体系和发展模式的现代化转型,落实国内中医药相关法律法规的完善,要推动中医药国内、国际标准化工作的进程,三头并进以进一步保障源文化的科学性和先进性;其二,当下中医药在印度的传播模式仍是传统的"以我为主型",将传播主体放在首要位置,而忽视了受众对传播信息认识、筛选的主动性。目前印度国内,西孟加拉邦及首都新德里都拥有不错的中医药传播基础和受众群体,中央邦的预期寿命相对较短有利于中医药发挥其健康养生、延年益寿的专长,部分邦的社区卫生服务中心未配置印度传统医学AYUSH相关设施则将降低中医药的传播阻力,深入认识印度各邦传统医学发展状况、医疗卫生条件差别及对中医药的认识和接受程度,将印度这一受众放在传播的首位,将有助于制定更合适的传播策略,从而推动中医药在印度的深入传播。

六、结语

近年来,中医药在印度的传播遭遇了诸多困境,但鉴于中印之间悠久的医学文化交流溯源、中医药文化自身的先进性和科学性及相关利好政策的推动,这些所谓的困境也将只是传播路上的"纸老虎"。新时期,在"一带一路"倡议的引领下,认清传播困境所在,分析其中原委,提出针对性解决策略,中医药在印度的传播定会迎来持久的"蜜月期"。

参考文献

[1] 荣念赫,贾亦真.针灸正式纳入印度独立医疗/疗法系统[J].中国针灸,2019,39(4):390.

[2] 杨宇洋,刘竞元,骆璐.以西孟加拉邦为例析印度针灸发展现状[J].中国针灸,2017,37(3):313-316.

[3] 关世杰.中华文化国际影响力调查研究[M].北京:北京大学出版社,2016:190,192,346.

[4] 龙堃,郑林赟.中医药在印度发展的现状和策略探究[J].中医药文化,2018,13(6):19-24.

[5] 张其成.中医哲学基础[M].北京:中国中医药出版社,2004:198.

[6] 王冰.黄帝内经素问[M].北京:人民卫生出版社,1963:31,364.

[7] 灵枢经[M].北京:人民卫生出版社,2012:108.

[8] 廖育群.阿输吠陀印度的传统医学[M].沈阳:辽宁教育出版社,2002:26,78,192,254.

[9] 钟赣生.中药学[M].3版.北京:中国中医药出版社,2012:96,222,386,427.

[10] 陈明.印度梵文医典《医理精华》研究[M].北京:商务印书馆,2014:109,236,336.

[11] 胡艳敏.中印传统医学现代发展对比研究[D].北京:中国中医科学院,2014.

[12] 李超民.印度社会保障制度[M].上海:上海人民出版社,2016:297.

[13] 张广瑞."国际瑜伽日"的启示[N].中国旅游报.2015-06-24(4).

[14] Ministry of AYUSH.2017年印度AYUSH年度报表[EB/OL].(2018-07-09)[2019-11-15].http://ayush.gov.in/genericcontent/ayush-india-2017-0.

［15］廖波.印度的语言困局［J］.东南亚南亚研究,2015(3):77-80.

［16］张超哲,高雅.印度对中国"一带一路"倡议的态度演变、动因及应对［J］.南亚研究季刊,2018(1):86-93.

［17］杜常浩.中医药文化核心价值是仁和精诚［N］.中国中医药报,2013-02-27(3).

［18］毛嘉陵.中国中医药文化文献集(2000—2016)［M］.北京:社会科学文献出版社,2017:64.

［19］中华人民共和国中医药法［M］.北京:中国民主法制出版社,2017:3,12-13.

［20］赵维婷.《金砖国家加强传统医药合作联合宣言》发布［N］.中国中医药报,2017-07-07(2).

［21］黄蓓,杨镝霏.印度传统医学部长谢利帕德·耶索·纳伊克:将传统医学融入现代卫生体系［N］.中国中医药报,2017-07-07(2).

本文作者滕金聪、张宗明(通讯作者),发表于《亚太传统医药》,2020年第16卷第12期

在助力全球抗击疫情中推动中医药
文化海外传播

2019年12月以来,湖北武汉出现了新型冠状病毒肺炎(简称新冠肺炎,COVID-19),随着疫情的发展,感染人数迅速增长,各省(自治区、直辖市)相应启动重大突发公共卫生事件一级响应。2020年1月30日,世界卫生组织(简称世卫组织,WHO)发布新型冠状病毒感染肺炎疫情为"国际关注的突发公共卫生事件"[1],并在2020年2月4日发布新闻指出新型冠状病毒感染肺炎目前并非"全球性流行病"[2]。国家调动各省医护人员支援湖北,并在武汉建立了雷神山、火神山医院以及16家方舱医院。全国范围内联防联控,并予以积极救治,新冠肺炎疫情在短时间内得到有效控制。此次疫情中,中医药的参与和治疗作用有目共睹,国家中医药管理局指出:中医药在抗击新冠肺炎包括预防、治疗和康复全过程中都有积极的作用[3]。

2020年2月下旬以来,韩国、伊朗、西班牙等国相继爆发新冠肺炎。2020年2月28日,世卫组织将新冠肺炎疫情全球风险级别上调为"非常高",但强调疫情仍然可控[4]。2020年3月11日,世卫组织宣布新冠肺炎疫情已具备"大流行"特征。目前,疫情已延伸至200多个国家和地区,海外多国形势严峻,而特效药及疫苗的研制仍需要一定的时间,多国开始寻求中国的帮助,希望中国分享抗疫经验。截至目前,中国已组织实施对89个国家和4个国际组织的抗疫援助[5],中医药或可在此时顺势走出国门,在战"疫"中增进中医药的国际认知和认同,推动中医药文化的海外传播进程。

一、中医药的海外传播具有一定基础

中医药的海外传播由来已久。两汉时期,张骞出使西域,开辟了古代丝绸之路,促进了中医药与西域各国医药学之间的交流[6];魏晋南北朝时期,日本和朝鲜的遣唐使把中医药带回了自己的国家；隋唐时期，中国是亚洲的政治、经济、文化中心，中医相继传入印度、阿拉伯、阿富汗和越南等国家；宋元时期，阿拉伯人通过海上丝绸之路将中草药传至亚欧非地区；明代郑和下西洋，带去了中医药，传播了中医药文化；明清时期，西方学者将许多中医典籍翻译成了英语、法语等，极大地推动了中医药在世界范围的传播[7]；民国时期，大量国人侨居海外，成为中医药海外传播的主力军[8]。

近年来，依托孔子学院、中医孔子学院、海外中国文化中心、海外中医药中心、"中医关怀"海外惠侨计划等项目的不断推进，中医药在海外的传播搭建了多重平台。自2004年中国政府在海外成立第一所孔子学院以来，截至2019年底，中国已在162个国家和地区建立了550所孔子学院[9]。中医孔子学院脱胎于孔子学院，以传播中医药文化为宗旨，2008年第一所中医孔子学院（伦敦中医孔子学院）成立以来，目前中医孔子学院遍及欧洲、亚洲、美洲、非洲[10]。依托中医药"一带一路"发展计划，中国计划到2020年与"一带一路"沿线国家合作建设30个中医药海外中心。截至2018年底，已建立49个海外中医中心。另外，随着《中国的医疗卫生事业》《中国的中医药》《"健康中国2030"规划纲要》《中医药发展战略规划纲要（2016—2030年）》《中医药"一带一路"发展规划（2016—2020年）》等一系列发展规划的相继出台，为中医药的海外传播指明了方向。目前，中医药已经传播到了183个国家和地区，据世界卫生组织统计，103个会员国认可使用中医针灸。另外，第72届世界卫生大会通过了《国际疾病分类第十一次修订本（ICD-11）》，首次纳入了起源于中医药的传统医学章节。可以说中医药国际化进入了快速发展的时期，为中医药的进一步海外传播奠定了基础。

二、全球卫生治理需要中医药参与

随着全球化的不断深入，面对全球范围内复杂而严峻的卫生挑战，长久以来国际社会也在持续开展着多样化的应对行动，不同层级、类别的参与者持续加入，逐渐形成了系统性的体系和策略，即全球卫生治理[11]。时至今日，全球公共卫生一直面临着挑战，随着抗生素、疫苗等的出现，人类虽然战胜了一些疾病，比如曾经席卷全球的天花病毒被消灭了，流行性乙型脑炎得到了很大程度的控制。然而此起彼伏的传染病困扰着全球的卫生系统，全球每年死亡人数中有1/4的人死因是传染病，其中艾滋病是世界最紧急的公共卫生挑战，另外，2003年爆发的严重急性呼吸综合征（SARS）冠状病毒肆虐了30多个国家和地区，非洲国家刚果(金)爆发的埃博拉病毒疫情成为全球卫生紧急事件,拉美寨卡疫情频繁在发展中国家爆发,2012年中东呼吸综合征(MERS)爆发,还有随时可能爆发的"禽流感"疫情等,都在考验着全球卫生治理体系。每一次新的疫情出现,由于没有特效药,总让人类手足无措,这不仅说明医学发展的局限性,也体现出全球卫生治理依然存在短板。

大众往往将中医药视作"慢郎中",实则不然。中医药有其独特的理论体系,对于临床各类疾病都有其自身的理法方药,对于常见病有其确切的疗效,对于疑难病亦有一定的治疗作用。从古至今,对于各类突发的疫情,中医药也积累了丰富的经验。从东汉时期张仲景的《伤寒论》、金元时期李东垣的《脾胃论》、明代吴又可的《瘟疫论》到清代吴鞠通的《温病条辨》等诸多中医著作,创立了独具特色和优势的中医疫病理论体系和诊疗方法。在SARS的治疗中,有资料显示中医药理论与实践在预防及治疗SARS中发挥了重要作用:中医药早期干预,可阻断病情进一步发展;中医药可明显减轻患者中毒等临床症状;中医药能缩短发热时间和病程,提高临床疗效;促进炎症吸收,减少后遗症;减少激素使用量及西药的毒副作用,减少全身并发症[12]。屠呦呦青蒿素的发现,正是得益于中医古籍《肘后备急方》"青蒿一握,以水二升渍,绞取汁,尽服之"的记载。中医药在防治甲型H1N1、流行病脑脊髓膜炎、流行性乙型脑炎、流行性感冒、麻疹、流行性出血热、钩端螺旋体、肺结核、血吸虫病、病毒性肝炎和艾滋病等疾病过程中均发挥着重要作用[11]。可见,中医药不只是"慢郎中",对于急性传染病,也有其自身的优势,可以发挥重要作用。因此,全球卫生治理,特别是传染病等突发的公共卫生事件,中医药有其参与的需求性和必要性。

三、国内新冠肺炎治疗凸显中医药优势

新冠肺炎属于中医"疫病"范畴,对其具体分类,中医界有寒湿疫、湿毒疫、湿热疫等不同的认识[13]。世卫组织将其列为"国际关注的突发公共卫生事件",属于需要国际社会通力合作的全球卫生治理事件。疫情至今,虽然多国积极投入病毒、疫苗和药物等研究中,然而目前仍然没有特效药。中医药借助其特有的理法体系和治疗手段,在疫情中发挥了重要作用,让更多人关注到其诊疗价值。

在新冠肺炎的预防方面,中医一向认为"正气存内,邪不可干",强调防重于治。新冠肺炎在国内爆发后,国家及各地区卫生健康委、中医药管理局相继提出了相关诊疗方案,其中包含了很多中药预防的方案。另外各地中医药专家和一

部分民间中医人士也纷纷对中医药预防新冠肺炎献计献策,除了汤剂预防方案外,还有食疗、足浴、佩戴香囊、室内熏蒸和香薰嗅鼻等中医药预防方法[14]。张伯礼院士指出:从2020年2月初到2月中旬,在武汉市的"四类人员"中,一开始确诊的新冠肺炎患者占比高达80%,接受中医药治疗十多天后这一比例降到30%,到2月底就降到了个位数。中医早介入、全程参与,在新冠肺炎治疗中起到了重要作用[15]。说明中医药的预防措施一方面可以扶助人体正气,即提高人体免疫力;另一方面可以驱除邪气,即降低感染率。目前,对新冠肺炎无症状感染者的收治和预防成了关键,无症状感染者存在传染性,有一部分会转变为确诊病例,对无症状感染者的研究还比较少。借助中医药的优势,结合西医辨病,从预防和治疗的角度出发,对无症状感染者进行早期中医药干预,可以减少这部分患者出现相关症状或病情加重[16]。

在新冠肺炎的治疗方面,国家卫生健康委发布的七版《新型冠状病毒肺炎诊疗方案》中,从第三版开始加入了中医药诊疗的方案,其后不断补充和完善,突出了中医药治疗新冠肺炎的作用。由中医医疗团队接管的武汉江夏方舱医院总计收治患者564人,没有一例转为重症,显著降低了由轻症转为重症的比例,实现了零病亡、零回头、医护零感染的战绩[17]。仝小林院士指出:截至2020年3月13日,10个省份1 261例新冠肺炎患者,服用清肺排毒汤后总有效率达到97.78%,无一例由轻症转为重症或者危重症[18]。数据显示,全国新冠肺炎确诊病例中有74 187人使用了中医药,占91.50%,其中湖北省有61 449人使用了中医药,占90.60%。临床疗效观察显示,中医药总有效率达到了90.00%以上,中医药能够有效缓解症状,能够减少轻型普通型向重型发展,能够提高治愈率,降低病死率[19]。黄璐琦院士表示,截至2020年3月30日,其医疗队入住的金银潭医院病区共收治重症和危重症患者158人,140人治愈出院[20],显示中西医结合的模式在重症和危重症患者的治疗上也有一定的优势。目前已筛选出金花清感颗粒、连花清瘟胶囊、血必净注射液和清肺排毒汤、化湿败毒方、宣肺败毒方等对新冠肺炎有明显疗效的中医药"三药三方"[21]。

在新冠肺炎的康复方面,中医药可以凭借其独特的康复疗法发挥重要作用。王融冰指出康复期治疗是中医的传统也是中医特色,部分新冠肺炎康复期患者存在乏力、纳差、心慌、气短、失眠、抑郁等症状,需要中医药干预,无论是器质性病变,还是肺功能受损或肺纤维化的患者,中医药都有用武之地[22]。国家卫生健康委员会联合国家中医药管理局发布的《新型冠状病毒肺炎诊疗方案(试行第六版）》[23]对于新冠肺炎恢复期提出了"肺脾气虚证""气阴两虚证"两种证型，并附有中药汤剂治疗方案。随后发布的《新型冠状病毒肺炎恢复期中医康复指导建议（试行）》[24]对于新冠肺炎恢复期中医药治疗在第六版的基础上更加完善，主要增加了艾灸疗法、经穴推拿、耳穴压豆、刮痧、拔罐、针刺疗法等中医适宜技术，而且在膳食指导、情志疗法、传统功法等方面提出了建议。李建生等发布的《新型冠状病毒肺炎中医康复专家共识（第一版）》更加详细地介绍了新冠肺炎适用中医康复的总体原则和功法、针灸、推拿等方法[25]。一系列康复方案的出台，有效实现了新冠肺炎的"愈后防复"。对此，张伯礼院士表示，中医药防治新冠肺炎已从参与者变成了主力军[26]。

四、中医药出征海外助力全球抗疫

海外新冠肺炎疫情持续升温，截至北京时间2020年4月15日16时，全球211个国家和地区累计确诊1 954 870例，其中美国超过60万例，西班牙、意大利、德国、法国超10万例，累计死亡126 013例，法国死亡率15.19%，意大利死亡率12.97%，英国死亡率12.90%。可见，海外新冠肺炎形势严峻，进入了新冠肺炎爆发期。中国作为负责任的大国，此时有必要将中国方案分享给世界，助力全球抗击新冠疫情，为构建人类卫生健康共同体贡献中国力量。

习近平主席应约同意大利总理孔特通电话时表示："中方愿同意方一道，为抗击疫情国际合作、打造'健康丝绸之路'作出贡献。"张伯礼院士提出，虽然目前没有特效药，但是中医有有效的方案，"发挥中医药优势、坚持中西医结合"是中国方案的核心内容，体现了"中国特色"，值得总结发扬和全球推广。2020年3月30日，世界卫生组织传统、补充与整合医学部（WHO/TCI）召开了"关于传统、补充与整合医学在抗击新冠肺炎（COVID-19）疫情中的作用"专题国际网络研讨会，张伯礼院士作为世界中医药学会联合会代表出席了会议，他表示世卫组织应组织专门的专家团队，前往中国实地调研，并将中医药抗疫成果整理出有实际参考价值的报告；另外建议WHO应向世界各国推荐应用中医药，以遏制疫情发展，维护人类健康[27]。国务院副总理孙春兰表示，中医药在国内救治新冠肺炎患者方面发挥了重要作用，此时应当推动中医药"走出去"，在新冠肺炎防控国际合作中发挥积极作用[28]。可见，此时推动中医药出征海外助力全球抗疫势所必然，此时也是推动中医药文化，助力中国文化走出去的最佳历史契机。

中医药在国内抗击疫情的胜利不仅得到了国内的肯定，国际社会也积极评价中医药抗疫,匈牙利、印度、新加坡等国都撰文对中医药抗疫作用表示认同,匈牙利中医师还通过发放中药茶饮来抵抗新冠肺炎[29]。国家中医药管理局党组书记余艳红表示,中国的中医药界愿与国际社会进一步加强合作交流,分享防疫和救治经验,向所有有需要的国家和地区提供有效中成药、专家咨询和力所能及的援助[30]。目前,中国已经同其他国家分享救治经验,及时主动与世界卫生组织合作,分享中医药参与疫情防控的有关情况。最新版本的中医药诊疗方案翻译成英文;通过远程视频交流,提供技术方案,向日本、韩国、意大利、伊朗、美国等国家分享救治经验;有关组织和机构已经向意大利、法国和我国港澳地区等十几个国家和地区,捐赠中成药和器械等;另外,还选派中医师赴国外支援,已经有中医专家前往意大利、委内瑞拉、巴基斯坦、菲律宾等国家参与抗疫,中国的中医药专家一直和境外专家密切联系[31]。通过中国驻外大使馆,英国、意大利、法国等国留学生们陆续收到包括连花清瘟胶囊在内的健康包。除了连花清瘟胶囊等中成药外,中药配方颗粒、中药材也悄然走俏,国内中药材陆续发往意大利、西班牙、法国、德国等地支援抗疫[32]。中国环球电视网(CGTN)推出的"全球疫情会诊室"直播,目前进行了两场中医专场,与多国中医师分享了中医药在新冠肺炎治疗过程中的作用[33]。可见,中医药积极为全球抗疫贡献中医力量,并主动与各国取得联系,分享中医药抗疫的经验。另外,2020年4月14日上午,来自美国、英国、德国等十多个国家的媒体记者走进武汉市中医医院,了解中西医结合在新冠肺炎疫情防控中发挥的作用[34],说明海外已经关注中医药在抗疫中的作用,并希望寻求中医药的帮助。

五、小结和展望

近代以来,西方文化和价值观一直掌控着国际话语权,中华传统文化经常被贴上腐朽和陈旧的标签,中医药文化甚至被污名化。新中国成立以来,中国共产党一向坚持中西医并重,扶持中医药发展。近年来,基于中医孔子学院、海外中医药中心等前期中医药文化的海外推广实践,越来越多的国家和地区对中医药产生了兴趣。此次国内中医药参与新冠肺炎的治疗,显示了中医药的独特疗效。通过中医药抗击新冠肺炎,加强了国内外对中医药文化的认知和认同,增强了民族自信和文化自信。中医药的治疗作用和中西医结合的治疗模式受到了海内外广泛的认可和赞同,越来越多的国家和地区向中国寻求中医药抗疫经验,此时正是大力推动中医药走向世界的一次历史性机遇。中国的中医药界愿与国际社会进一步加强合作交流,分享防疫和救治经验;愿通过国家层面向有需要的国家和地区派送中医药专家,提供中成药、中药饮片等援助;愿通过互联网,向海外提供远程中医药诊疗等力所能及的援助。另外,海外各国,特别是匈牙利、澳大利亚等为中医药立法的国家以及103个认可使用中医针灸的国家,可以积极地让当地的中医师、针灸师参与到新冠肺炎治疗中去,发挥中医药在新冠肺炎防治中的作用。

目前,中医药出征海外抗疫仍有一定的阻力。一是海外大部分国家在法律上尚未认可中医药,使中医药的运用受到了限制;二是中医药缺乏国际化标准,阻碍了中医药国际化的进程;三是虽然中医药的海外传播具有一定的基础,但是传播力量和传播渠道仍然有限,海外各国民众对中医药的了解较少,短时间内让海外民众认可并使用中医药难度较大。随着疫情的不断升级,上述阻力正在不断克服,有报道显示,意大利托斯卡纳卡雷吉大学综合医院下属科研机构计划对中草药治疗新冠肺炎的有效性进行试验[35],各国民众也陆续开始尝试接受中医药。通过此次疫情,各国民众对中医药的认可度必然有所提升,这将成为日后中医药海外传播的重要基础。一方面,加强中医药国际标准化进程;另一方面,通过临床疗效和实验结果,证实中医药的抗疫作用,推动海外各国从法律上认可中医药,是推动中医药走向世界的必然途径。另外,中国自古以来与丝绸之路沿线国家的传统医学,特别是西域医学交流密切。通过此次疫情,加强与"一带一路"沿线各国传统医学领域的合作,凸显中医药抗疫作用,打造"健康丝绸之路"。相信经历了此次新冠肺炎疫情,国际社会对中医药的认可度会大大提升,这将有利于中医药文化的海外传播,今后全球卫生治理中将越来越多地看到中医药的身影,中西医协同互补的医学模式或将成为构建人类卫生健康共同体的最佳医学模式。

参考文献

[1] 世卫组织发布新型冠状病毒感染肺炎疫情为国际关注的突发公共卫生事件[EB/OL].(2020-01-31). http://www.xinhuanet.com/world/2020/01/31/c_1125514285.html.

[2] 新型冠状病毒感染肺炎并非"全球性流行病"[N].人民日报,2020-02-05(16).

[3] 国家中医药管理局:湖北地区中医药救治参与率达91.05%[EB/OL].(2020-03-17). http://economy.gmw.cn/2020-03/17/content_33657822.html.

[4] 世卫组织将新冠肺炎疫情全球风险级别上调为"非常高"但强调疫情仍然可控[EB/

OL].(2020-02-29). http://news.cri.cn/20200229/e31784b0-7150-7d4c-c69b-f0e6f31e767a.html.

［5］中国已组织实施对89个国家和4个国际组织的抗疫援助［EB/OL］.(2020-03-26). http://society.people.com.cn/n1/2020/0326/c1008-31649483.html.

［6］陆跃,张宗明.以西域医学为引论中西医结合［J］.中医杂志,2019,60(15):1261-1264.

［7］王锦,张继文."一带一路"倡议下中医药文化海外传播路径研究［J］.中国民族博览,2019(8):233-236.

［8］胡玮晔,宋欣阳.民国时期中医药海外传播的研究［J］.中华中医药杂志,2019,34(2):711-714.

［9］全球孔子学院达550所［EB/OL］.(2020-03-26). http://society.people.com.cn/n1/2020/0326/c1008-31649483.html.

［10］何艺韵,宋欣阳,李海英,等."一带一路"视域下中医药海外中心发展策略［J］.中医杂志,2018,59(12):997-1001.

［11］钱玺,张宗明.中医药参与全球卫生治理的路径探究［J］.中国医药导报,2019,16(36):160-164.

［12］杨牧祥,王少贤,于文涛,等.中医药参与治疗SARS综述［J］.中国全科医学,2004,7(24):1879-1883.

［13］王晓群,李小江,王洪武,等.中医药治疗新型冠状病毒肺炎现状综述［J］.中国中医基础医学杂志,2020(9):1418-1422.

［14］倪力强,陶弘武,杨小林,等.中药预防新型冠状病毒肺炎策略与分析［J］.中华中医药学刊,2020,38(4):8-14.

［15］张伯礼院士:中医早介入、全程参与,在新冠肺炎治疗中起到了重要作用［EB/OL］.(2020-03-23). https://china.huanqiu.com/article/3xXREZIvpSK.

［16］中医全面参与重庆新冠肺炎救治 现已启动无症状感染者中医药干预研究［EB/OL］.(2020-02-17). https://www.sohu.com/a/373653143_120044381.

［17］江夏方舱医院休舱,中医药战"疫"初战告捷［EB/OL］.(2020-03-12). https://www.thepaper.cn/newsDetail_forward_6468942.

［18］仝小林院士:清肺排毒汤总有效率97%,无一例患者由轻转重［EB/OL］.(2020-03-14). https://www.thepaper.cn/newsDetail_forward_6507202.

［19］国家中医药管理局:中医药成为疫情防控一大亮点,临床显示中医药总有效率达90%以上［EB/OL］.(2020-03-23). https://china.huanqiu.com/article/3xXQTf5P4L4.

［20］政协委员黄璐琦:在数据中找寻中医药疗效优势［EB/OL］.(2020-03-31). https://mp.weixin.qq.com/s/XXQRDWZ0LuIKFn4Qq5vaXw.

［21］中国筛选出中药抗疫"三药三方"［EB/OL］.(2020-03-23). http://www.chinanews.com/sh/2020/03-23/9135248.shtml.

［22］国务院联防联控机制发布会:康复期治疗中医可发挥重要作用,清肺排毒汤临

床科研正加紧进行[EB/OL].(2020-03-24).http://www.hongtaok.com/cms/column/showArticle/F7F7F8080DFF0F01FDF20CFBF1FCFFF400005/0/0DF9040500F40B0DFAFE0200F2F-5FAFE67730.html.

[23]国家卫生健康委员会,国家中医药管理局.新型冠状病毒肺炎诊疗方案(试行第六版)[Z],2020.

[24]国家卫生健康委员会,国家中医药管理局.新型冠状病毒肺炎恢复期中医康复指导建议(试行)[Z],2020.

[25]李建生,张海龙.新型冠状病毒肺炎中医康复专家共识(第一版)[J].中医学报,2020,35(4):681-688.

[26]李琳,杨丰文,高树明,等.张伯礼:防控疫情,中医从参与者变成主力军[J].天津中医药大学学报,2020,39(1):1-3.

[27]世界中联建议WHO向全球推荐中医药用于抗击COVID-19疫情[EB/OL].(2020-04-01).https://mp.weixin.qq.com/s/rCbcwtpiRN80lQZFsTcGog.

[28]中央指导组:推动中医药"走出去",在抗疫国际合作中发挥积极作用[EB/OL].(2020-04-02).https://mp.weixin.qq.com/s/132qu0f-NUObb3Eqa7ARcw.

[29]国际社会积极评价中医药抗疫[N].人民日报,2020-03-24(3).

[30]国家中医药管理局:中国愿向有需要国家地区提供中医药援助[EB/OL].(2020-03-23).https://china.huanqiu.com/article/9CaKrnKq4lN.

[31]国新办发布会:中医药是疫情防控的亮点,愿与世界分享中国经验(4)[EB/OL].(2020-03-24).https://news.china.com/domesticgd/10000159/20200324/37965914_3.html.

[32]危机中驰援!全球疫情告急,中医药成为治愈的希望[EB/OL].(2020-04-06).https://mp.weixin.qq.com/s/KPmh7LQEyU40GX5AgPCAxg.

[33]《新闻联播》:"全球疫情会诊室"再开中医专场,助力全球抗疫[EB/OL].(2020-03-27).https://mp.weixin.qq.com/s/KvLyUGS-tFxJn7HS9_p7nw.

[34]《新闻联播》:来自美、英等十多家外媒走进武汉市中医医院了解中西医结合治疗[EB/OL].(2020-04-14).https://mp.weixin.qq.com/s/Tv5AIvsi5-mMKS09SSI3zg.

[35]全球确诊超110万,美国超27万!联合国大会:合作抗疫不应歧视排外[EB/OL].(2020-04-04).https://mp.weixin.qq.com/s/nNRm0JnOhHiXE7QItAgz5g.

本文作者陆跃、邵晓龙、陈仁寿、张宗明(通讯作者),发表于《中医药文化》,2020年第15卷第3期

基于"他者"的叙事策略探求中医对外
传播有效路径

　　20世纪中后期中医药及针灸在世界160多个国家和地区的进一步传播与推广,中医学在海外的影响日益增强。如今随着国家文化战略重点聚焦中华文化的对外传播,中医作为中国传统文化瑰宝也需要进一步"走出去",从而更好地被世界各国人民了解与接受。

　　囿于中医语言本身存在的模糊性、多义性等特点以及中西医学在观念形态、致知方法、审美情趣、术语表达等方面的差异,中医在对外传播中面临翻译、文化多重阻碍。以全球外文中医出版物为例,现在累计虽然有近千种,但在国外中医图书市场占据主流地位的产品,依然是那些由海外中医学者编译出版的中医图书[1-2]。这些海外中医学者作为在异域文化中成长的外国人,是相对的"他者"[3];他们在海外对中医进行介绍时改写原叙事、译者显身的情况较为常见。而经过他们有意识建构的中医文本叙事因更接近接受地市场读者的口味和审美习惯,满足了国外受众的需求,在国际传播中取得了较好的效果。

一、"他者"的中医叙事

(一)翻译与叙事

　　叙事理论认为,叙事是人们将各种经验组织成有现实意义的事件的基本方式。英国曼彻斯特大学翻译研究学者Mona Baker将叙事理论与翻译研究相结合,创造性地将叙事理论引入翻译研究,取得了突出的成果。她在研究中指出"翻译是使社会和政治运动发展得以发生的那个进程本身必不可少的组成部分"。Baker把叙事分为4种类型,即本体叙事、公共叙事、概念(学科)叙事和元叙事[4]。按照这样的分类,中医翻译属于概念(学科)叙事,因为它涉及的是专业领域的学者就他们研究对象为自己和他人所做的叙述和解释。针对文化差异,在对外传播时采用恰当的叙述和解释是中医"走出去"的关键。这客观上要求我们关注相关学者对中医概念进行的叙述与解释。本文选择马万里作为"他者"的代表,以其编写的《中医基础学》一书为例,对其采用的叙事策略进行描述性分析,以期寻找中医对外传播的有效路径。

（二）马万里及其编著的《中医基础学》简介

马万里本名为 Giovanni Maciocia,出生在意大利,20世纪70年代在英国开始学习针灸。80年代他多次到南京中医药大学进行短期课程的学习,并取了中文名"马万里",意作万里奔驰的骏马。他长期从事中医临床,不仅针灸技术高超,用中草药治疗许多西医公认的疑难疾病方面也有着独特的疗效。他将自己的临床经验和中医知识相结合,编著了多本中医教材,其编写的《中医基础学》《中医诊断》和《中医妇科学》成为美国、澳大利亚、英国、以色列等国的教科书及考试用书[1,5]。

他所编著的《中医基础学》由丘吉尔利文斯通出版社（Churchill Livingstone）于1989年出版第一版,2015年该书修订出版第三版,其重印数超过18次,在亚马逊中医畅销书（Best Sellers in Chinese Medicine）北美排行榜中是为数不多的中医基础理论类书籍。

二、叙事策略分析

（一）时空建构

作为研究人体生理病理、疾病诊治以及养生康复的传统医学,中医学至今已有数千年的历史。如今面对超级耐药菌的出现、暴增的西药研发成本和沉重的医疗负担,西方有识之士把目光投向强调天人合一且价廉效优的中医,期待能通过中西医的携手共同为人类健康保驾护航。在这样的背景下中医被西方认识,自然需要根据所处的迥异的时空语境进行重叙事,借助国外受众所熟悉的一些事物或符号,以形成某种关联或类比,增加感性认识。

1. 阴阳对立诠释

"For example, hot pertains to Yang and cold pertains to Yin, so we might say that the climate in Barcelona（1e: Naples）is Yang in relation to that in Stockholm, but it is Yin in relation to that in Algiers."

在描述阴阳关系时,通过用巴塞罗那（第一版为那不勒斯）、斯德哥尔摩、阿尔及尔这些大城市来举例,帮助读者更好地理解阴阳对立的相对性:那不勒斯和斯德哥尔摩相比更热,属阳;而和阿尔及尔相比,则相对温度偏低,属阴。

2. 阴阳转化论述

在论述阴阳转换时他借用了人们所熟悉的饮酒狂欢后第二天宿醉难过的例子：

"For example, the great euphoria of a drinking spree is quickly followed the next morning by the depression of a hang-over."

3. 中西医类比

"The Liver influence on the sinews has also another meaning, corresponding to certain neurological conditions from a Western medical perspective. For example, if a child contracts an infectious disease such as meningitis manifesting with a high temperature eventually causing convulsions, in Chinese terms this is due to Heat stirring Liver-Wind. The interior Wind of the Liver causes a contraction and tremor of the sinews which leads to convulsions."

在论述"肝主筋"功能时，他借用西医的视角把儿童因脑膜炎引起的高热痉挛与中医所论述的热极生风、肝风内动所产生的筋脉拘挛抽搐表现进行类比，说明中医的"肝"与肢体运动有关。

4. 脾之形态论述

The Spleen weighs 2 pounds and 3 ounces, it is 3 inches wide, 5 inches long and has 1/2 pound of fatty tissues surrounding it.

在论述脏腑功能时，补充中医中未论及的"胰"，但脾胃功能与西医所讲"胰脏"密切相连时，马万里引用了《难经》的一段论述。该论述的原文为"脾重二斤三两，扁广三寸，长五寸，有散膏半斤"。或许因为论述的重点不在数字的精确性上，他把原有的数量单位斤、两、寸进行了归化翻译，对应成了西方的常用的重量单位（pound, ounce）和长度单位（inch），帮助读者理解原文描述的脾脏形状、重量和一个所指模糊的"散膏"。

除了在语言表达上填补读者和原文的时空差，《中医基础学》在排版结构上也体现了它在新语境下的叙事特征。该书在1989年出版后成为国外影响力较大的中医基础理论教材，在2015年的新版中，每个章节都增加了自测问题，在每章末尾还提供了参考书目供学生进一步阅读[6]。所增加的项目与注意互动及拓展的教材体例更为吻合，能更好地塑造该书作为国外出版经典教科书的形象。

当然对涉及生命科学的中医进行跨时空构建，一定要基于中医理论与实践，否则就会造成误解从而影响临床效果。马万里在《中医基础学》一书中多处引用诸多《素问》《灵枢》《难经》《伤寒论》《类经》等中医典籍的论述,体现了作者深厚的中医理论基础;此外他也根据自己的临床体会对一些病证的处理进行了补充说明:如在第三版中论述瘀血时,他就特别补充了活血化瘀3个经验效穴(四满、血海、太冲)。

语言表达和诠释贴近译入语读者,体例编写与时俱进,加上中医理论的追根溯源与临床体验的个性化补充,既增加了该书的可读性,也增强了该书的可信度和可操作性,从而实现了传统中医学理论的有效跨时空建构。

(二)选择性使用

和国内中医基础理论教材不同,马万里所编著的《中医基础学》更多突出了针灸的相关内容。除了介绍经络的概念、基本功能、十二经络走向等内容,还对每条经络上穴位的特点、具体作用、临床适应症进行了详细的说明,涵盖了相当多腧穴学的内容。在一些穴位作用描述中他根据个人的临床体会进行了补充。如在描述肺经穴位列缺(LU-7)时,特别说明:"In my experience, LU-7 can be used in emotional problems caused by worry, grief or sadness. LU-7 is particular indicated in cases in which the person bears his or her problems in silence and keeps them inside. LU-7 tends to stimulate a beneficial outpouring of repressed emotions. Weeping is the sound associated with the Lungs according to the 5 Elements, and those who have been suppressing their emotions may burst out crying when this point is used or shortly after."(笔者译:就我个人经验,列缺能用来治疗因为担忧或伤悲所引起的情绪问题,对一些倾向于以沉默来内藏个人问题的人效果更为明显。列缺穴能释放压抑的情绪。根据五行理论,"五声"中的"哭"和肺相连。使用列缺穴治疗那些情绪压抑的人可能会让他们放声哭泣。)。

对原文进行添加或删除,从而改写原文叙事的某些方面,这是选择性构建的典型做法。马万里选择增加与针灸相关的内容,是因为和中药相比,针灸在国际上有更好的认可度。世界上认可中药有合法地位的国家地区较少,但认可针灸合法性的国家则相对较多,其中不少国家把针灸的治疗费用也纳入医疗保险。正是考虑到受众的要求,马万里在教材内容编排上进行了调整,也设定了更为广泛的目标读者。更多的例子还包括在阐述"治病求本""扶正祛邪"等治疗原则时,所给的治疗方法也仅涉及穴位的选用,而没有讨论到方药[6]。此外作者从事针灸临床近四十年,他个人运用针灸在情感、精神疾病治疗上颇显成效,这也使他不吝在文中不同部分补充个人诊疗体验,并强调针刺对身心的调节效果。

（三）标示性建构

标示性建构是一个话语过程，是指用单词、术语和短语去描述叙事文本中的人物、地点、团体、事件或其他关键要素。命名是标示性建构的有力手段。中西医采用术语所指不同，马万里在描述中医特有概念时进行了特征性标示。除了在针灸穴位、方剂、中医典籍等翻译中常规借用拼音外，马万里还用了很多首字母大写的单词。如讲"心主血"功能时："A healthy Heart is essential for a proper supply of blood to all the body tissues. When its function is impaired, i.e. Heart-Blood is deficient, the circulation of Blood is slack and the hands may be cold."[6]。这其中"Heart"在非句首位置首字母大写是为了突出这是中医"心"的概念，非西医解剖可见的实体心脏。其中两处Blood首字母大写也是为了突出中医"血"的概念。"中焦受气取汁，变化而赤，是谓血"（《灵枢·决气》）；中医所言的"血"与营气密切相关，而不局限于西医所具象的血管中流动的红色液体。而当西医学概念的血液在描述中出现时，如上例所述的血液供养身体组织，他则使用首字母小写的"blood"来进行区分。

更多大写首字母以凸显中医概念的例子还见于异常的舌色、舌形等的描述中。如在描述瘦薄舌时："A Thin body indicates either Blood deficiency if it is Pale, or Yin deficiency if it is Red and Peeled."，其中所讲的瘦薄舌（Thin body）、淡白舌（Pale tongue）、红绛舌（Red tongue）、剥苔（Peeled）都是中医舌诊的专业术语，故都将首字母大写。在介绍经前期头痛患者的案例时，"Her pulse was Deep and Wiry and her tongue was Reddish Purple and Stiff"，描述的异常舌象以及沉弦的脉象也同样用首字母大写的方式进行了处理。

应该说马万里所采用的大写首字母来表达中医特有概念的方法在中医英译中并不普通。国外中医教材编著者Bob Flaws、Nigel Wiseman均未用首字母大小写来区分中医及西医术语，世界中医药联合会所颁布的《中医基本名词术语中英对照国际标准》中对中医概念的表达也没有采用这样的体例。不过这种不符合英语语法规则的术语使用，确实能给文本的阅读者带来一种陌生感，并在一定程度上对读者所建构的中医术语概念进行提示，从而避免进入西医学所设定的概念范畴。反思西医在中国的传播，实体脏器的概念因借用中医语言中原有的"心""肝""脾""肺""肾"等来介绍，很快得到了接受，也带来了一些认知上的混乱。如中医门诊中不乏一些西医肾病的患者来要求"补肾调理"，这其实是混淆了中医脏腑和西医脏器的概念。如果我们有意识用不同的词汇、用语把中西医的概念进行区分,帮助厘清两者的区别,这样的标示性建构或许会减少无意识的张冠李戴。

（四）人物事件再定位

中医药术语英译时译名随意、错误、混乱,给中医的国际交流带来困难。要推动中医药的国际交流,中医界普遍认为中药术语标准化和英译规范化必不可少[7]。2000年到2007年间,国内外先后出版了《中医药学名词》《中医药常用名词术语英译》《中医基本名词术语中英对照国际标准》《西太区传统医学名词术语国际标准》等几本关于中医术语标准化的权威著作[8]。这些标准的出台旨在通过规范的中医术语,推动中医国际交流中表达的准确性,从而有效地传递信息。作为一个编著多本中医书籍并在海外颇有影响力的中医学者,马万里表示他并不接受中医术语表达中所谓的标准或规范,他在副文本中添加评论,也对文本内的一些语言表达进行调整(如他将任脉翻译成Directing Vessel,而不是世界卫生组织标准穴位命名中的Conception Vessel),他还从汉英语言的差异批判性看待中医标准化,并对个人所支持的语境内多样化术语进行了阐释。

他在第二、三版中医翻译术语说明中大段引用美国汉学家安乐哲在英译研究中的论述[6]。强调英语是表达事物性、本质性的语言,是一种实体性语言;而汉语是描述事件性、联系性的语言,是一种场域语言。假定某一术语在文本每次出现的侧重点不同,而产生了一系列意义;该术语的语义价值就是根据文本分析获得的,它的对应也应采用语境化方法。他认为,在中医术语翻译中寻找唯一规范或正确的表达是一种错误。他认为标准、规范的中医译语会影响人们去探索中医的丰富性。他期待多样性的表达来帮助人们更好地理解中医。他期待自己使用的对应词是一种带有个人理解的阐释,而不是所谓的"正确"或"官方版";他也期待学生在认识中医术语时能从汉字本身出发来理解术语的本意。

他举例对"冲脉"中"冲"的多义性进行说明:"The Chong Mai is a good example of this multiplicity as the term Chong could be translated as 'thoroughfare', 'strategic cross-roads' 'to penetrate' 'to rush' 'to rush upwards' 'to charge', 'activity' 'movement' and 'free passage'. Which of these translations is 'correct'? They are all correct as they all convey an idea of the nature and function of the Chong Mai."。

除了对"中医标准化"进行叙事再定义,他还在副文本中重新定位了"现代中医"和他所提的"中医"的关系,从而确立自己和所编译文本之间的位置关系。

如他在第一版的前言中提到："Although the modern Chinese, with their materialistic philosophical orientation, have ignored or glossed over certain aspects of Chinese medicine, credit must be given to them for carrying out a useful and important systematization of the theory of Chinese medicine."。中医在西方是被研究的对象，是经典的被西方人类学研究的"他者"[9]。这里所使用的代词"their"和"them"，体现了一种对"他者"的审视。在这个叙事里，他和其他同在海外进行中医实践的同事是一方，另一方是接受了系统化、科学化改造的现代中医。这样定位的背后的假设是，他所介绍的"中医"与"现代化的中医"存在差异，而且通过直接和间接的评论，提示读者现代中医已经改变、系统化或者"毁坏"了真实的中医学。作为非本土文化熏陶的异国他人，对我们中国人而言是"他者"。"他者"对中医进行的再叙事，可以说是"他者"眼中的"他者"。"他者"之言，未必是对中医最贴切最透彻的阐释，因为叙事中会带着不同文化所给的价值取向、审美判断。但对于每一个在现代文化环境中成长的人，想认识和了解根植于古代社会情境的中医学，"他者"或许有特殊的参照价值。

三、结论

在全球化背景下的中医传播，实际上是持有不同利益、立场和价值观主体之间的跨文化沟通和对话。为了适应目的语读者及社会的需求，我们需要选择恰当的形式和内容，从而实现有效的国际传播和受众接受。我们既要有"中国选择"和"中国阐释"的译作走出去，也需要借鉴"外国选择"和"外国阐释"[10]。如马万里所编著的《中医基础学》就是根据国内中医基础理论及中医典籍中的相关内容，按照西方读者容易理解的方式进行编辑和整理，并通过时空建构、选择性使用、标示性建构、人物事件再定位等叙事策略，完成了中医的跨时空对话。这种"他者"从不同的文化背景出发对中医原有概念叙事的更改或重构可做"他山之玉"供我们借鉴。当然作为非中国文化背景成长起来的中医学者，由于文化差异使得他们对中医的理解或有所偏差，我们需要客观地审视而不是全盘接受或套用。中医及中医文化要走出去，急需我们准确评估海外读者，在兼顾传播目的与传播效果的同时建构合理的叙事框架，帮助传统中医焕发生机。期待借助中医这把"打开中华文明宝库的钥匙"，帮助中华文化"走出去"，提高中华文化软实力。

参考文献

[1] 周春桃,郑俏游.中医对外出版:到什么山头唱什么歌[J].出版广角,2010(3):38-39.

[2] 沈承玲,刘水.中医对外出版的现状、问题与对策——兼谈人民卫生出版社的国际化方略[J].出版发行研究,2011(2):45-47.

[3] 彭卫华.自觉与他者——文化人类学对现代中医文化研究的启示[J].医学与哲学,2014,35(10A):77-79.

[4] Baker M.翻译与冲突:叙事性阐释[M].赵文静,译.北京:北京大学出版社,2011.

[5] 马伯英.海外(英国)中医教学的特点和瓶颈浅析[J].天津中医药,2012,29(3):295-298.

[6] Maciocia G.The Foundations of Chinese Medicine[M].London:Churchill Livingstone,1989.

[7] 朱剑飞.标准、规范与创新——中药学基本名词术语标准化及英译规范化的探索与实践[J].中国中医基础医学杂志,2013,19(10):1215-1217.

[8] 周开林.论《传统医学名词术语国际标准》中的翻译问题[J].中国翻译,2012,33(6):80-82.

[9] 严暄暄,陈小平,何清湖."他者"眼中的"他者"——浅谈运用文化人类学研究中医[J].湖南中医药大学学报,2013,33(2):24-26.

[10] 许多,许钧.中华文化典籍的对外译介与传播——关于《大中华文库》的评价与思考[J].外语教学理论与实践,2015(3):13-17.

本文作者钱敏娟、张宗明(通讯作者),发表于《中华中医药杂志》,2016年第31卷第8期

文化强国视域下中医药文化软实力
提升路径研究

当今时代,文化越来越成为民族凝聚力和创造力的重要源泉、越来越成为综合国力竞争的重要因素。我国要想在激烈的国际竞争中立于不败之地,就必须努力建设社会主义文化强国,增强国家文化软实力。中医药文化是中华民族优秀传统文化的重要代表,是中华民族几千年来认识生命、维护健康、防治疾病的思想和方法体系,是我国文化软实力的重要体现。加强中医药文化建设是我国实施文化强国战略的一个重要组成部分,中医药文化软实力提升路径的揭示,可以为增强我国文化软实力提供一种重要的参考模式,有利于进一步推动我国文化强国建设。

"软实力"一词最早是由美国哈佛大学教授约瑟夫·奈在《注定领导世界:美国权力性质的变迁》一书中首先提出来的,其含义主要是指"软实力是一国文化与意识形态的吸引力,是通过吸引而非强制的方式达到期望的结果的能力"[1]。我国学者在系统研究约瑟夫·奈"软实力"概念的基础上,对"文化软实力"内涵进行了见仁见智的诠释。但有三点认识是一致的,一是这种实力是建立在国家文化基础上的;二是这种实力是"软"的,即它不是强制性的,而是通过吸引等方式达到服人的目的;三是这种实力虽然抽象、看不见,但是它能起到的效果是明显的[2]。在借鉴文化软实力概念的基础上,笔者尝试提出,中医药文化软实力是中华民族基于中医药文化而具有的凝聚力和向心力,以及由此产生的吸引力和影响力,是我国文化软实力的重要组成部分。

随着国与国之间综合国力竞争的加剧,作为中华优秀传统文化靓丽名片的中医药文化,在提升中国文化软实力方面起着越来越重要的作用。提升中医药文化软实力的路径主要有:夯实根基,让中医药文化核心价值观深入人心;重塑形象,展现中医药文化独特魅力;加强传播,提高中医药文化国际话语权;扩大交流,提升中医药文化国际竞争力。

一、夯实根基 让中医药文化核心价值观深入人心

核心价值观是文化软实力的灵魂,是文化软实力建设的重点。提高中医药文化软实力,要努力夯实中医药文化软实力的根基,让中医药文化核心价值观深入人心。

（一）开展中医药文化核心价值体系研究　提炼核心价值观

随着我国经济社会深刻变革,各种思想文化交流交融交锋更加频繁,迫切需要深化对中医药文化重要性的认识,进一步增强中医药文化自觉和文化自信;迫切需要深入挖掘中医药文化价值内涵,进一步激发中医药文化的生机与活力。中医药文化核心价值体系主要包括中医的生命价值体系、自然科学价值体系和社会伦理价值体系。在核心价值体系的基础上凝练中医药文化核心价值观。

当前,对中医药文化核心价值观到底是什么,学界是见仁见智,但总体而言,"精、诚、仁、和"思想影响较大,传播较广,也较为普通大众所接受。精,要求医者应具备精湛的医术。诚,要求医者应具备心怀至诚的态度,对待患者诚心诚意。仁,要求医者应具备仁爱之心,即医生应当对病人有关怀、爱护、同情之心。和,要求医者应与患者建立和谐的关系,在治病过程中以求身体与自然、社会以及自身之和为目的。精、诚、仁、和,既是中医从业人员的价值取向,也是道德准则;既是价值追求,也是价值目标,坚持精、诚、仁、和,是体现中医药文化核心价值的重要保障。

（二）让中医药文化核心价值观深入人心

习近平总书记在纪念孔子诞辰2 565周年国际学术研讨会上指出,不忘历史才能开辟未来,善于继承才能不断创新。对待中医药文化,我们要系统梳理,并进行归纳分类。事实上,能够转化为软实力的中医药文化资源主要有器物技材、制度规范和思维方式等。中医药文化传播者、中医诊疗技术、收藏的中医药文物、陈列的中医药遗产等有形的、可感知的资源是器物层面的中医药文化;中医药文化标准、中医药文化规范和习俗等是制度层面的中医药文化软实力,用中医药文化标准去规范、约束和指导自己的生活和行为方式,这是中医药文化的规范导向和同化功能。中医药的天人合一、道法自然的价值观和整体综合、辨证论治等思维方式是思维层面的中医药文化。文化强国建设,就必须使器物层面、制度层面和思维层面的中医药文化资源活起来,并把它们转化为建设文化强国、健康中国、美丽中国的精神动力。同时,我们也要努力推进中医药文化创造性转化、

创新发展。把具有当代价值的中医药文化核心价值观弘扬起来,引导中医药从业人员讲中医药文化核心价值观、信中医药文化核心价值观,并身体力行,以中医药文化核心价值观指导、规范自己的行为,使每一位中医人都成为传播中医药文化核心价值观的主体。

二、重塑形象 展现中医药文化独特魅力

提高中医药文化软实力,必须重塑中医药形象。客观公正地评价中医,树立文化自信,努力展示中医药文化独特魅力,提高中医药疗效。

(一)正确评价中医 确立中医文化自信

近代以来,伴随着西学东渐,对待中医,学者们大都带着"解释落后性"的目的,西医的思维方式和价值观标准成为衡量中医唯一的科学模式和判断标准。这样,在此之前中医悠久历史、灿烂的文化成为"僵死的""停滞的""阻碍现代化"的历史包袱。重塑中医形象,首先就要正确评价中医,树立中医文化自信。事实上,中医学是一种与西医学完全不同的医学范式。中医注重生命时间,以生命时间统摄身体空间;西医注重身体空间,以身体空间统摄生命时间;中医强调"医者意也",重在意象思维,西医强调形式逻辑,重在抽象思维;中医关注"道、虚、精、神、气"等无形的功能,西医关注"基因、细胞、组织、器官"等有形的结构;中医强调"医乃仁术",追求至善,西医强调实证研究,提倡求真;中医研究人生命现象层面的规律,西医研究人身体层面的规律。事实上,中医与西医是平等"差异"的关系,而不是先进落后的"差距"关系。当代西方科学哲学家费耶阿本德教授在《自由社会中的科学》一书中对中医大加称赞:"当我读了为针灸提供哲学基础的《内经》时,我发现在中国这是有意识的:必须尊重地对待人体。"[3]习近平总书记也指出:"深入研究和科学总结中医药学对丰富世界医学事业、推进生命科学研究具有积极意义。"[4]因此,对待中医药学,我们要确立文化自信,不能被西化或西医化的观点所左右,我们要坚信中医药学是中华民族最具有原创思维的科学,也是我国最具原始创新潜力的领域。

(二)展现中医药文化的特色和优势

近代以来,现代医学依靠现代科学技术,取得了突飞猛进的发展,在消灭传统传染病,如天花、麻疹、结核病等方面起到了至关重要的作用。可以说,现代医学取得了辉煌的成就,但伴随着人们生活水平的提高,生活节奏的加快,人类疾病谱也发生了很大的变化,现代医学在治疗慢性病等方面仍有局限性,其发展也

面临难以克服的内部困境。如身心二元论对人的生命身心一元的肢解，分析还原思想造成了支离破碎的身体，单纯运用医疗技术手段不能解决人类情志疾病的困惑，医疗技术发展的无限性与人的生命承受有限性的矛盾，现代医学高昂的医疗费用给患者带来沉重的经济负担等。现代医学面临的困境正是中医学所擅长的领域。如中医坚持心身一元论；强调整体综合的方法论；主张"因时、因地、因人制宜"治疗原则，灵活采取技术手段治疗或非技术手段方法进行治疗；坚持"医乃仁术、医者仁心"，医疗技术手段应用必须以生命能够承受的限度为前提；重视"不治已病治未病"；发挥"简便廉验"优势，实现"人人享有基本卫生保健"的医学目标。中医的这些长处对于克服现代医学面临的困境，重塑中医药形象，引领医学未来发展，具有重要的意义和价值。正如国务院原副总理刘延东所说："中医药是我国独特的卫生资源。"

（三）提高中医疗效

重塑中医药形象，提高中医药疗效是关键。邓小平同志曾说过，不管黑猫还是白猫，逮到老鼠就是好猫。在医学领域我们也可以这样说，不管中医、西医还是其他民族医学，有疗效才是唯一。近代以来，伴随着西医东渐，中医的阵地越来越萎缩，以至于一段时间竟出现"废医存药""废医验药"和"取消中医"等反常现象，但中医凭借其过硬的临床疗效而生存下来。黑格尔曾说过，"存在的就是合理的"，中医历经磨难而能够顽强存在下来，一定有它存在的理由，笔者认为支撑中医存在下来的最重要的理由，就是显著的临床疗效。当下重塑中医形象，关键是提高中医药的疗效。为此，应全面提高中医从业人员的中医理论水平和临床实践能力，归纳总结包括国医大师在内的名医名家诊治疾病的经验与方法，充分发挥中医内外合治、针药并进、药食互补、综合调理的优势等。疗效提高了，中医文化的吸引力和影响力自然而然就增强了。

三、加强传播 提高中医药文化国际话语权

提高中医药文化软实力，必须创新中医药文化对外传播方式，精心选择中医药文化对外传播内容，发挥新媒体的作用，增强中医药文化对外话语的创造力、感召力，提高中医药文化国际话语权。

（一）创新中医文化对外传播方式

传播学先驱哈罗德·拉斯韦尔在《社会传播的结构与功能》中首次提出"5W"模式，即"传播者（Who）、传播内容（Say What）、传播媒介（In Which Channel)、传播受众(To Whom)、传播效果(With What Effect)"。提高中医药文化国际话语权,要遵循新闻传播规律,创新中医文化对外传播方式。传统中医药文化对外传播一般是依靠传统媒体传播和人际传播等方式,但伴随着新兴媒体,特别是互联网的出现,传播方式发生了很大变化。因此,创新中医药文化对外传播方式,就是要推动传统媒体和新兴媒体的融合发展,实现传统媒体和新兴媒体优势互补。微信、推特、博客等新媒体,具有即时性、互动性等特点,在中医药文化对外传播中具有传统媒体无法比拟的优势。我们要充分发挥互联网传播的优势和特点,大力加强中医药文化对外传播官方网站、商业网站和专业网站建设,重视互联网上的交流和对话,提高中医药文化对外传播效果,实现网络传播与先进传播技术的有机结合,积极发展中医药文化网络对外传播新兴业态。

（二）创新中医药文化对外传播内容

中医药文化对外传播不仅要创新传播方式,更要创新中医药文化对外传播内容,因为在"他者"的文化语境中,必须以"他者"能够理解的方式讲好中医药故事、传播好中医药声音、阐释好中医药特色。创新中医药文化对外传播内容,要实行本土化原则,把中医药文化的普遍内容与当地具体实际相结合,让中医药文化在当地落地生根。事实上,在西方国家有相当一批中医药笃信者,如美国的费耶阿本德教授,德国的古斯塔夫·德教授,法国的Lavier教授、克罗德教授等,这些"国外铁杆中医"根据传统中医理论模板,利用本土的文化资源,顺应当地的社会需求选择中医药文化内容进行传承和传播。创新中医药文化对外传播内容,就要密切联系国外中医笃信者,和他们进行学术对话和交流,通过他们了解当地居民的文化需求,对症下药,选择中医药文化传播内容。我们知道,中医药跨文化传播,并不能在一片文化空白中造就与母国同样观念的文化居民,更何况目前西医文化仍然处于强势,因此,创新中医药文化传播内容就显得特别重要。现代人类学研究特别强调"他者为上"的理念,中医药文化对外传播可以借鉴人类学研究方法,将中医药文化放在"他者"的社会、文化环境中,去评判它的文化吻合度,以及中医药文化对当代居民的意义。根据这些标准和原则去创新中医药文化对外传播的内容,可以达到良好的传播效果。

四、扩大交流 增强中医药文化的竞争力

任何一种文化都不能固步自封,都必须在与其他文化的交流碰撞中增强自身的竞争力。中医药文化要想在激烈的文化竞争中站稳脚跟,必须扩大交流,取

长补短,增强自身的竞争力和吸引力。

（一）平等对话是扩大交流的前提

鼓励中医药文化走向世界,加强中西医文化对话是增强中医药文化竞争力的重要途径。而对话的前提是尊重世界各国医学,求同存异、相互包容,平等开展交流。事实上,不管中医、现代医学、古代医学,都是与其人文地理环境长期互动升华的结果,他们之间无高低优劣之分。但自近代以来,伴随着西方在全球殖民扩张的成功,导致西方赋予自己在文化上的支配和中心地位,西方医学也把自己的思维方式、价值观作为衡量一切医学的尺度和标准。在这种医学评价体系下,顺西方医学者昌,逆西方医学者亡。西方医学把非西方医学文化看成自己的附庸并不得不接受自己的领导。在此情况下,中西医文化之间尊卑明显、强弱分明,根本谈不上平等对话。因此,中医药走向世界、扩大交流前提就是要把中医文化放在与西医文化平等的地位,进行对话,然后才能取长补短,从而增强中医药文化的竞争力。

（二）加强与国际组织、外国政府间的交流与合作

增强中医药文化竞争力,必须加强与国际组织、外国政府间的交流与合作。建立与世界卫生组织、联合国教科文组织等国际组织的长效工作机制,建立政府间稳定的中医药合作与交流机制,鼓励有条件的中医医疗机构在境外建立一批高水平的中医医疗机构,提供中医医疗和养生保健服务,鼓励中医药高等院校与国外著名大学合作,扩大境外中医药学历教育和继续教育规模。习近平总书记曾多次发表重要讲话,鼓励中医药加强与国际组织、外国政府间的交流与合作。如在会见世界卫生组织总干事陈冯富珍时,习近平指出:"中方重视世界卫生组织的重要作用,愿继续加强双方合作,促进中西医结合及中医药在海外发展,推动更多中国生产的医药产品进入国际市场。"[5]

参考文献

[1] 洪晓楠,等.提高国家文化软实力的哲学研究[M].北京:人民出版社,2013:40.

[2] "提升我国体育文化软实力核心问题研究"课题组.中国体育文化软实力及其提升[M].北京:科学出版社,2015:8.

[3] 费耶阿本德.自由社会中的科学[M].上海:上海译文出版社,2005:170.

[4] 习近平出席皇家墨尔本理工大学中医孔子学院授牌仪式[EB/OL].(2010-06-20).http://news.xinhuanet.com/world/2010-06/20/c_12240054.htm.

［5］杜尚泽.习近平会见世界卫生组织总干事陈冯富珍［N］.人民日报,2013-08-21(1).

本文作者张洪雷、张宗明(通讯作者),发表于《中国中医现代远程教育》,2018年第16卷第21期

中医药参与全球卫生治理的路径探究

随着全球化的不断深入,面对全球范围内复杂而严峻的卫生挑战,长久以来国际社会也在持续开展着多样化的应对行动,不同层级、类别的参与者持续加入,逐渐形成了系统性的体系和策略,即全球卫生治理。其理论基础来源于20世纪70年代,西方学术界和政治领域形成的"治理"的理论框架。学术界一般认为,全球卫生治理(global health governance)是不同行为主体开展的与健康相关的互动与合作,有效面对全球卫生挑战,达到维护和促进健康的目的[1]。不同主权国家、国际组织和非政府组织在价值观、发展愿景、国际规范以及自身利益等诸多因素的促动下,开展着广泛而复杂的互动与合作,推动全球卫生健康事业向前发展。

一、参与全球卫生治理的必要性

(一)全球卫生形势所迫

长久以来,全球公共卫生问题一直被认为是一个生物医学与发展问题。随着2003年在世界上30多个国家和地区肆虐的"非典"、蔓延全球的"艾滋病"以及随时会爆发的"禽流感"等问题的出现,各类新发和复发疾病使卫生治理问题逐渐被各国纳入外交议程之中[2]。不仅如此,在1995年日本东京地铁发生的毒气事件和2001年美国发生的炭疽恐怖袭击更是加剧了世界各国对公共卫生安全危机的担心,各类卫生问题越来越对公共卫生安全构成威胁[3]。西非埃博拉出现血热疫情,拉美寨卡疫情频繁在发展中国家爆发,也说明了全球卫生治理的短板依然存在。面对不可抗拒的全球化趋势,中国作为发展中大国置身其中,也应投身卫生治理体系的建立,防止疾病由小规模爆发转变为全球性的传染性传播,从而减少疾病对人类的负面影响。

(二)中国的大国责任担当

中国在经济、政治、文化各个层面实力的增加和不断崛起,成为全球范围内举足轻重的行为体,也是全球卫生领域中重要的一员[4]。不仅是人口规模将占世界的近1/5,医疗技术水平也不断跻身世界前列。负责任的大国形象驱使中国更积极地参与到全球卫生治理中。中国为世界卫生组织提供人力、物力、财力等各项资源,其中中医药兼具医疗和文化双重属性,是中华民族五千多年历史沉淀和文化瑰宝,并经过现代科学的检验,融合了中西医结合的技术,为全球卫生治理提供了多维度的医疗模式和手段。

（三）中医药优势引导

中医药学拥有一套完整、独特的理论体系,在临床各科多种疾病的诊治方面积累了丰富的经验并具有确切的疗效。中医药学是我国卫生事业的重要组成部分,更是世界传统医药的代表,其有责任也有义务尽其所能地参与到全球卫生治理中来。中医药学是研究人体生命活动变化规律和调节方法的一门科学,体现了对人体生命科学的深刻认识。21世纪以来,随着医学模式的转换,疾病谱也在发生着变化,难治病不断增加,医源性、药源性疾病以及老龄性疾病逐渐增多,人们的预防保健意识不断增强,现代医学和现有公共卫生保健体系已不能满足人们对健康的无限追求,国际社会对天然药物的市场需求日益扩大;随着中医现代化水平不断提高,其影响也日益扩大,世界卫生组织、各国政府已开始重视中医药的作用,为其发展提供了平台和机会。因此,中医药投身到参与和改善全球卫生治理的体系中具有广泛的需求性和必要性。

二、困境和挑战

（一）科学性和文化性差异

尽管中医药已经传播到180多个国家和地区,但是中医药的国际认同度还不高,部分地区仅承认针灸,而不接受中医。究其原因,是因为中医的科学性在学术界还存在广泛争议;而由于东西方文化的差异,中西医的理论体系也存在巨大差异,中医药在被各国接受过程中存在阻碍。

（二）标准化体系不完善

中医诊断方面,没有具体量化的标准和循证依据;中药方面,没有可靠的循证医学统计数据来使中药的疗效得到科学的证明,药理作用机制并不明确,安全性、有效性存在疑惑;诊疗方面,各类的标准化体系还不健全,难以得到西方科学界的接受。中医缺少各类疾病的国际诊疗指南、专家共识等。

（三）跨文化语言翻译障碍

由于不同的翻译理念和方法以及不同语系的文化，中医药在国际传播中一直存在着语言翻译的障碍。中医药专业术语的牵强翻译无法使真正的中医药知识和技术传播出去，在疾病诊治过程中无法得到准确的应用，中医的理论和技术在国际化过程中被误解，严重阻碍中医药参与到全球卫生治理中。

（四）多国竞争的严峻形势

各个国家为体现自己强国地位和国际社会的话语权，陆续投身于全球健康治理的体系中。以日韩为代表的东亚国家，打着传统医学的旗号研制销售"汉方""韩方"，抢夺中医方剂的成果；而欧美发达国家正在逐步抢占中医药科研的高地，将中医药的理论融合现代科研技术；多个发达国家的药企加入中药研发的队列，抢先发掘中药新药资源[5]。

（五）存在感和参与度不强

在全球卫生治理的过程中，尽管中国作为发展中国家的代表，积极为世界卫生组织献策、献力，提供先进技术，提供医疗援助队等，体现了大国的担当。但是，中医药技术和资源的输出却很有限，中医药在世界卫生领域的存在感不强，在全球卫生治理中的参与度不强。

三、中医药参与全球卫生治理的具体路径

（一）以文化传播为先导，担当开路先锋

中医药学是中华民族智慧的结晶和中国传统文化的瑰宝，在世界医药文化领域独具特色。放眼世界，中医药文化俨然成为"一扇了解中国文化的新窗口"，发挥越来越重要的作用[6]。随着经济全球化的发展，文化多样性持续推进，中医药至今已经传播到了180多个国家和地区，并不断得到丰富和发展，在维护人类健康中发挥重要作用。但由于各国意识形态、风俗文化的差异，可能会引起海外民众对中医药文化价值认识度受限，因此传播中医药文化要走对路子、迈实步子。首先借助适宜的平台与媒介切实增强受众的认同度，树立在国际社会的正面形象；其次杜绝国际市场掺假、伪劣的药产品，杜绝科研领域虚假、剽窃的论文和专著；更重要的是在国外推广应用的过程中不能违背当地法律法规、伦理道德、宗教信仰、社会道义[7]。以中医药文化先行，才能打破东西方文化之间的壁垒，更好地提升中医药在卫生治理中的参与度。

（二）以国家政策为推动，响应国际需求

2012年国务院新闻办公室颁布的《中国的医疗卫生事业》[8]白皮书中，把"中医药发展"和"卫生国际合作"放在了重要的地位。2016年国务院印发的《中医药发展战略规划纲要（2016—2030年）》[9]对中医药的发展提出了具体规划，要求积极推动中医药海外发展：深化与各国政府和世界卫生组织、国际标准化组织等的交流与合作，积极参与国际规则、标准的研究与制定，营造有利于中医药海外发展的国际环境。2016年中共中央、国务院印发了《"健康中国2030"规划纲要》[10]，其中明确提出"加强中医药国际交流与合作。充分利用国家高层战略对话机制，将卫生纳入大国外交议程。积极参与全球卫生治理，在相关国际标准、规范、指南等的研究、谈判与制定中发挥影响，提高健康领域国际影响力和制度性话语权"。

随着习近平总书记"一带一路"倡议的逐步发展和落实，我国将与"一带一路"的国家建立更紧密的合作关系，而其中的不少国家是发展中国家，其国内卫生医疗条件和基础相对薄弱，更需要援助。中国应该把握住这一历史机遇，以传统医药文化交流为桥梁，积极搭建我国中医药机构与"一带一路"沿线国家和地区的合作平台[11]，携手打造"健康丝绸之路"[12]。第71届世界卫生大会召开前夕，国家卫健委主任马晓伟在日内瓦表示，中国重视保障公民健康、增进民生福祉，并积极参与全球卫生治理，为人类健康贡献中国智慧和力量[13]。

无论是国家政府还是国际社会，都对中国参与全球卫生治理提供了巨大的政策支持和广阔的平台，中医药也应该把握住机会，响应国家和国际号召，积极将各项政策、制度落到实处。

（三）继承针灸技术和中药资源，弘扬特色疗法

1972年时任美国总统的尼克松访华后，一名记者的神奇针麻经历引起了轰动，美国国立卫生院（NIH）注意到中国的针灸疗法，继而引发了美国的"针灸热"，促进了针灸医学在美国乃至全世界的广泛传播[13]。在临床中，中医针灸不仅通过针刺麻醉开展肺叶切除术、阑尾炎手术等，而且针灸疗法对于疼痛疾病、顽固性咳嗽、支气管哮喘、脑卒中后遗症、失眠、帕金森病之类的神经系统紊乱、各种肿瘤疾病经西医治疗的后遗症等一些目前在西医领域无效或者较差的病症确有疗效[14]。针灸技术作为中医药学中的核心代表，不仅在作为世界第一大经济体的美国获得认可和取得突破性成就，更可以在全球公共卫生中发挥巨大作用，更少使用处方药物甚至避免外科手术，节约数以万计的卫生资源。

中国丰富和独特的中药材生产体系和中药资源,是中国中医药核心竞争力的重要基础。许多草药和植物药的确切效果,被越来越多的国家接受和重视。传统中药对治疗慢性代谢性疾病具有良好疗效,同时相对较低的毒副作用和低廉的价格,在全球范围内得到认可,中药出口总额也突飞猛进,世界各国对天然植物药的需求逐年飞速增长[15]。如今,世界各国都对抗生素的使用进行严格管理和规范,在此情况下合理地利用好中草药资源已经是国际社会的主旋律。我国作为中药材生产和输出大国,应该把握好自己的优势,加强道地药材种植、提高中药制药技术等,将中药材作为宝贵的资源供给和服务于全球卫生治理。除此以外,将灸法、拔罐、刮痧等中医药适宜技术向世界推广,发挥其简、验、效、廉的特点,可达到全球卫生治理中防控疾病,提高健康水平的目标[16]。

（四）把握优势病种的治疗手段,发挥诊治所长

中医药在防治传染病和流行病方面具有独特的优势,曾屡次贡献出自己的力量。近年来,随着全球化的发展,艾滋病、严重急性呼吸综合症（SARS）、禽流感、埃博拉病毒、中东呼吸综合征（MERS）等流行病的爆发,国际公共卫生领域面临的威胁日益上升[17]。中医药在数千年疾病特别是疫病的斗争及防治过程中,创立了独具特色和优势的中医疫病理论体系和诊疗方法。特别是在防治流行病脑脊髓膜炎、流行性乙型脑炎、流行性感冒、麻疹、流行性出血热、钩端螺旋体、肺结核、血吸虫病、病毒性肝炎、艾滋病和SARS过程中,中医发挥着重要作用。

而随着疾病谱的变化和扩大,现如今有许多西医无法解决的疾病,中医成了很好的补充和替代疗法。肿瘤是当今世界卫生领域的难治性疾病代表,而通过中医学者的不懈努力,近年来中医药防治肿瘤已经取得一定成就。西方肿瘤学界普遍认可中医药在缓解症状、防止复发转移、提高生存质量及延长生存期、放化疗增效减毒等方面的作用[18]。不仅如此,中医在治疗呼吸系统、循环系统、消化系统、神经系统、生殖障碍等100余种疑难病、难治病上都具有明显优势。把握好这类疑难病症的治疗手段,积极运用于临床实践,可提升中医药在全球卫生治理中的参与度。

同时,中医"正气为本""治未病""未病先防"的养生理念与预防医学的发展所契合,世界卫生组织近年来也将医疗卫生服务重心不断前移,工作的重点移至临床治疗前,可以大大降低社会卫生经费,节省大量的世界资源,并能取得更好的防治效果。因此,推广中医养生技术及方法,扩大中医养生理念得到全球认

可和应用,可在卫生领域发挥巨大作用。

（五）加强中医药标准化建设,推动各国立法

在国际卫生事业发展过程中,循证医学是各类学者研究的热门话题,主张以临床证据为治疗依据,而传统医学则更多依靠经验。因此,加快中医标准体系的建设势在必行。作为中医药起源国,我们应该依据中医药的特点和规律,主导制定中医药国际标准,并在此基础上形成一套符合自身特点的、能为国际认可的标准规范体系,让世界中医药与中国标准接轨。这不仅有利于规范国外中医医疗、教育、科研、管理等各项工作,加速其传播进程,而且有利于取得国际社会更为广泛的接受和认同,促进其进入世界主流医学体系,更好地为世界人民的健康服务。

据世界卫生组织统计,目前103个会员国认可使用针灸,其中29个设立了传统医学的法律法规,18个将针灸纳入医疗保险体系。中药逐步进入国际医药体系,已在俄罗斯、古巴、越南、新加坡和阿联酋等国以药品形式注册[19]。欧盟通过了《传统植物药法令》,东方传统草药成药品将可以在全欧盟以药品身份上市……许多国家和组织已经将中医药纳入常规医疗卫生体系,给予它合法的地位。然而仍有部分国家对中医药采取"不承认不禁止"的态度,因此推动更多国家立法,打开更多地区的窗口,中医药才有机会更好地融入全球卫生体系中,体现其自身的价值。

（六）借助海外合作平台,拓宽传播渠道

近年来中医孔子学院与海外中医药中心的不断建立、合作项目的不断推进,成为国际中医药界不可忽视的重要力量,为中医药国际传播和发展提供了平台。2004年,中国政府开始在海外设立孔子学院(Confucius Institute),目前全球已经建立433所孔子学院,分布在117个国家。2014年,我国开始建立"中医药中心",预计到2020年将建成20家,目前已有10家初具规模,分别位于匈牙利、俄罗斯、澳大利亚、法国、卢森堡、吉尔吉斯斯坦、马来西亚、马拉维、美国、捷克等。

国内外高校联手成立的中医孔子学院,主要任务是向国外民众介绍中医药知识和中医药文化,而海外中医药中心俨然成为我国中医药海外发展中新的重要的科研平台、文化平台、合作平台,为海外患者提供中国特色医疗服务。借助海外中医药中心,甚至建立海外中医医院,提供海外医疗援助的平台,将国内优秀的中医药人才和资源输送到全球。

（七）以中医药服务贸易为杠杆，推动国际发展

随着世界范围内多个国家经济增长模式的转型，服务贸易在国家出口贸易中充当的角色越来越重要，中医药服务贸易一直是我国中医药走向国际的主力军，也是中国参与到全球卫生治理的重要途径。其开展可有以下模式：1. 远程诊疗，可通过移动通信设备进行中医药远程教育、中医药远程会诊、中医药远程咨询、中医药远程预约等，为境外人员提供中医药服务，大大降低了双方因为空间距离所需支付的交易成本；2. 境外消费，通过包括中医药医疗旅游吸引各国旅客、患者来进行中医药特色治疗等内容，为我国临时逗留的外国人提供中医药服务，满足来华流动人口的医疗需求；3. 商业投资，中国具有能力的医疗、教育、文化、服务机构在海外进行投资，建立与中医药相关的各种实体，如中医诊所或中医诊疗中心等；4. 人才流动，我国从事中医药医疗、科研、教育等方面的专业人才前往海外提供中医药服务，为维护世界人民的健康贡献力量[20]。

除此以外，还有中医药人才的援外服务，中国已经向亚洲、非洲、拉美70多个国家派遣了医疗队，每个医疗队中都有中医药人员，约占医务人员总数的10%；中国还在加强在发展中国家特别是非洲国家开展艾滋病、疟疾等疾病防治，先后派出中医技术人员400余名，分赴40多个国家。援外医疗队采用中药、针灸、推拿及中西医结合方法治疗了不少疑难重症，挽救了许多病情垂危者的生命。

四、结语

中医药作为几千年来中国特色的医疗方式，为世界卫生领域作出了巨大的贡献。在中国参与全球卫生治理的过程中，中医药也将扮演重要的角色[21]。通过多举措、多平台、多领域等一系列路径，凭借中医药已有的基础和优势，必将在全球卫生治理的体系中发挥巨大作用。

参考文献

[1] 杨肖光，陈文. 全球卫生治理视角下的中国经验与策略[M]. 上海：复旦大学出版社，2017：3-5.

[2] 扎克，科菲. 因病相连：卫生治理与全球政治[M]. 晋继勇，译. 杭州：浙江大学出版社，2011：2-10.

[3] 晋继勇. 全球公共卫生治理中的国际机制分析[D]. 上海：复旦大学，2009：1-5.

［4］许静,刘培龙,郭岩.全球卫生治理机制及中国参与的建议［J］.中国卫生政策研究,2013,6(11):1-7.

［5］何茂春,郑维伟."一带一路"战略构想从模糊走向清晰——绿色、健康、智力、和平丝绸之路理论内涵及实现路径［J］.新疆师范大学学报(哲学社会科学版),2017,38(6):77-92.

［6］张其成.中医文化学［M］.北京:人民卫生出版社,2017:121-122.

［7］鄢良.复兴之路:世界传统医药与中医药国家化总论［M］.北京:中医古籍出版社,2012:9-10.

［8］中华人民共和国国务院新闻办公室.中国的医疗卫生事业［M］.北京:人民卫生出版社,2012.

［9］桑滨生.《中医药发展战略规划纲要(2016—2030年)》解读［J］.世界科学技术—中医药现代化,2016,18(7):1088-1092.

［10］中共中央、国务院印发《"健康中国2030"规划纲要》［N］.人民日报,2016-10-26(001).

［11］墨涅夫·组比.中医对全球医学发展作出了重大贡献［J］.人民论坛,2016(34):36.

［12］中国社会科学网.中国发出全球卫生治理最强音［EB/OL］.(2017-01-30)［2019-04-24］.http://www.cssn.cn/hqxx/201701/t20170130_3400319.shtml.

［13］人民网.为人类健康贡献中国智慧和力量［EB/OL］.(2018-05-21)［2019-04-24］.http://health.people.com.cn/n1/2018/0521/c14739-30001986.html.

［14］金达洙.针灸在美国的历史现状研究及其前景展望［D］.南京:南京中医药大学,2011.

［15］李振吉,邹健强,苏钢强.中医药现代化发展战略研究［M］.北京:人民卫生出版社,2009:263-264.

［16］高明,唐丽霞,于乐荣.全球卫生治理的变化和挑战及对中国的启示［J］.国际展望,2017,9(5):126-146.

［17］刘长君,高英彤.欧盟全球卫生治理战略论析——兼论中国参与全球卫生治理［J］.国际展望,2017,9(2):95-113.

［18］张英,侯炜,林洪生.中医药治疗恶性肿瘤临床研究成果与思考［J］.中医杂志,2014,55(6):523-525.

［19］国务院.《中国的中医药》白皮书［EB/OL］.(2016-12-06)［2019-04-24］.http://www.cntcm.com.cn/zhuanti/2016/12/06/content_23967.htm.

［20］胡凡,王秀兰.中国中医药服务贸易政策研究［M］.上海:复旦大学出版社,2018:298.

［21］张建忠,鲍超群,宋欣阳.中医参与西亚北非卫生治理［J］.复旦国际关系评论,2018(1):257-275.

本文作者钱玺、张宗明(通讯作者),发表于《中国医药导报》,2019年第16卷第36期

海外中医药人文领域学术期刊发展现状研究

——基于 Web of ScienceTM 平台的 SSCI 和 A&HCI 数据库

中医药学是中华民族所特有的医学智慧,海外传播历史悠久,最早可以追溯到汉唐之际。中医诊疗技术的海外应用带动了中医药文化的传播,从中国的周边国家逐渐蔓延到西方世界,进入海外学者的视野,产生一系列来自异国不同文化背景下对中医药学的研究和审视成果。这些研究成果在一定程度上体现了海外学界对中医药学的理解与认知,也是反映中医药文化海外传播现状非常重要的第一手研究资料。

在经济全球化、政治多极化、文明多样化的今天,人文社会科学的理论发展和对策性研究与探索愈来愈迫切地需要超越地域性的交流与沟通,国际学术共同体之间也需要有更多的互动与对话[1]。为此,我们尽量从综合、全面的视角去搜集和整理资料,基于 Web of ScienceTM 平台的 SSCI 和 A&HCI 数据库对学术论文进行分析梳理,以期反映海外中医药人文领域研究的现状和特点,为探索研究中医药海外发展策略提供文献支持。

一、数据库检索与文献采集

中医学具有国学和科学两方面的特征。所谓国学,即中国传统文化,是中华民族文化的思维方式、思想观念,具有地域性特征;而科学,是认识世界的方法、手段和知识方式,具有科学性特征[2]。由于目前 Web of ScienceTM 核心合集数据库中没有单独划分中医药学分类,故对拟定的中医药学相关主题词进行检索,并对论文数据集展开统计分析。

Web of ScienceTM 核心合集数据库中收录了各个学科领域中最具权威性和影响力的学术期刊、会议论文集以及学术著作。其中,Social Science Citation Index 社会科学引文索引(SSCI)收录了世界上不同国家和地区的社会科学期刊和论文,是当今社会科学领域重要的期刊检索与论文参考渠道。Arts & Humanities Citation Index艺术与人文科学引文索引(A&HCI)是艺术与人文科学领域重要的期刊文摘索引数据库。上述两个数据库,是国际层面人文社科领域权威数据库,其所收录学科与中医药学本身学科交叉特点具有高度的关联度,从中医药人文领域研究来说,尤其与考古学、人类学、文学、哲学、传播学、宗教、历史等学科的相关度更为密切。基于数据库的这种分科布局,其收录的中医药学术论文为了解海外中医药人文领域学术研究现状,提供了重要的文献资料和数据支撑。

本文分析了SSCI和A&HCI两个数据库,以2007—2018年为时间跨度,论文类型为所有文献类型。以中医药、针灸、本草等相关词为主题词,以期尽可能全面搜集相关文献,主题词包括:"Chinese medicine""traditional Chinese medicine""Chinese herbal medicine""herbal medicine""integrative medicine""acupuncture""moxibustion""TCM""Chinese herbs""needling""acupuncture and moxibustion""Chinese herbal formula""herbal medicines""Traditional medicines""Meridian""herb""Chinese medical culture",总计检索3 379篇论文。通过文献计量学分析法(包括影响因子、立即指数、总引用次数、刊载论文总数、被引半衰期、学科排名)等相关数据进行剖析,笔者认为可以大体揭示目前国际中医药人文领域期刊的发文和影响力变化趋势,为中医药人文领域进一步研究提供数据参考和学术支撑。

二、文献计量学数据分析

1. 中医药学相关主题论文发文趋势(2007—2018)

从图1中医药学相关主题论文的发文趋势,我们可以看到,SSCI和A&HCI数据库收录的中医药学相关主题论文的发文数量,总体呈现不断增长趋势,说明全球范围内相关学者对中医药这一主题的关注度不断提升,从2007年的167篇增长至2017年的411篇,增长1.46倍,但2018年略有下降。

2. 发文的主要文献类型

2007—2018年SSCI和A&HCI数据库收录的中医药学相关主题论文,按照文献类型对其进行分类和统计分析(见图2)。

图2表明,2007—2018年间,SSCI、A&HCI数据库的文献类型以文章(Article)为主,占比69.52%;其次是综述(Review),占比8.02%;还有少量的会议摘要(Meeting Abstract,占比5.35%)、书评(Book Review,占比4.01%)和社论材料

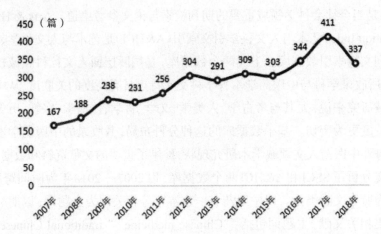

图 1　2007—2018 年 SSCI 和 A&HCI 数据库收录的中医药学相关主题论文的发文趋势

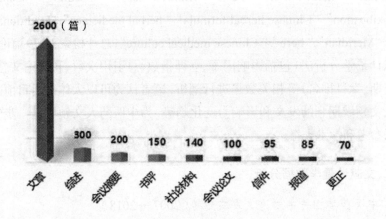

图 2　2007—2018 年 SSCI 和 A&HCI 数据库收录的中医药学相关论文的文献类型

（Editorial Material，占比 3.74%），其他的文献类型分别占比均不足 3%。这说明论文、综述性文章是目前构成数据库发文的主要文献类型。

3. 相关主题论文的国家 / 地区分布

按照不同国家和地区，将发文地区进行分类并分析可知，2007—2018 年，SSCI 和 A&HCI 数据库收录中医药学相关主题论文分布情况如下（见图 3）。

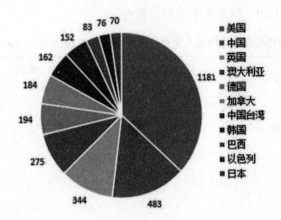

图3 2007—2018年SSCI和A&HCI数据库收录中医药学相关主题论文的国家/地区分布

我们通过分析全球范围该领域文章的来源国家和地区分布等数据信息,可进一步了解全球范围内中医药人文学科领域的科研力量分布,这也是全面了解学科整体研究布局的一个途径。从结果来看,发文最多的国家为美国,共1 181篇文章,远高于其他国家和地区;其次为中国、英国、澳大利亚和德国,说明这些国家一直关注中医药学的研究,并产生了一定的学术成果;加拿大、中国台湾地区、韩国、巴西、以色列、日本等国家和地区也有一定数量的发文,体现了这些国家或地区对中医药学研究亦给予一定关注。国家/地区发文量是体现一个国家和地区学术力量的重要数据指标,中医药作为发源于我国的特色传统医学具有丰富的学术资源,但由于语言及其他原因,中国中医药学者学术成果的国际学术影响力和显示度都较低。

4. 全球主要发文机构

分析全球范围内中医药人文社科领域发文机构,可以了解该领域科研力量分布,这是了解中医药人文学科研究现状的重要内容和有效途径。

通过整理2007—2018年SSCI、A&HCI中医药主题论文全球范围内发文机构的数据,我们发现,发文最高的有加州大学和哈佛大学,这两所大学均为美国高校。来自亚洲的有韩国的庆熙大学、中国香港的香港大学和香港中文大学、中国台湾的"中国医药大学"。在产出最多的20所机构中(见表1),发文总体引文影响力较高即CNCI值表现超过全球平均水平的高校有多伦多大学、得克萨斯大学、哈佛大学、悉尼大学、伦敦大学等。令人遗憾的是,全球范围内学术论文产出量最高的20家学术机构中,中国大陆的中医药相关大学及研究机构并未上榜,在SSCI及AQHCI数据库中的发文较少。

表1　全球范围内中医药人文类论文发文最多的20所机构(2007—2018)

机构名称	Web of Science 论文数	被引频次	篇均被引频次	学科规范化的引文影响力
加州大学	111	1 018	9.17	0.87
哈佛大学	90	1 503	16.70	1.25
香港大学	71	469	6.61	1.00
伦敦大学	69	709	10.28	1.14
庆熙大学	57	283	4.96	0.42
悉尼科技大学	51	312	6.12	0.91
波士顿医疗保健系统	51	989	19.39	1.32
香港中文大学	50	347	6.94	0.70
"中国医药大学"	45	520	11.56	0.90
宾夕法尼亚大学	44	393	8.93	0.95
宾夕法尼亚州立高等教育系统	44	413	9.39	0.85
亚利桑那大学	43	474	11.02	0.90
加州大学洛杉矶分校	43	497	11.56	1.07
多伦多大学	43	486	11.30	1.42
得克萨斯大学	41	713	17.39	1.41
加州大学旧金山分校	37	375	10.14	0.75
佛罗里达州立大学	37	191	5.16	0.66
以色列 Clalit 医疗服务公司	36	350	9.72	1.06
马萨诸塞州总医院	35	582	16.63	1.18
悉尼大学	33	375	11.36	1.19

　　从表2中我们可以看到2007—2018年中国发文最多的4个机构为北京中医药大学、四川大学、首都医科大学和广州中医药大学。但和表1的对比可以看到,中国大陆的高校普遍发文较少。从论文引文影响力来看,达到及超过全球平均水平的机构有中国科学院和广州中医药大学。但与国际发文机构相比,整体影响力相对较小,学术研究实力较弱。

表2　SSCI、A&HCI中国中医药人文类论文发文最多的20所机构(2007—2018)

机构名称	Web of Science 论文数	被引 频次	篇均被引 频次	学科规范化的 引文影响力
北京中医药大学	28	83	2.96	0.45
四川大学	22	180	8.18	0.51
首都医科大学	20	124	6.20	0.57
广州中医药大学	20	59	2.95	1.15
中国中医科学院	18	60	3.33	0.31
中国科学院	18	544	30.22	1.34
复旦大学	15	86	5.73	0.49
北京大学	13	186	14.31	0.98
中国中医科学院—北京协和医学院	13	63	4.85	0.74
上海中医药大学	12	27	2.25	0.35
辽宁中医药大学	12	0	0.00	0.00
南京中医药大学	10	31	3.10	0.66
同济大学	9	32	3.56	0.54
上海交通大学	7	63	9.00	0.53
中山大学	7	19	2.71	0.22
武汉大学	7	16	2.29	0.73
西安交通大学	6	93	15.50	0.60
成都中医药大学	6	42	7.00	0.47
第四军医	6	93	15.50	0.67
福建中医药大学	6	25	4.17	0.47
第二军医大学	6	16	2.67	0.48
天津中医药大学	6	32	5.33	0.41

　　构建中国特色学术话语体系,提升我国人文社科学术期刊国际话语权的突破口是创新[3]。人文社科学术期刊的国际化,不仅应追求国际的认可,还应追求以弘扬本土文化为目的的自我塑造,从而主导国际学术话语权[4]。据表2可知,目前北京中医药大学、四川大学、首都医科大学、广州中医药大学等高校和科研机构在中医药人文社科领域研究相对走在前列,但整体发文量仍较少,国际显示度低,国际学术影响力微弱。这也从侧面反映我国中医药人文领域的学者国际学术参与度低,不利于中医药人文社科领域构建学术话语权。

　　5. 全球发文 top10 期刊

　　对2007—2018年SSCI和A&HCI数据库收录的中医药相关主题论文最多

的10种期刊进行分析(见表3),我们发现,《BMC补充和替代医学》年均刊文量最大。从JCR(Journal Citation Report)分区占比来看,10种期刊位于Q1分区的有3种,Q2分区的有4种,Q3分区的有1种,Q4分区的有2种,说明在SSCI、A&HCI数据库发文的中医药类主题论文主要发表在质量较高的期刊上。从期刊的主题来看,主要发表在补充与替代医学学科领域,同时涉及一些综合医学、健康医学、护理、老年病杂志,在一定程度上体现了中医药学在全科医学、养生、康复以及老年疾病领域受到比较多的关注,这也和中医药在这些领域具有优势诊疗技术有密切的相关度。

表3　SSCI和A&HCI数据库中医药相关主题论文最多的10种期刊(2007—2018)

期刊名称	Web of Science 论文数	被引频次	期刊影响因子	JCR 分区
BMC补充替代医学	100	650	2.109	Q2
循证补充和替代医学	95	408	2.064	Q2
医学补充疗法	69	388	2.084	Q2
替代与补充医学杂志	67	377	1.498	Q3
欧洲综合医学杂志	62	146	0.698	Q4
探索——科学与治疗杂志	39	358	0.991	Q4
公共科学图书馆期刊	37	297	2.766	Q1
临床护理杂志	32	293	1.635	Q2
健康价值	30	57	5.494	Q1
美国老年医学会期刊	27	146	4.155	Q1

6. 相关主题词分析

对于主题词,我们采用美国擅长海量技术分析DDA(Derwent Data Analyzer)软件的数据清理及科技文献报告功能,选取2016—2018年3年主题词的变化数据。梳理发现近3年首次出现的主题词包括脑岛、光疗法、子宫内膜异位症、自主感觉经络反应以及睡眠障碍认知行为治疗等词语,而药用植物、癌症相关的疲劳、抗逆转录病毒疗法、安慰剂针灸等则在近3年中不再作为主题词出现在中医药学相关论文中(见表4),这体现了国际层面对中医药研究热点的迁移。

根据对主题词演变的分析,笔者认为,中医药学术论文的发表与当今时代医学关注热点具有一定契合度。与脑研究、光学疗法等高科技相关的文章发文得到学术期刊的关注和认可,属于医学前沿问题研究的范畴,具有明显的跨学科特点,是医学进步发展的重要途径。主题词亦显示对老年痴呆、睡眠障碍、替代药物、家庭医疗等领域的关注度有所增加,此类问题都属于目前主流医学难以解决的医学难题,中医药在此领域的研究在一定程度上被学界视为可能性突破口,故得到学术期刊的高度关注。从中医药学科研究出发思考,发现近3年SSCI、A&HCI数据库中聚焦中医药历史、文化、文学、人类学、学术流派、哲学等领域的主题词较少,说明中医药学学术论文传统的人文社科研究仍非常小众,这一领域的研究尚属待开垦的学术空间。

表4　SSCI和A&HCI收录中医药学相关主题论文的主题词分布(2016—2018)

序号	近3年首次使用的主题词		近3年不再出现的主题词	
	英文名称	中文名称	英文名称	中文名称
1	insula	脑岛	responsiveness	响应
2	light therapy	光疗法	medicinal plant use	药用植物
3	donepezil	多奈哌齐	epidemics	流行病
4	endometriosis	子宫内膜异位症	cancer-related fatigue	癌症相关的疲劳
5	low-quality evidence	低质量证据	CAM research	CAM研究
6	autonomous Sensory Meridian Response	自主感觉经络反应	antiretroviral therapy	抗逆转录病毒疗法
7	CBT-I	睡眠障碍认知行为治疗	undesirable side effects	不良副作用
8	CIM treatments	替代药物治疗	SF-36	健康状况调查简表
9	estimated prevalence	估计患病率	psychometric evaluation	心理测评
10	family medicine	家庭医学	placebo acupuncture	安慰剂针灸

7. 高被引论文分析

高被引论文是指在Web of ScienceTM核心合集数据库SSCI中按领域和出版年排名前1%的论文,该指标的论文集合可以帮助了解该领域在全球的引文影响力以及被全球同行认可的程度。2007—2018年SSCI和A&HCI数据库收录的3 379篇中医药学相关主题论文仅包含了13篇高被引论文,从一定程度上显示了不同国家或地区中医药人文领域的科研能力及学者学术影响力较低。

从论文分布国家或地区来看,这13篇高被引论文共涉及10个国家(地区),其中,论文量排在前3位的国家分别是美国(7篇)、加拿大(5篇)和德国(4篇),英国、意大利、澳大利亚、奥地利、法国和荷兰等7个国家发表的高被引论文量较少,均为1~2篇(见图4)。这些高被引论文中没有中国学者的学术论文,究其原因有二:其一,中国中医药学者人文研究在国际学术界的影响力小,认可度低;

其二,中国中医药学者所研究的内容与当下国际热点有所偏离。由此可知,中国中医药学者应积极关注国际学界热点,融入国际学术研究的大潮。

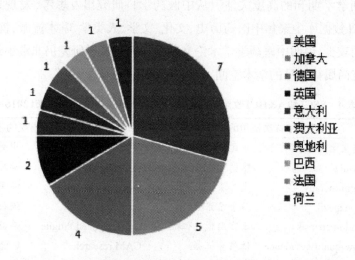

图4　中医药学高被引论文的国家(地区)分布

三、分析总结

中医药的发展广受关注,不仅在我国受到高度重视,国际社会也给予越来越多的关注,中医药以其系统的生命认知理论和特色诊疗技术,对现代主流医学发挥了很好的补充作用。综观上述统计数据,不难发现,在整个国际中医药人文学界,中国中医学者的国际影响力总体偏低。这与我国中医药发源国和主要应用国的地位极不相称,亦说明我国中医药人文领域学者国际发声的意识较低。这种国际层面缺少中国中医药学者声音的现状,对全球领域认知中医药、使用中医药以及发展中医药而言是一种缺憾。针对我国中医药人文领域学者国际学术影响力低下的状况,我们可以通过搭建学术平台、提升学者意识来改进。

1. 培育中医药学英文学术期刊

学术期刊是国际学术交流的重要平台,但我国科技期刊在国际舞台中席位太少,份额太低,缺少话语权[5]。这需要促进国内中医药英文学术期刊的国际化发展,为我国学者搭建国际学术平台,发出中国学术之声。(1)通过国际知名数据库、社交媒体平台,建立以英文期刊网站为主、学科服务为辅的中医药学术社区,促进中医药科研工作者的交流与合作。(2)跟踪国际知名学府中医药人文领域优秀学者和科研机构、我国中医药社科基金项目等,挖掘学术热点,引领学术研究方向。(3)强化"互联网"思维,坚持内容为王的原则,顺应当前学界信息获取方式的新媒体转型,提升中医药期刊的传播力和影响力。

2. 提升中国中医药学者国际学术参与度

随着我国科技的发展,中国学者在国际学术界的影响力不断提升,中医药学领域也是如此。我国中医药研究在国际学术领域的交流参与度和显示度不断提升,但相对集中在中医药的临床研究、药理研究等实验研究层面,在中医药人文社科领域的研究仍有所欠缺。我国应鼓励更多中医药学者积极在国际学术平台发表高水平学术论文,聚焦中医药的哲学、历史、文化、传播、循证医学、人类学等,积极推进中医药跨学科研究,与世界共享中国中医药人文领域的学术研究。

总之,中医药人文研究聚焦中医药学深厚的人文内涵、哲学理念及社会意义,从文化源头认知中医药发展的核心内涵、学术思想、历史脉络、医家流派等内容,对国际学界理解中医药临床诊疗技术具有重要的支撑作用,对国际中医药话语权体系构建具有重要意义。只有中国学者在国际发出自己的声音,才能让世界真正了解中医药学。

参考文献

[1] 徐枫. 对中国人文社科学术期刊国际合作模式的思考[J]. 河南大学学报(社会科学版),2013,53(6):133-141.

[2] 刘天宁. 中医人文文化的跨文化传播与翻译[J]. 中国中医药现代远程教育,2017,15(13):32-34.

[3] 伍婵提,童莹. 我国人文社科学术期刊国际话语权提升路径[J]. 中国出版,2017(15):45-48.

[4] 张慕华. "弘扬本土文化"与"建立学术自信"——论人文社科学术期刊国际化的实质与出路[J]. 传播与版权,2015(11):29-31.

[5] 杨惠,吴婷. 深化改革,创一流科技期刊——浅谈中国科技期刊的国际化之路[J]. 出版广角,2019(2):6-9.

本文作者李海英、王尔亮、张宗明(通讯作者),发表于《出版广角》,2019年第24期

第四章

中医药"走出去"之"源"——《内经》专题

中医典籍是中医学的理论来源，《黄帝内经》(以下简称《内经》)作为中医四大经典之首，其"阴阳五行学说""藏象学说""经络学说""病因病机学说"以及"辨证论治"等经典理论为中医学学科结构体系构建奠定了坚实的认知基础，被称为"医之始祖"。因此，中医药理论与文化"走出去"必然要求其"理论之源"，即《内经》通过译介的途径走出国门、走向世界。然而，《内经》中的医学理论丰富深邃，话语言简意赅，文化意象鲜活，字里行间渗透着中国古代朴素的唯物主义和辩证统一哲学思想，其"天人合一"的整体观念、"以人为本"的核心理念及"司外揣内"的辨病方法论都反映了中国特有的民族文化积淀，这些异域医学文化因子与目标域受众的医学文化背景形成强烈的对比、反差和冲击，在传播过程中难免彼此相互碰撞、排斥及融合。因此，本章围绕《内经》的译介，在语义、语用、文化意象以及深度阐释等层面展开探讨，借助训诂学、语言学、翻译学以及文化人类学等学科平台，全方位、多视角地拓宽《内经》译介研究的张力，从而提升《内经》译本的国际影响力和认同度。同时，多学科视角下《内经》的译介研究也为中医药典籍的译介推广开辟了新的方法和角度，对浩如烟海的中医药古籍文献的译介发挥领航和导向作用。

文树德《黄帝内经》英译本的
"深度翻译"探究

　　《黄帝内经》居中医四大经典之首,其语言凝练古雅,文化色彩浓厚,具有极高的医学、史学和文学价值。一直以来,外译《黄帝内经》都是传播中华医学的重要途径,也是学术界关注的热点。已出版的16个英文译本中,有关威斯、吴氏父子和李照国等人译本的国内研究可谓不胜枚举,但是对其他译本的研究却显得相对滞后。德国教授文树德(Paul Ulrich Unschuld)与美国知名学者Hermann Tessenow以及中国医史学家郑金生共同合作完成的《黄帝内经素问译注》(Huang Di Nei Jing Su Wen: An Annotated Translation of Huang Di's Inner Classic-Basic Questions,2011,以下简称文译本)是全球图书馆馆藏量第一的《黄帝内经》译本,获得过英美同行专家在国际一流期刊上的评荐,也是海外学术界公认的最权威的译本(殷丽,2017:39)。然而,目前有关该译本的研究屈指可数,考察主要围绕在中西文化交流视阈(杨丽雯,王银泉,2016:542-544)、当代德国的中国科技史研究(杨捷,2002:35-38)、中医古籍英译历史(邱玏,2011:136-137)和译本的描述性研究(张国利,蒋剑英,柴可夫,2018:31)。虽然这些研究从不同视角展现了该译本的特色和影响,但由于侧重概述评介,很难反映出翻译本身产生的积极作用。文译本究竟采取了怎样的翻译策略和翻译方法?译者为什么要选择这样的翻译策略和翻译方法?产生的效果和影响如何?本文拟从翻译本体视角,通过译文文本分析,对文树德的《黄帝内经》译本进行一次详实而深入的探究。

一、文树德《黄帝内经》译本简介

　　文树德(1943—)生于德国的一个药学世家,是西方世界著名的汉学家、医史学家。他曾获哲学、药学、公共卫生学多个领域的博士学位,专攻中、欧医学及生命科学比较史,尤其擅长医学思想史和伦理史的研究,并先后担任德国慕尼黑大学医史研究所所长,德国柏林夏赫特医科大学中国生命科学理论·历史·伦理研究所所长(郑金生,2013:1-2)。四十余年来,他在中医史研究、中医古文献翻译领域辛勤耕耘,作出了突出的贡献。他撰写了西方第一部中国本草史《中国医学:药学史》、第一部中医伦理学史《中华帝国的医学伦理》、第一部中医思想史《中国医学思想史》。他翻译的《难经》是世界上第一个英文《难经》译本,随后又翻译了《医学源流论》《银海精微》《黄帝内经·素问》等多部中医古籍,这样的业绩在西方中医学者中恐怕绝无仅有。因此,文树德教授不仅在中国科技史界,而且在中国医史文献界颇有名气,在中医翻译领域也是海外的领军人物。

　　文树德教授的《黄帝内经》翻译工作历时28年,该译本最大的特点是严格按照语言学标准,考究语源与语境,最大限度反映《黄帝内经·素问》的原义与风貌。译者收集了中国学者20世纪所写的3 000余篇相关论文,整理了中、日等国在以往1 600年间的600多种注释专书。这些资料不仅能帮助读者解读《素问》原文,也尽可能多地提供了历代《素问》研究的丰富信息。鉴于《素问》文辞古奥,历代注家与研究文著甚多,译者充分利用脚注,尽可能详尽地列举《素问》相关的历代研究成果与不同见解。凡属译者为连贯文气而加的词句,都用方括号括起来,不与原文相混。为了探究古代医学中比象隐喻的原义,译者没有使用当代西医术语去解释或意译两千年前的著作,而是多在充分了解古代医学术语形成的初始原因基础上,选择合适的词汇,配合注释,反映中国医学的真实内容。可以说,这种有"厚度"的翻译形式,使得译本无论在所译内容的全面性、方法的严谨性、文化的传递性方面,都是当之无愧的学术典范。

　　这种独特的翻译方式背后,蕴含着译者对中医古文献和翻译的深刻理解与思考。文树德教授将其长期坚持的史学、人类学方法贯穿于《素问》译注的全过程。他认为只有用中医的思维模式来理解中医,才能翻译好中医著作,译者应当站在历史的环境中,反映当时人们的生活状态和对生命现象的认识程度,了解当时的中国传统文化在中医学中的渗透和表达。因此,文树德希望他的中医译本能够营造出中医的文化背景和历史氛围,能够使那些毫无中文知识的人都可以读懂古代中医文献,让他们可以对古代中医的内容及理论做出自己的判断与评价,更重要的是,他们将拥有一个巨大的资料数据库进行中西医的比较研究。该译本的"广博深厚"虽然在一开始并不是很受欢迎,但随着大家对中医的理解逐渐深入,得到了来自包括学术界在内的社会各方关注。伦敦大学学院著名中医史专家Vivienne Lo教授曾在剑桥大学期刊*Bulletin of the School of Oriental*

*and African Studies*发表文章,高度评价该译本为"从事中医研究的学者的瑰宝"
(Lo, 2013: 161)。美国亚马逊网站的读者评论说:"文树德全面缜密的翻译和
注释为西方读者分辨出(中医内容的)细微差别和歧义,这是其他译本没有刻画
的。"

　文译本展现了西方学者解读中医的独特视角,不仅扩大了《黄帝内经》在西
方世界的影响,更帮助世界读者充分地领略到中国古代医学和文化的风貌。

二、"深度翻译"概念论述

　文译本采用的"广博深厚"的翻译策略与"深度翻译"(thick translation)概念
不谋而合。深度翻译源于人类学的"深度描写",由美国哲学家阿皮亚(Kwame
Anthony Appiah)引入翻译研究领域。在"Thick Translation"一文中他曾这样论
述:"这样的学术翻译,即以评注或附注的方式力图把译文置于深厚的语言和
文化背景中的翻译,显然有实行的价值,我一向把这种翻译称为'深度翻译'。"
(Appiah, 1993: 810)深度翻译来源于深度描写,先天受到深度描写的影响。在进
行深度描写时,描写不是目的,描写是为了阐释。翻译本身就是一种阐释,深度
翻译的阐释由随文注释或评注来承担。阿皮亚提倡深度翻译的目的是为了"认
识其他各个文化和各时代特有的行为原因""激励我们和学生更进一步,以承担
真正有见识地尊重他者的、更艰巨的任务"(同上)。所以,阿皮亚所提出的深度
翻译首先是通过注释、评注等方法将文本源语置于丰富的文化和语言环境中,其
次这种翻译策略适用于学术性作品,再次深度翻译的阐释作用为译语读者构建
了一张信息丰富的"意义之网",让读者身处当时的文化和历史当中,更好地理
解和尊重不同的文化背景,对内容及理论做出自己的判断与评价。

　英国翻译理论家赫曼斯(Theo Hermans)进一步拓宽了深度翻译的理论和实
践内涵,认为"深度翻译中的注释材料是为了让读者去比较,发现译文中他者文
化与自身文化的相似和区别,这些相同点和不同点共同帮助他们理解他者文化"
(Hermans, 2003: 384)。深度翻译的这一跨文化属性,一方面使异域的术语和概
念通过陌生的方法和词汇得到探究;另一方面描述者自身的词汇需要从熟悉的
形式转变游离于异质文化的共性与差异性之间,这解决了一些术语的不可译性,
避免了将他者同化的问题。

三、《黄帝内经》文译本的"深度翻译"

尽管阿皮亚最初用"评注或附注"来描述深度翻译,但随着相关研究的深入,深度翻译早已不再局限于译注这种单一的模式。副文本理论被广泛地引入深度翻译研究。法国文学理论家热奈特(Gérard Genette)提出,存在于文本内外的副文本(paratexts),包括标题、封面、序言、后记、注释等,成为作者、文本与读者交流的重要媒介形式(Genette et al., 1997: 28)。热奈特提出的这些副文本形式也正是《黄帝内经》文译本采取的深度语境化形式。为了便于讨论,我们将文译本中的深度翻译按照相较于文本出现的位置区分为两类:一是文本内深度翻译,主要是译文中大量出现的脚注和括号注;二是文本外深度翻译,包括目录、绪论、参考文献等。

(一)文本内深度翻译

1. 脚注

文树德《黄帝内经》译本共计使用了5 912条脚注对译文进行注解,最多的一章有669条(《六元正经大论篇第七十一》),近一半的版面里每页脚注所占篇幅远超译文本身。大量的注解避免了简单直接地将译者的个人解读喂养给译文读者,而是最大程度地呈现出历史解读的视角,力争全面还原原文风貌,使读者有机会接触不同的解释和观点,进而自行构建中医整体形象。张佩瑶先生在论及深度翻译的具体操作方法时,将其《中国翻译话语英译选集》中的深度化语境归纳为三种:背景描述,解释和深层铺垫(张佩瑶,2007: 39)。在此基础上,我们结合文译本《黄帝内经》的注释特点,根据其在深度化语境中的功能,将所有脚注大致分为四类:意义阐释、背景描述、分层递进和深层铺垫。

为了传译那些带有差异的东西,最便捷的办法便是直译(王雪明,杨子,2012: 103)。文树德在《黄帝内经》具体文本的处理上多用英文对等词来尽可能地接近原文中文术语表现的意义(Unschuld et al., 2011: 12),所以才有那么多的注解去丰富直译的词语背后蕴含的深意。这类注解主要用于意义阐释,也是文译本注释数量最多的部分。

译文: The kidneys are the gates of the stomach. 原文: 肾者,胃之关也。(《素问·水热穴论》)

脚注: Zhangjiebin: "The 关('gate')is the place where the door leafs must meet. Hence, it controls opening and closing, leaving and entering. The kidneys rule the lower burner; their openings are the two yin［openings］. Water and grains enter the stomach. The clear［parts］leave through the frontal yin［opening］; the turbid ［parts］leave through the yin［opening］in the back. When the kidney qi undergoes transformation, then the two yin［openings］are passable. When the kidney qi does not undergo transformation, then the two yin［openings］close...Hence,［the text］states: the kidneys are the gate of the stomach."Hu Tianxiong: "The Tai su has 关闭, the gate is closed, 'instead of 关. Yang Shangshan commented: The stomach rules water and grain. When the stomach qi is shut in and cannot move freely, the kidneys accumulate water '. That is, Yang Shangshan considers the stomach as the gate of the kidneys, while Wang Bing consider the kidneys as the gate of the stomach. One should follow Wang Bing's comment."

译文 "The kidneys are the gates of the stomach" 的内容和形式均与原文保持一致,注释则阐明了"肾者,胃之关也"蕴含的医理。译者在脚注中援引张介宾、胡天雄的论述,详细说明了人体水液代谢,来源于胃受纳的饮食水谷,通过脾的转输、肺的宣发肃降、通调水道,肾的蒸腾气化等多个脏腑功能共同协作完成。肾的蒸腾气化,一方面使"清者"上升,布散全身;一方面使"浊者"下降化为尿液,注入膀胱。所以,"肾者,胃之关也"其实是说"肾为胃之门户",外延为"肾主小便"。脚注揭示了译文背后隐藏的医理,将中医认识生命、维护健康、防治疾病的思想和方法体系的具体内容展现了出来。

背景描述用于提供有关中医时代背景、意识形态、文化源流等有助于理解中医的资料。通过注释,将译文寥寥数语无法传递的文化和知识背景呈现出来,这种铺垫性的阐释仿佛为平面的译文构建了一个多面的立体形象。

译文: The lung is the official functioning as chancellor and mentor. Order and moderation originate in it.

原文: 肺者,相傅之官,治节出焉。(《素问·灵兰秘典论》)

脚注: Wang Bing: "Its position is high, but it is not the lord; hence it is the official functioning as Minister and Mentor. It is responsible for the passage of camp and guard［qi］; hence order and moderation originate in it." 2187/47: "治节 stands for 治理和调节, 'to rule and to regulate '." 2493/531: "During the Han dynasty, the central［government］had a 相;［before that, ］the royal kingdoms had established the position of 相, too. During the Han era the position of prime minister 丞相 was often associated with that of a 太傅, 'Grand Mentor'. 相傅 is a position in the Han bureaucracy."Zhen Lifen et al. /77: "相傅 are ancient official titles. 相 stands for 宰相, 'Grand Councilor'; 傅 stands for 太傅, 'Grand Mentor', and 少傅, 'Junior Mentor'. These were positions below the ruler and above all the other officials."See also 2187/47 for a similar opinion. Zhang Yizhi et al.: "Another name for 相傅 during the Han era was 相国, abbreviated as 相, 'Grand Councilor'."

《素问·灵兰秘典论》以君臣关系论十二脏腑的功能所主和整体统一关系，体现了儒家的君臣等级观念(李成华，2016：13)，属于中国学术思想史中的关键词，对阐释中医理论尤为必要。但是，藏象术语的隐喻关系很难用一两句话解释清楚，特别是对于缺少中华传统文化背景的译文读者来说，有必要先理清中国传统君臣等级的概念，再去理解以治国喻论医，才能体会中医把人体各个脏器的生理、病理和疾病治疗高度浓缩于脏腑这个集合，构建出脏腑的思维模型对疾病进行说理的方式。由于这一思维模式与西方逻辑体系大相径庭，想要西方读者明白中国传统医理，最好的方法就是从传统的原发概念出发，对背景知识做铺垫性的描述，则不言自明。

分层递进针对具有历史渊源或随时代变迁而产生多重意义或争议的内容，采取整合、梳理的方法创造深度化语境，形成由点拉线、由线成面的立体框架，在译文中多用于模糊性、多义性、隐喻性术语的解释。

译文：Qi Bo: "If one knows of the seven injuries and eight benefits, then the two can be harmonized."

原文：岐伯曰：能知七损八益，则二者可调，不知用此，则早衰之节也。(《素问·阴阳应象大论》)

脚注：See Wan Lanqing et al. /7 for a listing of various interpretations in the course of time: Wang Bing, Gao Shishi, et al. refer to Su wen 01where the life of females is periodized on the basis of the number seven and that of males on the basis of the number eight: In females it is most important that the monthly period descends in time, this is called 七损; in males it is most important that the seminal essence is complete, this is called 八益. Zhang Jiebin and Li Zhongzi interpret "seven" as an uneven number, referring to yang, and "eight" as an even number, referring to yin, with 损 standing for "decrease", and 益 standing for "growth" here. 七损八益 is, in the opinion of Zhang Jiebin and Li Zhongzi, a reference to the "waning and waxing of yin and yang." In contrast, Zhang Zhicong: "〔The life of〕females proceeds in periods of seven〔years〕; that of males in periods of eight〔years〕. 七损八益 means: if the yang has continuously surplus, one must take away from(i.e., 'injure')it. If the yin is continuously insufficient, one must add to(i.e., 'benefit')it." Tanba: "In females, at the age of five times seven the yang brilliance vessel weakens; at the age of six times seven the three yang vessels weaken above; at the age of seven times seven, the controlling vessel is depleted. These are the 'three injuries' affecting females. In males, at the age of five times eight, the qi of the kidneys weakens; at the age of six times eight, the yang weakens above; at the age of seven times eight, the qi of the liver weakens; at the age of eight times eight the qi of the kidneys weakens and the teeth fall out. These are the 'four injuries' affecting males. Three plus four is seven. In females, at the age of seven the qi of the kidneys flourishes; at two times seven, the true〔qi〕of heaven arrives; at three times seven the qi of the kidneys is balanced; at four times seven sinews and bones are firm. These are the 'four benefits' affecting females. In males, at the age of eight, the qi in the kidneys is replete. At two times eight, the qi of the kidneys flourishes; at three times eight the qi of the kidneys is balanced; at four times eight the sinews and bones are at the peak of their development. These are the 'four benefits' affecting males. Four plus four is eight." All interpretations listed above have been superseded now by the discovery of the term 七孙(=损)八益 in the Mawangdui manuscript 天下至道谈. Here the "seven injuries and eight benefits" are linked to sexual arts. See Ma Jixing 1992, 1027 and Harper 1998, 428. A purely sexual interpretation is suggested also by Wang Bing's comment unambiguously associating 用, in the following sentence, with sexual arts. See also 659,815,1878,710,2240,1107,813,and 2698.

　　"七损八益"之说历代的认识分歧颇大。译文"the seven injuries and eight benefits"在一定程度上只是一个代表符号,并非意义所在。译者没有给"七损八益"下定义,也没有意译个人理解,而是在注释中以层层推进的方式呈现了不同时代学者的认识。从唐王冰注《素问》引述男女天癸七八之数来解释"七损八益"开始,到张介宾、李中梓对王冰的注释提出质疑,再到张志聪、丹波元简与王冰截然相反的观点,最后论及马王堆出土的《天下至道谈》篇谈到"七损八益"为房中术。通过整合梳理,循序渐进地对比相关争议,客观勾勒了其随时代变迁而产生的多重意义。

　　译者对此类存在歧义的概念均采用了分层递进的深度化语境方法,没有回避历史的局限和学术的争议,也没有主观见解的偏颇或潜移默化的观念引导,而是力求客观地整合比较相同,对比不同,精心安排注释内容。正如译者自己所说:用深度化的语境让译文读者接触到《黄帝内经》最本真的样子(Unschuld et al.,2011:12)。

　　注解的空间虽然有限,但是原文蕴藏的传统文化内涵却可无限延伸。因此,译者除了在有限的空间内提供必要的注解外,还将深度翻译策略以深层铺垫的方式延伸到了译本外。翻译过程中,译者参考了中国、日本和西方的600多部字典、百科全书、专著和3 000余篇文章,这些参考文献均附在译本尾页,并用数字标明了序号。注释中凡是涉及相关文献,可以帮助感兴趣的读者进一步了解相关内容的,译者均在注释结尾处列出相关文献序号。如上文中所举"七损八益"一例,注释结尾"See also 659, 815, 1878, 710, 2240, 1107, 813, and 2698(参考文献编号)""肺者,相傅之官"一例中"2187/47, 2493/531, Zhen Lifen et al./77(参考文献编号或专著作者姓名/页码)"正是译者利用译本外素材,引导读者进一步探索原文的指示。这种深层铺叠的方式大大增加了译文的"厚度",为译本营造了历史文化维度上的纵深感。

　　2. 括号

　　翻阅文树德《黄帝内经》译本会发现,除了注释,还有一类明显增加译文"厚度"的语境——括号,本文进行了简单的统计梳理,详见表1。

表1　文树德《黄帝内经》译本括号使用情况

名称	形式	频次
方括号	[...]	22 562
小括号	(...)	1 687
大括号	{...}	304
双层大括号	{{..}}	1
尖括号	<...>	292
反式尖括号	>...<	20
方括号(空白)	[　]	1

　　注:1.频次统计包括脚注中使用的括号;2.括号名称由笔者依据绪论中的英文描述,结合中文标点符号名称习惯用法翻译而来;3.双层大括号和方括号(空白)译本中仅使用了一次,下文不做讨论。

使用最多的是方括号("[...]"),用于补充原文中省略但却表达了意思的词汇或短语,目的是使译文更准确地传递原文,也使译文更加完整流畅。

例如,[Their]eating and drinking was moderate.[Their]rising and resting had regularity. They did not tax[themselves]with meaningless work.

……食饮有节,起居有常,不妄作劳……(《素问·上古天真论》)

除去译者补充的Their、Their和themselves三个词,译文与原文在句型结构上高度一致,但却不符合英语的表达习惯。增补的三个词本质上属于翻译中的"增译"手段,保证了译文语句的流畅。译者为了明示"增译"内容,另将增补的词用方括号扩了起来。尖括号("〈…〉")则表示此处所译为后世修订者有意增加的内容,译者一旦认定此种情况,即会将其译文用尖括号标出。而有些增补可能一开始只是独立于正文外的评论,随着时间的推移,这些评论被有意或无意地加入了正文中,这种情形译文用大括号("{…}")进行了标注。小括号的使用主要集中在脚注,用于补充译者认为需要添加以帮助读者理解的词句。

文译本总计使用了24 867个括号进行标注,数量可观。很少有译作会对原文增补进行如此细致的考察,即便有所研究也很少将所有增补一一翻译并标注,更不可能将各类增补进行分类。文树德这种文献式、学术式的翻译方法与典籍的严肃性相得益彰,为译界所罕见。

(二)文本外深度翻译

译文外,译者撰写了长达15页的《绪论》,详细介绍了《黄帝内经》在中医学中的地位和其作为中医典籍的重要性,说明了译本的翻译原则和文本结构,并解释了脚注的标注原则、方法和作用。其中,有关翻译原则的说明里,译者以具体术语为例,详细论述了其翻译方法。译者认为"藏府"一词,"藏"本义为长久贮存重要物资的场所,对应"depot"(有储藏处、供应站等义);"府"也是藏物场所,但藏时较短,所藏多为需要流通的财物文书,有可能今天进明天出,同时也可用作医学语言,应译为"palace"(有宫邸、广厦等义)(Unschuld et al.,2011;郑金生,2013)。译者认为古汉语与现代汉语在表达上有很大的不同,许多词汇通过隐喻等手段扩大了其原义,许多中文词已经进入英文,中医特有术语也完全可以逐渐被西文采用,因此不必曲意套用与原始隐喻含义不相符的现代医学术语(杨丽雯,王银泉,2016;Unschuld et al.,2011)。从翻译研究的角度看,这种"追根溯源"的翻译方式所创造的深度化语境,解决了一些中医术语的不可译性,也避免了将他者同化的问题(Hermans,2003:384)。

参考文献也是文本外深度翻译的重要内容。文译本的参考文献包括三个部分：字典和百科全书、专著、文章，涵盖了译文参考的现代论文3 000余篇，注释专书600多种。同时还将参考文献的全文和注释引用的中国传统典籍段落收录在了CD中，随书附赠。这些资料是对译文的深度补充，大大拓宽了读者可深入研究的范围，为海外中医研究者提供了详实的文献资料和研究工具，帮助他们公正客观地比较中国传统医学，对中医文化的传递具有深远的推动作用（杨丽雯，王银泉，2016：524）。

四、"深度翻译"的启示

（一）阐释赋予译文能量

吉尔兹（Clifford Geertz）在文化人类学中强调的深度描写，正是深度翻译的阐释观。世上没有两种语言有真正的对等意义可供互"译"，真正优秀的"译"永远是出神入化的"释"，是语言兑换和再表述，同时亦是一种文化和世界观的对应和再申述（王海龙，2000：55）。中国古代经典往往以简短、诗化的语言传达深刻的哲理，《黄帝内经》作为中医经典也具有类似的特点。且它的文化元素丰富，修辞风格鲜明，在翻译时语言的转换就变得相当复杂。例如上文所举"肾者，胃之关也""七损八益"等例，即使是再高明的译者，面对这种不可译的情况，如果没有对原文的解释，是很难甚至不能完成翻译的意义转换的。

文树德在其译本中大量利用脚注，详尽地例举和阐释历代研究成果与不同见解，就是为《黄帝内经》编织了一个立体的"意义之网"。他将一种叙事语言带进翻译的描述之中，以此超越源语言中的许多语言指称物在目标语言中的缺如（赵勇，2010：77）。大量而丰富的注释有助于现代文化背景下的西方读者了解两千多年前中国人对于健康的认知和实践。通过语境重构，再现过去的观念、理论和事实，矫正长期以来翻译杜撰出的西式中医形象（郑金生，2013：6），使译文读者即时借助阐释的力量茅塞顿开。

（二）差异促进文化交流

深度翻译的阐释能力解决了因语言转化而产生的意义遮蔽，赋予了译文更多交流的能量，同时也将原文所处的"他者"的文化特质描述了出来。对于译文读者来说，中医文化毫无疑问是陌生的"他者"，想要理解"他者"要从了解差异开始。文译本注重探究中医古籍所处的社会与文化背景，以及相关的语源与语境（Unschuld et al.，2011：13），用背景描述、分层递进、深层铺垫等深度语境化的手法突出了中医文化所承载的人文精神、蕴含的哲学思想、体现的价值观念,呈现出中国传统文化背景与现代西方文明之间的差异。

但是,深度翻译的"显异"并不是为了"标新立异"(张佩瑶,2007:39),而是希望使这种差异变得有吸引力,希望在异中求同,让译文读者自行比较中医与欧洲早期医学之间的传统异同,进而重构原文的观点、理论和实践,再有机会深入中医文化腹地。可以说,这一方式弱化了西方读者对于中医文化的陌生感和不确定性,削弱了不愉快的文化冲击,有助于打破主流文化的固执和偏见。这种通过交流产生思考和认同的过程也正是深度翻译实现中医文化"他者"身份转变的过程。

(三)学术提升翻译层级

文译本不是《黄帝内经》的第一个译本,但此前的译本无论是学术影响力、认可度还是译文水准和译文价值,均未曾达到文译本的高度。究其原因,与文树德合作三十余年的中医史专家郑金生曾说,在文树德之前没有人尝试过一个语义学正确的《素问》的英文翻译,也没有人尝试过再现《素问》的复杂结构。这一版本是全面运用严谨的历史语言学方法,从文献角度研究语言和文字来翻译的版本。所以,我们会看到译者特别尊重原文,译必有据,释必有证,不曲意附会与串讲,遇疑义则锱铢必较(郑金生,2013:10)。这样"广博深厚"的译文体现的是译者深厚的文献功底,严肃的历史视角,严谨的翻译态度和译者的主体性地位。这种学术性的"深度翻译"是严肃文学的主力,是能够有效阐释和传递中华传统文化精髓的作品,是适合典籍对外译介与传播的方法(徐敏慧,2014:72)。这样严肃的、学术性的、有影响力的译文才配得上中国传统医学经典。随着研究的不断深入,相信深度翻译将成为促进中华典籍外译有效的翻译策略。

五、结语

文树德《黄帝内经》译本采用多种灵活的深度语境化手段,以高质量的注释详尽列举《素问》历代研究,文前篇解和文内括号补义助释,内容意蕴丰厚,乃"深度翻译"的典范之作。虽不可否认,深度语境化的文本可能会对阅读流畅带来一定影响,但其对传统典籍的意义阐释能力、跨文化沟通能力确是其他翻译方法不可企及的。文树德《黄帝内经》译本对中医在西方世界的传播发挥了巨大的作用,其学术型深度翻译策略必将启示中医典籍翻译,成为推动中华传统文化"走出去"的译介策略之一。

参考文献

［1］李成华,2016.藏象术语的隐喻认知及其英译研究［D］.济南:山东中医药大学.

［2］邱玏,2011.中医古籍英译历史的初步研究［D］.北京:中国中医科学院.

［3］王海龙,2000.导读一:对阐释人类学的阐释;导读二:细说吉尔兹［C］//吉尔兹.地方性的知识:阐释人类学论文集.王海龙,张家瑄,译.北京:中央编译出版社.

［4］王雪明,杨子,2012.典籍英译中深度翻译的类型与功能——以《中国翻译话语英译选集》(上)为例［J］.中国翻译,33(3):103-108.

［5］杨捷,2002.当代德国的中国科技史研究［D］.南京:南京农业大学.

［6］徐敏慧,2014."厚译"理论渊源与实际意义［J］.翻译季刊,(73):58-72.

［7］杨丽雯,王银泉,2016.中西文化交流视阈下文树德《黄帝内经》英译研究［J］.中国中医基础医学杂志,22(4):542-544.

［8］殷丽,2017.中医药典籍国内英译本海外接受状况调查及启示——以大中华文库《黄帝内经》英译本为例［J］.外国语,40(5):33-43.

［9］赵勇,2010."深度翻译"与意义阐释:以梭罗《瓦尔登湖》的典故翻译为例［J］.外语与外语教学,(2):77-81.

［10］张国利,蒋剑英,柴可夫,2018.《黄帝内经》文树德英译本评析［J］.中医药管理杂志,26(13):31-33.

［11］张佩瑶,2007.从"软实力"的角度自我剖析《中国翻译话语英译选集(上册):从最早期到佛典翻译》的选、译、评、注［J］.中国翻译,(6):36-41.

［12］郑金生,2013.文树德教授的中国医学研究之路［J］.中国科技史杂志,34(1):1-18.

［13］Appiah K A,1993. Thick Translation［J］. Callaloo,16(4):808-819.

［14］Genette G, Macksey R, Lemin J E, 1997. Paratexts: Thresholds of Interpretation［M］. Cambridge: Cambridge University Press.

［15］Hermans T, 2003. Cross-Cultural Translation Studies as Thick Translation［J］. Bulletin of the School of Oriental and African Studies,66(3):380-389.

［16］Lo V,2013. Huang Di Nei Jing Su Wen: An Annotated Translation of Huang Di's Inner Classic-Basic Questions［J］.Bulletin of the School of Oriental and African Studies, 76(1):159-161.

［17］Unschuld P U, Tessenow H, Zheng J S, 2011. Huang Di Nei Jing Su Wen: An Annotated Translation of Huang Di's Inner Classic-Basic Questions: 2 volumes［M］. Berkeley: University of California Press.

本文作者蒋辰雪,发表于《中国翻译》,2019年第40卷第5期

语义的拨云见日:《黄帝内经素问》译介之训诂学路径考辨

一、前言

中医典籍是中国古籍的重要组成部分,在词汇学、句法学及篇章结构等方面虽具备社会通用语的一般特征,但其负载的医学理论、诊断经验与临床治疗体系决定了中医典籍语言意义的特殊性及内涵的丰富性。多义字、通假字、形近字、异体字及后世抄书者疏漏所致讹字等客观存在给中医典籍语义蒙上了面纱。在译介实践中,源语语义的理解偏差会导致译文意义不清、张冠李戴以及医理错误等现象,这种跨文化交际的障碍对中医学的诊断治疗与传播认同产生不利影响,正如陶弘景在《本草经集注·序录》中所言:"方药小小不达,便致寿夭所由,则后人受弊不少。""至于汤药,一物有缪,便性命及之。"

训诂学是根据文字的形体和声音,结合语境,以解释文字意义的学问。训诂学以语义为核心,以语言解释语言为手段,以准确把握语义为主要目标,为译者正确把握中医典籍的语言意义,做出合理译介,实现译文对原文的"忠实",具有重要方法论意义。本文以中医经典《黄帝内经素问》为例,探讨中医典籍译介中的训诂学研究方法,以此指导译者准确理解原文语义,实现译文与原文的"意义对等"。

二、中医翻译之"忠实"与训诂学的关系

从语言哲学来看,虽然解构主义将源语文本看成是社会的产物,并非一人行为,从而否定文本意义的客观性、固定性和不变性,但古往今来,众多翻译学者还是为实现译本对原文的客观忠实努力找出一套规律。中国古代高僧将"勿失""不违"和"不越"作为佛经翻译的标准。近代启蒙思想家严复在《天演论》中的"译例言"提出"信""达""雅",将"忠实原文"作为翻译第一标准。西方当

代翻译理论家更是将"忠实"视为检验译文质量之圭臬。奈达和泰伯认为:"忠实的译文可使接受语读者产生与源语读者读原文的体验基本相同的反应。"捷克学者波波维奇提出"变化表达"(Shift of Expression)的理论:"译者变换表达方式,并非想改变原作,而是力图要使译作尽可能地在整体上忠实于原作。"[1]

在中医典籍译介过程中,实现译文对原文的"忠实"就必然需要译者对于原文语义的准确把握。然而,原文语义解读的恰如其分却并非易事。《易经·系辞上》说:"子曰:书不尽言,言不尽意。"语言不能完全准确地、清晰地承载要表达的意义。在古代,文字系统不成熟,标准字典缺失,书写者提笔忘字或书写中常又带有个人喜恶。受到上述因素的影响,中医古籍文献中出现了多义字、通假字、形近字、异体字及讹误字等诸多语言变异现象,如"哎咀"与"哺咀""痓"与"痉""真朱"与"真珠"等等。南京中医药大学沈澍农教授将古籍中与现代规范不合的文字称为"异位字"。"(异位词语)严重影响了人们对中医古籍的阅读理解,对现代人产生了影响作用。作用的结果,在一般词语,或导致不解,或导致误解;在专业名词,则误两为一者有之,拆一为二者有之,误此为彼者有之,出现了许多错误理解的情况。"[2]异位字作用于现代中医典籍译介,会干扰译者对于原文语义的理解,导致曲解或误解源语信息,"忠实"的翻译标准自然难以秉承,奈达提出的"动态对等"翻译目标更是无从谈起。

语言学家王力先生与解构主义针锋相对,指出了"语义的唯一论原则":"在一个句子里面,一个字只表示一种意义,不能同时表示两种意义。"[3]那么,如何准确把握中医典籍语义的唯一意义,使得译者在译介"异位字"过程中,剥茧抽丝,拨云见日,训诂学研究方法路径具有重要的借鉴意义。陆宗达和王宁两位学者在《训诂方法论》中概述:"训诂学在探求、证实、训释和整理词义时便产生了三种方法,即:根据形义关系的规律而有的'以形索义'方法,根据音义关系的规律而有的'因声求义'方法和根据语义本身运动变化与相互联系的规律而有的'比较互证'方法。"[4]由此来看,训诂学为译者准确理解古籍文本语义提供了具体的方法论指导。李玉良更是明示了翻译与训诂的关系:"经典翻译首先需要以正确和深入的理解,而且是跨越时空的理解为基础,而训诂是理解的法门。"[5]

三、中医译介训诂之因形求义

汉字是表意文字体系,汉字的结构方式有象形、指事、会意和形声。随着时代的发展,汉字符号及内部结构各要素也不断发生变化,部分汉字的字形、字体以及字音都发生明显的变异,意义也各有增减,这些变化给现代译者准确理解原文语义带来很大障碍。"因形求义",通过分析汉字的形体结构来解释字义,"实际是通过词的书面形式探究词的内容,抓住了汉字的本质特点"[6]。

《素问·经脉别论》说:"一阴至,厥阴之治也,真虚㾓心,厥气留薄,发为白汗,调食和药,治在下俞。"

此句中"白汗"怎样理解?历代医注家众说纷纭,莫衷一是。就现有资料来看,"白"字主要有两种解读:一是在《黄帝内经太素吴注》中"白"通"魄","白汗"实为"魄汗",肺经所出之汗。而近代以来注解与此相异,天津中医学院郭霭春教授在著作《黄帝内经素问校注语译》中注云:"(根据字形)'白'应作'自',源自篆文,传抄致误。"[7]刘联群从《说文解字注》中找到根据:"此亦自字也。""由于汉代书籍文字都是人手写抄传,'自'字极易写成'白'字,是难免的。"[8]由此来看,两种解义虽有关联,但求义之道有别,语义各异,后者以形求义,更有说服力。对于此句的英译,中医翻译家李照国先生如此处理:

"When one Yin〔Channel〕is vigorous, it is due to Jueyin〔Channel〕and leads to deficiency of Zhenqi(Genuine-Qi), heart pain, whitish* sweating due to retention of reverse flow of Qi."

*Whitish sweating is explained differently. Some scholars think that it refers to spontaneous sweating.

译文中,译者虽在正文中将"白"直译为"whitish",但也借助于中医训诂学因形求义的方法,在后文中增加重要注解,补足异义:"白汗"通"自汗",译为"spontaneous sweating"。将中医训诂方法与成果运用到典籍异位字的翻译之中,反映出译文的准确性、严谨性、客观性和全面性,为译语读者全方位、多角度准确理解中医基础理论奠定了语言基础。然而,训诂学也要遵循"实事求是,无征不信"原则,黄建中在著作《训诂学教程》中重点强调了"要掌握原著的思想内容和语言实际"和"重证据,弃臆说"[9]等方面。译者虽可因形求义,但对于原文语义理解不能主观臆断,要秉持"无一字无出处,无一字无来历,孤证不立"的中医译介观。

四、中医译介训诂之因声求义

因声求义是运用古代音韵学理论探究汉字音、形、义的关系,其作用主要是通假借、明声误、求同源等。也就是说,因声求义是运用文献语言,依循语音的相互关系和音变的线索,寻找同源词之间音变的轨迹和通过声音关系确定本字,已达到探求文献词义目的的训诂方法。翻译中,中医典籍中许多异位字从形体上无法推想出准确语义,译者就要考虑是否汉字语音引起的变异,就要从音同、音近字中寻求与原文语境符合的正位字。例如,《肘后备急方》卷五第三十六云:"熬末胶饴勃疮上。"此句中"勃"字意义与语境不符,若理解为"生机勃勃"之'勃',从而译为"vigorous"或"flourishing",与宾语"疮上"明显不符。"据音考之,此字当通'傅',亦即现代习用的'敷',云敷药。"[2]英译"apply the drug to"为恰当。再看下例:

《素问·上古天真论》说:"今五脏皆衰,筋骨解堕,天癸尽矣,故发鬓白,身体重。"

如何理解句中"解堕"二字?《汉语大辞典》释"堕"为:"掉下来,坠落。"《辞海》释为:"落下来,掉落。"此句若理解为"现在五脏功能都已衰退,筋骨松解而落",将"解堕"英译为"fall off"显然有缪。郭霭春教授在著作《黄帝内经素问校注语译》中注云:"'解堕'与'懈惰'同。'懈惰'同义复词。"慧琳《音义》卷七引《韵英》:"惰,懈也。"《广雅·释诂二》:"惰,懒也。"[7]再来看李照国先生的译文:

"Now the Five Zang-Organs have declined, the bones become weak and the Tiangui is exhausted, his hair turns white and his body becomes clumsy."

"懈惰"为中医学术语,意为"松弛无力",译者考虑到"堕"字现代义与原文语境不通,因声循求到与原文语境相符的正字"惰",进而"解堕"英译为"weak",将"从读音求解"的训诂学方法应用到典籍翻译中,语义、语用及语境把握贴切,可见用心良苦。但译者因声求义也要慎言"古音通假"原则。语言学家王力认为"两个字完全同音,或者声音十分相近,古音通假的可能性虽然较大,但是仍旧不可以滥用。如果没有任何证据,没有其他例子,古音通假的解释仍然有穿凿附会的危险"[10]。

五、中医译介训诂之因文定义

因文定义,即从语境求解,就是根据汉字出现的上下文提示或规定,明确字词的准确意义。实际上,不管是因形求义还是因声求义都贯穿着对于语言所出语境的分析。正如英国翻译家纽马克对语境的重要性说道:"语境在所有翻译中都是最重要的因素,其重要性大于任何法规、任何理论、任何基本词义。"[11]因此,中医典籍译者在分析理解具体的语言材料时需要对言语出现的时间、地点、场合、对象以及使用语言的人的身份、思想及处境等语境因素进行充分客观分析,语言加工的过程涉及去粗取精和去伪存真,综合恰当地阐述原文语义,并在译文中找出对应语,保证跨文化交际的效度举例说明:

《素问·玉机真藏论》说:"不治,法三月若六月,若三日若六日,传五藏而当死,是顺传所胜之次。"

此句中包含了两个时间并列短语——"法三月若六月"与"若三日若六日",但"法"字如何解读?很显然,此处"法"绝非法律或法令之意。有学者认为"法"字乃标准规范之意,应译为"按常规来说",语义似乎解释得通,但如果依此解读,原句在"三月"前却又缺失连词、副词或是动词,也无法与后续结构相对应,细究"法"字所在位置及所处前后语境,译者便可建立"法"与"若"的关联。对此,郭霭春教授在《黄帝内经素问校注语译》中有过类似注解:"法三月:'法'字误。《标本病传论》'诸病以次是相传'句王注引作'或'是。'或'与'若'异文同义。"[7]因文定义,笔者认为郭释"法"字语义更加贴切,分句首"法"字为讹误字,乃"或"字也,与后文"若"字同义,形成并列呼应结构。从此句的英译文来看,李照国先生显然也持此种观点:"If improperly treated, after three or six months, or three or six days*, the diseases will be transmitted to all the Five Zang-Organs, eventually leading to death." 正文后进一步加一小注阐明句中时间内涵:"*Three months or six months, or three days or six days" refers to the period that the disease is transmitted all through the Wuzang.

从语言学维度来看,中医译介训诂路径主要有因形求义、因声求义和因文定义,但中医典籍作为古代医学科技文献,在内容上有其特殊性和专业性。因此,从中医学原理,即医理的角度进行训释,对于理解古籍中术语,准确把握原文语义,实现"等值翻译"的作用不言而喻,这也要求中医典籍译者应具备深厚的中医基础理论知识,根据医理判断语义,建立认知关联,排除疑似。但需注意的是,"理解书面语当先以文义为主,文义理解后,再运用医理,不能以医理校文理"[12]。

六、结语

近二十年来,中医翻译研究先后经历了医理术语标准化构建、中医译介研究的语言学视阈和中医翻译研究的文化学转向几个重要阶段。但不管中医翻译研究的目标域经历怎样的转变,文本研究是译学研究之根本,离开文本而只空谈文化交际,研究就是无本之木。语义研究是解读文本的关键一环,因形求义、因声求义、因文定义、因理求解等四种训诂基本路径为译者解读中医典籍提供了方法论指导,对实现"忠实"的翻译目标提供了保障。但需注意的是,中医典籍译者须具备一定的训诂意识和知识,中医译介训诂也要秉承一般训诂学的原则,即孤证不立,对于古籍中存在的各种异位字诠释,译者需引证充分,训诂充分,避免主观臆断。若各家考证有别,则需增加译注,保证译文在语义和医理两方面全方位忠实地与原文对应,从而保证翻译活动的严谨性和客观性。

参考文献

[1]曹明伦.论以忠实为取向的翻译标准——兼论严复的"信达雅"[J].中国翻译,2006,27(4):12-19.

[2]沈澍农.中医古籍用字研究[M].北京:学苑出版社,2007.

[3]洪诚.训诂学[M].南京:江苏古籍出版社,1984:220.

[4]陆宗达,王宁.训诂方法论[M].北京:中国社会科学出版社,1983:28.

[5]李玉良.儒家经典英译中的训诂问题[J].山东外语教学,2017,38(4):78-90.

[6]汪启明,郭玲.因形求义论——以郭沫若训诂实践为中心[J].郭沫若学刊,2015(3):62-67.

[7]黄作阵.近30年中医训诂成就研究[D].北京:北京中医药大学,2006.

[8]刘联群."白汗"当是"自汗"——《内经》"真虚痟心,厥气留薄,发为白汗"新探[J].四川中医,1987(1):17-18.

[9]黄建中.训诂学教程[M].武汉:荆楚书社,1988.

[10]王力.训诂学上的一些问题[J].中国语文,1962(1):7-14.

[11]Newmark P.翻译问题探讨[M].上海:上海外语教育出版社,2001.

[12]尉捷,吕晓雪,王育林,等.浅论近代学者的古医籍语词训诂[J].中医杂志,2018,59(4):358-360.

本文作者李振、张宗明(通讯作者),发表于《中华中医药杂志》,2019年第34卷第9期

《黄帝内经》核心文化术语"邪"的语境
差异化英译研究

　　《黄帝内经》(以下简称《内经》)是中医理论的奠基之作,是中国传统文化的重要组成部分。"邪"是中国传统文化的重要概念,更是《内经》的核心文化术语。不同中医双语辞典对"邪"的翻译也不尽相同,"邪"的英译主要有"evil"[1]"pathogen"[2]"pathogenic factors"[3]等。目前关于《内经》中"邪"的英译文章并未见到,本文正是从实证研究的角度出发,研究《内经》3个英译本对"邪"的翻译策略,总结《内经》核心文化术语"邪"的语境差异化翻译方法。

一、《内经》"邪"的含义分析和词性分类

(一)《内经》中"邪"的含义分析

　　"邪"是中国传统文化中的常用概念,《内经》继承了传统文化的精髓,赋予"邪"医学内涵,使"邪"成为中医学的核心术语。"邪"在整个疾病的发生、发展、变化、诊断、治疗中都是重要概念。《素问·调经论》对"邪"进行了详细阐释:"夫邪之生也,或生于阴,或生于阳,其生于阳者,得之风雨寒暑;其生于阴者,得之饮食居处,阴阳喜怒。"此段论述了"邪"的产生原理,凡邪气伤人而产生疾病,或从内脏开始,或从肌表开始。从肌表开始的是由于受风雨寒暑等外部的侵袭,从内脏开始的是由于饮食失宜、起居无常、房事过度和喜怒不节[4],凡能致人以病者皆邪气也。

　　《内经词典》[5]认为"邪"的含义有4种:一是各种致病因素与正气相对,分为外来之邪、内生之邪。外来之邪是指风、寒、暑、湿、燥、火六淫和疫疠之气等致病因素。内生之邪是指由脏腑机能失调或因此形成的病理产物(痰饮、瘀血等)。二是不正当,邪恶。三是通"斜",不正,偏斜。四是语末语气词,相当于"吗"或"呢"。

（二）《内经》中"邪"的词性分类

《内经》中共见"邪"字458处；《素问》236处，其中正文235处，目录1处；《灵枢》222处，其中正文217处，目录5处[6]。为方便讨论"邪"的翻译方法，根据"邪"所在的具体语境，将"邪"分为名词类、动词类、副词类和助词类[7]。名词类"邪"一般位于句首或句中，也会搭配其他字构成特定的中医名词术语，如"邪风""邪气""邪客""邪疾""虚邪"等。动词类"邪"多单独出现且位于句中。副词类"邪"通"斜"，指经络走向。助词类"邪"较少，多位于句末，表示疑问或反问。

表1　"邪"的分类及举例

分类	举例
名词类	"天明则日月不明，邪害空窍。"（《素问·四气调神大论》）
动词类	"五气更立，各有所先，非其位则邪，当其位则正。"（《素问·五运行大论》）
副词类	"肾足少阴之脉，起于小指之下，邪走足心，出于然骨之下。"（《灵枢·经脉》）
助词类	"人年老而无子者，材力尽邪？"（《素问·上古天真论》）

二、《内经》英译本的选择

《内经》的翻译始于1925年，到目前为止国内外共出版15部《内经》英译本。选择的三部《内经》英译本，一是伊尔扎·威斯（Ilza Veith）的 The Yellow Emperor's Classic of Internal Medicine（简称威译本），Ilza Veith 翻译了《黄帝内经·素问》的前34章；二是李照国的全译本 Yellow Emperor's Canon of Medicine Plain Coversation（简称李译本）；三是罗希文的 Introductory Study of Huang Di Nei Jing（简称罗译本），罗希文翻译了《黄帝内经·素问》的前22章。选择这三个译本是想比较在中西方不同文化背景下，不同时期的译者对《内经》核心文化术语"邪"含义的理解和翻译。

三、《内经》英译本中"邪"的英译分析

（一）名词类"邪"的英译分析

例1：天明则日月不明，邪害空窍。（《素问·四气调神大论》）

威译本：If Heaven opened up completely then sun and moon would never be bright, evil would come during this period of emptiness[8].

李译本：[If]the sky is bright, the sun and the moon will become dim. [As a result,］Xie(Evil) harms Kongqiao(external orifices)[9].

罗译本：When the sky is not clear and bright, the sun and the moon will lose their brightness. Then pathogenic factors will permeate among the great void[10].

分析："邪害空窍"是指人体的孔窍受到了邪气的侵袭,此语境中"邪"是指各种致病因素。威斯直译为名词"evil",李照国采用音译加注释翻译为"Xie"(Evil),罗希文根据"邪"所在的具体语境含义意译为名词"pathogenic factors"。

例2：故邪不能伤其形体,其病生于内,其治宜毒药。(《素问·异法方宜论》)

威译本：Hence evil cannot injure their external bodies, and if they get diseases they strike at the inner body. These diseases are most successfully cured with poison medicines[8].

李译本：［That is why］Xie(Evil) cannot attack their body. Their illness is usually endogenous and can be treated by Duyao(drugs)[9].

罗译本：Therefore people are not easily affected by exogenous evil factors. But diseases stem from within. Adoption of poisonous drugs(medicinal drugs) is the cure[10].

分析："邪不能伤其形体"是指外邪不容易侵犯他们的形体,此语境中的"邪"是外来之邪。威斯直译为名词"evil",李照国采用音译加注释翻译为"Xie"(Evil),罗希文根据具体语境意译为名词"exogenous evil factors",将外来之邪的含义准确传递出来。

例3：故邪气胜者,精气衰也。(《素问·玉机真藏论》)

威译本：When evil influences are victorious, the secretions deteriorate[8].

李译本：Hence, when Xieqi(Evil-Qi) is superabundant, Jingqi(Essence-Qi) must decline[9].

罗译本：But when exogenous pathogenic factors become dominant in the body, Vital Essence will be totally consumed and becomes exhausted[10].

分析：此语境中的"邪气"指外来之邪,威斯直译为名词"evil influences"。李照国采用音译加注释翻译为"Xieqi"(Evil-Qi)。罗希文根据"邪"所在具体语境中的含义意译为名词"exogenous pathogenic factors",准确传递了外来之邪的含义。

例4：是以春伤于风,邪气留连,乃为洞泄。(《素问·生气通天论》)

威译本：This is how one is hurt by the wind, and then the evil influences will remain in the body and create a leakage[8].

李译本: Attack by wind in spring will lead to Dongxie(acute diarrhea)if Xieqi (Evil-Qi)lingers[in the body][9].

罗译本: Invasion of pathogenic Wind in spring will cause excessive diarrhea in summer[10].

分析:此语境中的"邪"特指风邪,意为假如春天伤了风气,风邪逗留不去。威斯直译为名词"evil influences",李照国采用音译加注释翻译为"Xieqi"(Evil-Qi),罗希文将"邪"意译为名词"pathogenic Wind",精确传递了"邪"的语境含义。

例5:是以嗜欲不能劳其目,淫邪不能惑其心。(《素问·上古天真论》)

威译本: No kind of desire can tempt the eyes of those pure people and their mind cannot be misled by excessiveness and evil[8].

李译本: That is why improper addiction and avarice could not distract their eyes and ears,obscenity and fallacy could not tempt their mind[9].

罗译本: Their eyes are not tempted by addictions and desires,their minds are not attracted by lewdness and obscenity[10].

分析:此语境中的"淫邪"为内生之邪。威斯意译为名词"excessiveness and evil",对"淫邪"的内涵没有精确传递。李照国意译为名词"obscenity and fallacy",罗希文意译为名词"lewdness and obscenity",后两位译者均精确传递了"淫邪"的语境含义。

例6:五脏皆偏倾者,邪心而善盗。(《灵枢·本脏》)

李译本:[If]the Five Zang-Organs are all slant[in location],[the person]is vicious,often steals things[11].

分析:这句话意为五脏位置都偏斜的人,多有私心杂念,贪利好盗。此语境中的"邪"指不正当、邪恶。李照国翻译为形容词"vicious"准确传递了语境含义。

(二)动词类"邪"的英译分析

例7:非其位则邪,当其位则正。(《素问·五运行大论》)

李译本:[If it emerges in the season in which]it should not appear,[it will become]Xie(Evil);[if it emerges in the season in which]it should appear,[it is]Zheng(Healthy-Qi)[9].

分析:此语境中的"邪"意为"变为邪气"。李照国准确把握"邪"的词性和含义,翻译为动词"[become]Xie(Evil)"。

（三）副词类"邪"的英译分析

例8:肾足少阴之脉,起于小指之下,邪走足心。（《灵枢·经脉》）

李译本: The Kidney Channel of Foot—Shaoyin starts from the inferior side of the little toe and runs obliquely towards the sole [11].

分析:此语境中的"邪"与"斜"意同,指经络的走向。李照国翻译为副词"obliquely",准确传递了"邪"的语境含义。

这里需要补充说明的是,由于威斯仅翻译了《黄帝内经·素问》的前34章,罗希文仅翻译了《黄帝内经·素问》的前22章,而例7出自《黄帝内经·素问》第67章,例6和例8出自《黄帝内经·灵枢》,所以只列举了李照国的译文。

（四）助词类"邪"的英译分析

例9:人年老而无子者,材力尽邪? 将天数然也?（《素问·上古天真论》）

威 译 本: When people grow old then they cannot give birth to children.Is it because they have exhausted their strength in depravity or is it because of natural fate [8]?

李译本: Old people cannot give birth to any children.Is it due to the exhaustion of Caili(Essence-Qi)or the natural development of the body [9]?

罗译本: When people get old, they will lose the ability of bearing children.Is it because they have exhausted the energy or because of natural destiny [10]?

分析:此语境中的"邪"为助词,表示反问。威斯没有意识到"邪"在此处为助词,而是按照"邪"的字面意思翻译为"depravity",为误译。李照国和罗希文准确理解了"邪"在此语境中的词性和作用,均未对"邪"进行翻译。

四、《内经》英译本中"邪"的英译策略分析

（一）李译本中"邪"的英译策略分析

李照国在翻译名词类"邪"时,根据具体语境差异主要采取音译加注释的方法,将致病因素之"邪"翻译为"Xie"(Evil),"Xieqi"(Evil-Qi);内生之"淫邪"意译为"obscenity and fallacy";将不正当、邪恶之"邪"进行词性转换,翻译为形容词"vicious"。在翻译动词类"邪"时,保留词性翻译为"[Become]Xie(Evil)"。在翻译副词类"邪"时,按照字面意思译为副词"obliquely"。在翻译助词类"邪"时,准确理解"邪"在语境中的作用,未对"邪"进行翻译。

（二）威译本中"邪"的英译策略分析

威斯认为，《内经》中"邪"的含义丰富，在英语中并没有与"邪"完全对应的词语。威斯多采用直译的方法，将名词类"邪"翻译为"evil"或"evil influences"，或采用意译的方法翻译为"excessiveness and evil"。威译本对"邪"的翻译比较统一、连贯性强，但在翻译时没有逐字逐句考究其具体语境中"邪"的词性和含义，译文准确性不高[12]，翻译等效性相对较差。

（三）罗译本中"邪"的英译策略分析

罗希文在翻译"邪"时，根据不同语境中"邪"的含义和词性，对名词类"邪"多采用意译的方法。如将外来之邪翻译为"exogenous pathogenic factors""exogenous evil factors"或"pathogenic Wind"，致病因素总称之"邪"翻译为"pathogenic factors；内生之"淫邪"翻译为"lewdness and obscenity"。翻译助词类"邪"时，准确把握"邪"所在的语境作出恰当的翻译。罗译本区分了"邪"在不同语境下的含义和词性，对"邪"进行了准确翻译，译文连贯性强，可读性好。

五、《内经》中"邪"的语境差异化英译方法

（一）使用"自然对等语"

"自然对应词"是指选来译解的英文词语，其所指的含义、现象对于英文语系的一般人而言，与中医原词语对于一般的中国人而言并无二致。根据语境的差异化，可以选择相应的"自然对应词"[13]。如"邪走足心"中"邪"为副词，语境含义为"斜"，就可以选用"自然对应词"翻译为副词"obliquely"。

（二）使用"等化性对应词"

"等化性对应词"主要是指英文字面上的意义与中文原词字面上的意义大体相同者，不过这些词在英文中从未曾被用于表达类似中文原词在中医学所具有的特殊含义[13]。"邪"是以比喻方式形成的中医术语，可以采用"等化性对应词"加以译解。如名词类"邪"可以根据字面意思直译为"evil"或"evil influences"，或是取其"致病因素"而非根据字面含义翻译为"pathogenic factors"。

（三）借用汉语拼音音译加注释

"邪"是中医特有的概念，在译入语中无法找到精确的对应词，此时可直接借用汉语拼音翻译，并加上注释，更易于读者理解在差异化的语境中"邪"的含义。如将名词类"邪"翻译为"Xie（Evil）"或"Xieqi（Evil-Qi）"，动词类"邪"翻译为"［become］Xie（Evil）"。

六、结语

《内经》中的"邪"是中医基础理论中病因学说的核心术语,在具体语境中含义丰富,词性也不尽相同,可分为名词类、动词类、副词类和助词类,"邪"所在的语境差异给准确翻译带来了困难。通过比较不同文化背景译者的《内经》英译本,分析英译本"邪"的翻译策略和方法,根据《内经》中"邪"的词性差异及具体语境,给出相应的语境化差异翻译方法:使用"自然对应词"、使用"等化性对应词"和借用汉语拼音音译加注释。这种根据中医文化术语所在语境的差异性进行翻译的方法,对中医术语翻译具有重要的指导意义。

参考文献

[1]李振吉.中医基本名词术语中英对照国际标准[M].北京:人民卫生出版社,2007:57.

[2]左言富.新世纪汉英中医辞典[M].北京:人民军医出版社,2004:715.

[3]李照国.简明汉英黄帝内经词典[M].北京:人民卫生出版社,2011:498.

[4]南京中医学院.黄帝内经素问译释[M].3版.上海:上海科学技术出版社,1991:420.

[5]张登本,武长春.内经词典[M].北京:人民卫生出版社,1995:523.

[6]张俐敏,烟建华,陈文莉.《黄帝内经》"邪"之字义分类考[J].中华中医药杂志,2011,26(9):1933-1936.

[7]周海平,申洪砚,朱孝轩.黄帝内经大词典[M].北京:中国古籍出版社,2008:302-303.

[8]Veith I. The Yellow Emperor's Classic of Internal Medicine[M]. Taipei: Southern Materials Center. Inc,1982:98-203.

[9]李照国,刘希茹.黄帝内经·素问[M].西安:世界图书出版公司,2005:5-1131.

[10]罗希文. Introductory Study of Huang Di Nei Jing[M].北京:中国中医药出版社,2009:91-368.

[11]李照国,刘希茹.黄帝内经·灵枢[M].西安:世界图书出版公司,2008:50-474.

[12]施蕴中,马冀明,徐征.《黄帝内经》首部英译本述评[J].上海科技翻译,2002(2):46-49.

[13]魏迺杰. English-Chinese Chinese-English Dictionary of Chinese Medicine[M].长沙:湖南科学技术出版社,1995:16-21.

本文作者李苹、张宗明(通讯作者),发表于《中国中医基础医学杂志》,2018年第24卷第11期

《黄帝内经》核心文化术语"神"的词性分类与语境差异化英译研究

　　《黄帝内经》(以下简称《内经》)包括《素问》《灵枢》两大部分各81篇,是我国现存最早的较为系统和完整的中医典籍,集中反映了我国古代的医学成就,创立了中医学的理论体系,奠定了中医学发展的基础。"神"是中医文化中的重要概念,更是《内经》的核心文化术语,其内涵十分深奥和丰富。本文正是从理论和实际意义出发,分析《内经》中"神"的含义,研究《内经》两个英译本对"神"的翻译策略,总结其中核心文化术语"神"的语境差异化翻译方法。

一、《内经》中"神"的含义分析和词性分类

(一)《内经》中"神"的含义分析

　　有关对"神"的认识是人们在长期与疾病作斗争的过程中,摆脱了巫术的束缚而逐渐形成的。在此之前的"神"一直被认为是存在于自然之外的、具有人格、意识能够主宰物质世界的神灵[1]。受到当时朴素唯物主义的影响,《内经》坚持无神论的观点,提出"拘于鬼神者,不可与言至德"。《内经》中"神"的含义非常丰富,大致有以下几种[2],一是神灵,二是自然规律,三是生命活动的总称,四是精神、意识、思维活动及情感变化,五是人体正气,六是人体的血气,七是水谷精气。

(二)《内经》中"神"的词性分类

　　《内经》中共出现"神"190次[3]。为方便讨论"神"的翻译方法,根据"神"所在的具体语境和搭配的词语,将"神"分为名词类、动宾类和形容词类。名词类"神"一般位于句首,多单独出现,也会搭配其他字构成特定的中医名词术语,如"神门""神气""神机""神明""神藏"等。动宾类"神"多位于句中,搭配的词汇多为"调神""藏神""养神"等。形容词类"神"较少,多位于句末,表示"聪慧、聪明至极"或"深奥微妙,变化不测"。

表1 "神"的分类及举例

分类	举例
名词类	"神有余不足何如? 岐伯曰:神有余则笑不休,神不足则悲"(《素问·调经论》) "故神者,水谷之精气也"(《灵枢·平人绝谷》) "故养神者,必知形之肥瘦,荣卫血气之盛衰"(《素问·八正神明论》
动宾类	"是故怵惕思虑则伤神,神伤则恐惧流淫而不止"(《灵枢·本神》) "昔在黄帝,生而神灵"(《素问·上古天真论》)
形容词类	"小针之要,易陈而难入,粗守形,上守神,神乎"(《灵枢·九针十二原》)

二、《内经》英译本的选择

《内经》的翻译已有近百年的历史,翻译者有医史学家、从事中医的美籍华人、中医临床医生和中医翻译家等。译者或将《内经》作为中医学经典之作来译介,或着重体现它的医学价值,或向西方传播和推广中医,或全面再现它的文化、历史、哲学方面的价值,翻译结果已趋多样化[4]。选择的两部英译本,一是伊尔扎·威斯(Ilza Veith)的 *The Yellow Emperor's Classic of Internal Medicine*(简称威译本),Ilza Veith 翻译了《内经·素问》的前34章;二是李照国的全译本 *Yellow Emperor's Canon of Medicine Plain Coversation*(简称李译本)。选择这两部译本,是想比较在中西不同文化背景下,不同时期译者对《内经》核心文化术语"神"含义的理解和翻译。

三、《内经》英译本中"神"的英译分析

(一)形容词类"神"的英译分析

例1:昔在黄帝,生而神灵,弱而能言,幼而徇齐,长而敦敏,成而登天。(《素问·上古天真论》)

释义:远古时代的轩辕黄帝生来就非常聪明,幼小之时就善于言谈,年少时就思维敏捷,长大后敦厚勤奋,乃至成年便登上了天子之位[5]。

威译本: In ancient times when the Yellow Emperor was born, he was endowed with divine talents; while yet in early infancy he could speak; while still very young he was quick of apprehension and penetrating; when he was grown up he was sincere and comprehending; when he became perfect he ascended to Heaven[6].

李译本: Huangdi, or Yellow Emperor, was born intelligent. He was eloquent from childhood. He behaved righteously when he was young.In his youth, he was honest, sincere and wise. When growing up, he became the Emperor[7].

分析：神灵，张介宾："聪明之至也。"张志聪："智慧也。"是非常聪明伶俐的意思。在此句中"神"为形容词，威斯将其翻译为名词"divine talents"，而李照国将其翻译为形容词"intelligent"，两位译者都很好地把握了"神"的含义，采取了意译的翻译方法，或保留形容词词性，或进行词性转换，将"神"的内涵翻译出来。

（二）名词类"神"的英译举例分析

例2：拘于鬼神者，不可与言至德，恶于针石者，不可与言至巧。（《素问·五藏别论》）

释义：凡是迷信鬼神的人，是不能与其谈论至深的医学理论的。对那些讨厌针石治疗的人，也不可能与其谈论医疗技巧[5]。

威译本：Those who would restrain the demons and the gods（good and evil spirits）cannot attain virtue by speaking about it; and those who dislike acupuncture cannot achieve ingenious results by speaking about them[6].

李译本：Do not discuss medical theory with those who are superstitious; do not talk about the therapeutic skills with those who dislike acupuncture[7].

分析：此处"神"的含义为神灵。威斯将其翻译为名词"demons and the gods（good and evil spirits）"，准确地传达了原义。李照国采用意译的方法，将其翻译为形容词"superstitious"，也很好地传达了原义。

例3：清阳上天，浊阴归地，是故天地之动静，神明为之纲纪。（《素问·阴阳应象大论》）

释义：阳气轻清而升于天，阴气重浊而降于地，天地的运动和静止是由阴阳的神妙变化来决定的[5]。

威译本：Yang, the lucid element, ascends to Heaven.Yin, the turbid element, returns to earth.Hence the Universe（Heaven and Earth）represents motion and rest, controlled by the wisdom of nature（the gods）[6].

李译本：The Lucid-Yang rises to the heavens and the Turbid-Yin descends to the earth.So the heavens and the earth follow the principles of Shenming（mysterious changes）to move or to maintain static[7].

分析："神明"，变化不测谓之"神"，品物流形谓之"明"。能使万物显露形象和变化的巨大力量,称为"神明"。威斯采用意译的方法,将"神明"翻译为名词"nature(the gods)"。李照国采用音译加注释的方法,翻译为"Shenming(mysterious changes)"。

例4:食饮有节,起居有常,不妄作劳,故能形与神俱,而尽终其天年,度百岁乃去。(《素问·上古天真论》)

释义:饮食有一定的节制,起居有一定的时间,不做过分的劳作,所以能使形体与精神都互相协调健康,而活到其生命能够达到的年龄[5]。

威译本:There was temperance in eating and drinking. Their hours of rising and retiring were regular and not disorderly and wild. By these means the ancients kept their bodies united with their souls, so as to fulfill their allotted span completely, measuring unto a hundred years before they passed away[6]。

李译本:[They were]moderate in eating and drinking, regular in working and resting, avoiding any overstrain. That is why[they could maintain a desirable]harmony between the Shen(mind or spirit)and the body, enjoying good health and a long life[7]。

分析:翻译名词类的"神",威斯采用意译的方法,将"神"翻译为"souls"。李照国采取音译加注释的翻译方法,将"神"译为"Shen(mind or spirit)"。

例5:血气者,人之神,不可不谨养。(《素问·八正神明论》)

释义:因为血气是人之神的物质基础,不可不谨慎地保养[5]。

威 译 本:Constitution and breath determine man's spirit and energy and one should not be heedless of their nourishment and care[6]。

李译本:Blood and Qi are the Shen(Spirit)of man and must be carefully cultivated[7]。

分析:威斯采用意译的方法,将"神"翻译为"spirit and energy"。李照国采取音译加注释的翻译方法,将"神"翻译为"Shen(Spirit)"。

例6:神者,正气也。客者,邪气也。(《灵枢·小针解》)

释义:"神"指正气,"客"指邪气[8]。

李译本:Shen(Spirit)refers to Zhengqi(Healthy-Qi)and Xie(Evil-Qi)[8]。

分析:李照国采取音译加注释的翻译方法,将"神"译为"Shen(Spirit)"。

例7:故神者,水谷之精气也。(《灵枢·平人绝谷》)

释义:因此,神气是由水谷精微之气所化生[8]。

李译本: That is why it is said that the Spirit is transformed from the nutrients of food[8].

分析:李照国采取意译的翻译方法,将"神"译为"Spirit"。这里需要补充说明的是,因为威斯只翻译《内经·素问》的前34章,例6、例7出自《内经·灵枢》,因此只列举了李照国的译文。

（三）动宾类"神"的英译分析

例8:不知持满,不时御神,务快其心,逆于生乐,起居无节,故半百而衰也。（《素问·上古天真论》）

释义:不知道保持真元的充实,不善于统驭精神,只顾一时的快乐,违反正常的生活习惯。作息没有一定的规律,所以50岁左右就衰老了[5]。

威译本: They do not know how to find contentment within themselves; they are not skilled in the control of their spirits. They devote all their attention to the amusement of their minds, thus cutting themselves off from the joys of long(life). Their rising and retiring is without regularity.For these reasons they reach only one half of the hundred years and then they degenerate[6].

李译本: [They]seldom[take measures to]keep an exuberance[of Jingqi]and do not know how to regulate the Shen(mind or spirit), often giving themselves to sensual pleasure. Being irregular in daily life,[they begin to]become old even at the age of fifty[7].

分析:"不时御神",时,善也。御,统摄、治理的意思。"神",就是精神、精力。"不时御神"即指不善于把握和调养精神的意思。威斯根据语境,采用意译的方法将"不时御神"翻译为"they are not skilled in the control of their spirits"。李照国主要采取音译加注释的翻译方法,译为"do not know how to regulate the Shen(mind or spirit)"。

四、《内经》英译本中"神"的英译策略分析

（一）李译本中"神"的英译策略分析

在翻译名词类和动宾类"神"时,李照国主要采取音译加注释的翻译方法,译为"Shen"(mind or spirit)或"Shenming"(mysterious changes),或者转换词性意译为"superstitious"。在翻译形容词类"神"时,根据"神"所处的语境,保留形容词词性,将其翻译为"intelligent"。

《内经·素问》共出现"神"108次,李译本中翻译为"Shen"(Spirit)44次,翻译为"Shen"(mind or spirit)3次,翻译为"spirit"38次。由此可见,李照国在翻译"神"时以汉语拼音音译加注释和意译的方法为主。这种翻译方法可以保持译名的统一,而且注释随语境差异性而行,注释的内容是在具体语境中"神"的含义解释,也可能是在较大程度上能体现文化术语"神"内涵的英译文[9]。但这种翻译方法的缺点是译语词汇相对较为繁琐,较之直译或意译连贯性不强,可读性较差。

(二)威译本中"神"的英译策略分析

威斯认为,《内经》文化术语"神"的含义丰富,不能简单翻译为God或god。因为God/god一词的主要含义为:1)The name God is given to the spirit or being who is worshiped as the creator and ruler of the world, especially by Jews, Christians, and Muslims.上帝;2)In many religions, a god is one of the spirits or being that are believed to have power over a particular part of the world or nature. 神[10]。英语中并没有与"神"完全对应的词语。威斯在翻译名词类和动宾类"神"时,忠实于"神"的内涵,多采用意译的方法,将其翻译为"souls"或"mind"或"spirit"。个别情况下,根据语境将"神"直译为"demons and the gods"(good and evil spirits),或翻译为"nature"(the gods)。在翻译形容词类"神"时,结合语境和语义,威斯采用意译的方法,翻译为名词"divine talents"。

威斯在翻译"神"时以意译的方法为主,使用直译和意译的区分点,不如李译本中音译和意译的区分点明显,说明他没有在译语中刻意保留"神"的文化内涵,翻译等效性相对较差。威译本中对《内经》文化术语"神"的译文同一性低,在不同语境中,"神"的译语往往不同。

五、《内经》中"神"的语境差异化英译方法

(一)使用既有的"普通语言对应词"

"普通语言对应词"就是沿用一般非专业人员所使用,其含义与原本中医术语的含义相符的词语,这一类的对应词又可分为自然性(natural)与等化性(adapted)[11]。

"自然对应词"就是指选来译解的这些英文词语,其所指的含义、现象对于英文语系的一般人而言,与中医原词语对于一般中国人而言并无二致。根据语境的差异化,可以选择相应的"自然对应词"。如在"拘于鬼神者"具体的语境中,

"神"的含义为鬼神,就可以选用"自然对应词"翻译为"demons and the gods"。

"等化性对应词"就是指英文字面上原本的含义相等于对应的中医术语名词字面上的含义,此类英文对应词是较不严谨的,经过词汇化的过程,它们被用来表达中医原词的概念。如在多数语境下,"神"的含义为精神,就可以选用"souls"或"mind"或"spirit"。

(二)借用汉语拼音音译加注释

"神"是中医特有的概念,在某些特定的语境下,无法找到精确的对应词进行翻译,此时可直接借用汉语拼音音译来翻译并加上注释,更易于译入语读者理解在差异化的语境中"神"的含义。如将"神"翻译为"Shen"(mind or spirit),"神明"翻译为"Shenming"(mysterious changes)。

(三)词性转换法翻译

由于英汉两种语言的差异,为了使译文更加流畅自然,根据语境的差异性可以进行词性转换。如名词类"神"转换为形容词,在"拘于鬼神者"这一具体语境中,"鬼神"是名词,翻译时可以转换词性,翻译为形容词"superstitious"。在"生而神灵"这一语境中,"神"为形容词,可以转换词性将其翻译为名词"divine talents"。

六、结语

《内经》中的"神"是中医哲学的精髓,也是中医文化最重要的核心术语之一。《内经》中"神"的含义丰富,根据词性不同可以分为名词类、动宾类、形容词类。通过比较不同文化背景译者所翻译的《内经》英译本,分析不同译本对中医文化核心术语"神"的翻译策略,从而根据《内经》中"神"所在的语境差异性给出具体的翻译方法,使用既有的"普通语言对应词"、借用汉语拼音音译加注释和词性转换法翻译。这种根据中医术语所在语境的差异性进行翻译的方法,对中医术语翻译具有重要而现实的指导意义。

参考文献

[1] 王庆其,周国琪.黄帝内经专题研究[M].上海:上海中医药大学出版社,2002:78.

[2] 张登本.论《黄帝内经》"神"的内涵及其意义(续)[J].中华中医药学刊,2008,26(9):1866-1870.

[3] 张登本,武长春.内经词典[M].北京:人民卫生出版社,1990:382.

［4］邱玏.中医古籍英译历史的初步研究［D］.北京：中国中医科学院,2011：146-147.

［5］南京中医学院.黄帝内经素问译释［M］.3版.上海：上海科学技术出版社,1991：97.

［6］Veith I. The Yellow Emperor 's Classic of Internal Medicine［M］.Taipei：Southern Materials Center.Inc,1982：101-177.

［7］李照国,刘希茹.黄帝内经·素问［M］.西安：世界图书出版公司,2005：2-895.

［8］李照国,刘希茹.黄帝内经·灵枢［M］.西安：世界图书出版公司,2008：50-474.

［9］陈海燕.浅析中华思想文化术语翻译中的难点［J］.中国翻译,2015,36(5)：13-17.

［10］英国哈珀·柯林斯出版集团.柯林斯COBUILD高级英汉双解词典［M］.张柏然,等译.北京：高等教育出版社,2009：481.

［11］魏迺杰.English-Chinese Chinese-English Dictionary of Chinese Medicine［M］.长沙：湖南科学技术出版社,1995：16-17.

本文作者李苹、张宗明(通讯作者),发表于《中国中医基础医学杂志》,2018年第24卷第3期

关联论视阈下《黄帝内经》文化
负载词的翻译研究

　　《黄帝内经》(简称《内经》)是中国现存最早的中医学典籍,也是中医的学术渊源,它奠定了我国医学发展的基础,是每一个中医执业者、学习者及爱好者必读的典籍。近年来随着"中医热"的兴起和中国文化的对外宣传,越来越多的人关注中医,关注《内经》等中医典籍的英译。可也正因为《内经》为我国的医药之祖、医家之宗,《内经》中包含着大量植根于中国古代文化哲学的专有词汇,对于非中文读者的阅读造成了一定的困扰。因此,若想使《内经》得到有效传播,使广大外国读者正确解读中医的文化和内涵,其中文化负载词的翻译是众多学者需要关注的重点。

一、文化负载词

(一) 文化负载词概述

　　搜索知网文献目前国内外对于文化负载词的定义尚未有统一的说法,笔者将现有国内外学者对文化负载词的定义进行收集总结,见表1。综合国内外对文化负载词的定义,笔者认为,总体来说,文化负载词指某种文化中所特有的,而其他文化所没有的,与其历史、文化背景等相关的特定词汇。

表1　文化负载词的定义

学者	文化负载词定义
Mona Baker	"the source-language word may express a concept which is totally unknown in the target culture. The concept in question may be abstract or concrete; it may relate to a religious belief, a social custom, or a type of food. Such concepts are often referred to as culture-specific." [1]
Aixela Javier Franco	"有些源语文文本中的词语在目标读者的文化系统中没有等价对应语,或者是有不同的语篇地位,从而给从源语文本向目标语文本传递功能和意义的过程中造成了翻译困难。" [2]

续表

学者	文化负载词定义
胡文仲	"文化负载词是指特定文化范围内的词汇,它是民族文化在语言词汇中直接或间接的反映"[3]
廖七一	"文化负载词(culture-loaded words)是指标志某种文化中特有事物的词、词组、习语、成语和典故。这些词汇反映了特定民族在漫长的历史进程中逐渐积累起来的有别于其他民族的独特的生活方式"[4]
彭智蓉	"标志某种文化中特有事物的词、词组和习语。这些词汇反映了特定民族在漫长的历史进程中逐渐积累的、有别于其他民族的独特的生活方式"[5]

（二）《黄帝内经》中文化负载词的翻译

《黄帝内经》一书"其所惠释科目之广,可谓海泛;其所幽明医理之奥,可谓岚瑞;其所恩泽古今之远,可谓罕世"[6]。中医孕育于中国的文化环境和历史环境中,其理论基础根植于中国古代哲学,而《黄帝内经》作为中医经典包含着大量哲学词汇及中医特有词汇,再加之其成书年代久远,加大了翻译难度。王佐良认为,文化的不同是译者进行翻译的最大困扰,在一种文化中显而易见的表达,在另一种文化中却很难找到与之相贴切的对应[7]。由于中西方文化背景的差异,源语文本中的文化负载词很难在译入语中找到完全与之相对应的点,导致出现了译介鸿沟、文化空缺和词汇空白的现象。因此,要想达成高质量的《黄帝内经》翻译译本,文化负载词的翻译是需要译者关注和处理的重点。

二、关联论

（一）关联论概述

关联论认为,人类是从认知的角度出发从外部世界获取信息并处理信息,但是人类的认知只倾向于处理最关联的输入认知资源,即"关联的第一原则"(the First Principle of Relevance)[8]。由于每个人所处的物理、社会和文化世界的不同,个体的认知能力和认知基础是不相同的,根据Sperber和Wilson[9]的明示推理(ostensive-inferential)理论,在交际中,交际双方首先要依据关联原则对对方的认知语境做出正确的推测和假设,然后选取适当的话语方式,以便让听话人从说话人的话语中找出正确的语境,并得出说话人话语所表达的意图。Sperber和Wilson[9]提出的最佳关联原则,即说话人话语中的明示刺激在听话人的语境中具有足够的关联性,使听话人愿意为之付出努力进行加工,并以最小的努力即能获得说话人话语中最佳的关联。

（二）关联论对文化负载词翻译的指导意义

关联论对语言有较强的解释力,可以运用于指导翻译的研究[8]。《黄帝内经》作为现存最早的中医典籍,因其专业性和时代性,所涉及的社会、文化语境与现代不同,更遑论与西方的文化相距甚远。而文化负载词作为文化的聚合体和典型代表,其翻译是难中之难。译者若想把中医典籍准确地表达给非中文读者,就需要先对原文的意义进行准确解读,再选用恰当的表达方式将其传达出来。从关联论角度来解释,即译者在翻译的时候需要先对读者群体做出假设,面对不同的读者群体的认知语境分别对其做出假设和推测,然后在翻译中针对不同的读者的认知语境推导出最佳关联假设,选择出最合适的表达方式,以取得良好的翻译效果。根据对中医文化的认知语境的不同,可将读者群体大概分为三类:1）拥有一定中医文化背景的外国读者;2）对中医和中文完全没有了解的普通外国读者;3）拥有西医知识但没有接触过中医学习的西方读者。

三、关联论视阈下《黄帝内经》文化负载词的翻译实例

如前文所述,关联理论下的翻译是一个寻找关联的明示推理过程,在翻译过程中,译者需要针对不同读者的认知语境做出不同的关联假设。在此,笔者选取《内经》中的几个翻译实例来对关联顺应论指导下的《内经》文化负载词的翻译进行分析,试对翻译方法进行探讨。

（一）音译＋注释法

例1:五七阳明脉衰,面始焦,发始堕[10]。（《上古天真论第一》）

译文1: At the age of thirty-five, Yangming Channel starts to decline, her face begins to wither and her hair starts to lose[11].（李本）

译文2: When the woman reaches the age of thirty-five, the pulse indicating [the region of] the 'Sunlight'（阳明）deteriorates, her face begins to wrinkle and her hair begins to fall[12].（威本）

此句中"阳明脉"为中医特有的概念,属于文化负载词。阳明脉为十二经脉之一,有手阳明大肠经和足阳明胃经。中医有阴阳的概念,十二经脉也分为阴经和阳经,其中"阳"按照阳气的多少又分为阳明、太阳和少阳,阳明脉表示为阳气最足的经脉。李照国译本中阳明脉采用音译法,译为: Yang ming Channel[11],对

于拥有中医背景的读者来说此种译法符合他们认知语境中的最佳关联,因为它保留了中医特有概念中的中医文化内涵。但是对于没有中医文化背景的译入语读者来说却没有关联他们的认知语境。而威斯采用了意译的方法将其翻译成the sunlight,"sunlight"是日光的意思,此翻译虽然让外国读者更易阅读,但却脱离了原文的意义,没有传达出中医的文化内涵。根据对读者的认知语境进行推测,音译+注释(解释)的译法对于拥有中医知识背景的读者和普通外国读者来说皆能做到最佳关联。

(二)省译法

例2:岐伯对曰:春脉者,肝也,东方木也,万物之所以始生也,故其气来软弱,轻虚而滑,端直以长,故曰弦,反此者病[10]。(《玉机真藏论篇第十九》)

译文1:Qibo answered: "The pulse in spring is related to the liver which pertains to the east [in the five directions] and Wood [in the Five-Elements]. [Since spring is the period in which] all the things in nature begins to grow, the pulse [in spring] appears soft, weak, slippery, straight and long. That is why it is called Xian (taught or wiry). [The state of pulse] contrary to it is morbid." [11] (李本)

译文2:Ch'I Po answered: "In Spring the pulse is that of the liver; and wood is the element of the East. Spring is the time of the beginning of the creation of all living beings; therefore their breath is still flowing softly and weakly, their pulse is slow and slippery, but they keep themselves upright and straight and are in the process of growing, and therefore one compares them to the strings of a lute. When the condition is the opposite then they are sick.[12] (威本)

在此例句中的文化负载词为"弦脉",为中医特有的脉诊中的一个相关概念。"弦脉"为脉诊中脉象的一种,指应指端直、如按琴弦的一种脉象。李本以英译加注释的方法将其翻译为Xian(taught or wiry);而威本则没有将"弦脉"这一名词特地翻译出来,只是以pulse做代称将其解释出来compares them to the strings of a lute,即采用了省译的方法。对于普通的外国读者来说,威本的省译法更加符合最佳关联的原则,即使没有中医知识,外文读者们也能轻松容易地理解"弦脉"的意思。因此,笔者认为,对于普通的外国读者,可采用省译的方法来达到最佳关联,省译法对无论是否了解中医知识的读者皆适用。

(三)词素法

例3:行乐志苦,病生于脉,治之以灸刺。行乐志乐,病生于肉,治之以针石。

行苦志乐,病生于筋,治之以熨引。形苦志苦,病生于咽,治之以百病[10]。(《血气形志篇第二十四》)

译文1: The disease of [those who enjoy]physical comfort but [suffer from] mental distress is usually in the vessels and can be cured by moxibustion and acupuncture. The disease of[those who enjoy]both physical comfort and mental happiness is in the muscles and can be cured by acupuncture. The disease of[those with] physical discomfort and mental happiness is in the sinews and can be cured by [hot medicated]compress and Daoyin.[11](李本)

译文2: When the body is content and full of pleasure, and when ambition is gratified and happy, then disease arises from the flesh; and in order to cure it one uses acupuncture. When the body is in distress but the will and ambition are gratified and happy, disease arises from the muscles; and in order to cure it one uses moxa(irons) and breathing exercises.[12](威本)

例句中,描述4种不同病机的患者要采用不同的治疗方法,出现了"灸刺""针石"等术语中医专业词汇的文化负载词。李照国分别将其翻译为"moxibustion and acupuncture""acupuncture",而威斯分别译为"acupuncture""moxa"。"灸刺"是艾灸和针刺的合称,"针石"是古代针刺工具的一种,又名"箴石"。moxibustion和acupuncture两词现已基本被英语读者全面接受,算是"灸"和"针"的官方翻译,acupuncture(针刺)由拉丁语的acu(针,尖锐)和punctura(穿刺)两个词素组合而成。中医词汇作为科技词汇的一种,其翻译也应以简捷性为特点,因此,笔者认为,对于某些中医特定名词可以采用词素法,像西医医学词汇一样通过词根和前缀、后缀组成新的中医医学词汇,以前缀acu为例,可以拼缀出以下的新词:acupoint(穴位)、acuesthsia(针感)、acutherapy(针疗)等,这样对于那些有着西医背景的外国读者来说,即使没有接触过中医也能达到最佳关联,理解原文所表达的内涵,同时也适应了英语的表达方式。

四、结语

综合以上例子可以看出,虽然文化负载词只是《黄帝内经》广博内容的冰山一角,但中医的英译及对外传播离不开文化负载词的支持,关联论不乏为一个有效的理论框架,为我们研究中医典籍英译提供切实可用的手段。关联论照顾到了不同的读者群体,以读者为出发点来采用不同的翻译方法。如笔者前文所述,面对对中医文化稍有接触的外国读者或普通英语读者,可以采用音译+注释的翻译方法;面对普通的中外读者或是完全没有接触过中国文化的外国读者,可以采用省译的方法;对于拥有西医知识的外国读者则可以采用词素法来翻译文化负载词。关联论顾及了不同读者的认知语境,使译本能被更好地接受和理解,为译者的翻译研究提供了全面的思维模式,有助于中医药文化更好更有效地对外传播。

参考文献

［1］Baker M. In Other Words：A Coursebook on Translation［M］.Beijing：Foreign Language Teaching and Research Press,2000：238-239.

［2］Franco A J. Culture-Specific Items in Translation［A］. Clevedon：Multilingual Matters,1996：57-58.

［3］胡文仲.跨文化交际学概论［M］.北京：外语教学与研究出版社,1999：64.

［4］廖七一.当代西方翻译理论探索［M］.南京：译林出版社,2000：78-80.

［5］彭智蓉.试论文化负载词汇的翻译［J］.疯狂英语教师版,2002(6)：43-46.

［6］崔应珉,王淼.黄帝内经素问［M］.郑州：中州古籍出版社,2010：11.

［7］王佐良.翻译：思考与试笔［M］.北京：外语教学与研究出版社,1989：18-19.

［8］杨平.关联——顺应模式［J］.外国语,2001(6)：21-28.

［9］Wilson D. Relevance and relevance theory. In R. Wilson & F. Keil（eds.）MIT Encyclopedia of the Cognitive Sciences［M］.Cambridge：MIT Press,2001：69-70.

［10］王冰.黄帝内经素问［M］.北京：人民卫生出版社,1978：236-238.

［11］李照国,刘希茹.黄帝内经·素问［M］.西安：世界图书出版社,2005：234.

［12］Veith I,The Yellow Emperor's Classic of Internal Medicine［M］.Taipei：Southern Materials Center. Inc,1982：97-101.

本文作者张淼、白合慧子、潘玥宏,发表于《西部中医药》,2017年第30卷第10期

第五章

中医药"走出去"之"桥"——语言译介

"国际传播"是指个人或团体通过符号向国外的个人或团体传递信息、观念、态度或情感的活动，而语言作为一整套具有系统性、意义性的符号体系自然就成了国际间传播信息的桥梁和媒介。推动中医药走向世界需要有明确、恰当的路径导向，而路径的建构客观上需要以语言译介作为桥梁的铺垫与支持。中医学语言虽言简意赅，但语义丰厚多变，字里行间体现着古汉语的行文规范和篇章结构特点，其中蕴含的医学文化术语更是集中反映了中国古人的哲学思想观念，带有深深的民族文化烙印。因此，中医药语言译介研究需要准确厘清诸如通假字、形近字甚至文献中的讹误字等语言特点，从而为实现"忠实译介"创造前提；而在词典学研究基础上，需要匡正医学术语标准，实现中医药术语译介的标准化和统一性，从而保证译本的客观与严谨。同时，面对众多中医学语言体系中的文化负载词，译介更应该从"民族自信"的高度，把握翻译的根本原则和灵活多变的具体策略，使得译文在能够被受众理解和接受的同时最大限度地保留原文中的文化意象，凸显出新时期中医外译的"文化自觉"。本章整合文献学、语用学、翻译学及文化学的核心理论，分别从"关联语用""文化负载""深度翻译"及"词典批评"等角度展开探讨，从而搭建起连接东西文化的译介之桥。

关联语境视阈下的中医古籍异位字英译探析

现代人在阅读中医古籍时,总会遇到不少的文字理解问题。古人和现代人的用字规则不同,中医古籍中自然有部分用字与现代人的用字不一样。现代人在阅读古籍时往往会因这些用字不一致而产生疑惑,从而对中医古籍的理解产生误差,进而妨碍了中医文化的传承和发扬。医史文献专家沈澍农教授2007年在其著作《中医古籍用字研究》中首次提出了"异位字"的概念:"将古代与现代一致的用字情况称为'正位字',将古代与现代不一致的用字称为'异位字'。从本质属性上来看,'正位字'就是规范字,'异位字'是现代文字规范之外的'规范外字'。"[1]从广义上说,异位字的研究对象是多层次的,包括字、词素、词和词组,大致可分为通假字、重言词、联绵词、译音词、古今字、异体字等。在中医古籍英译过程中,对于异位字的理解和翻译非常重要,直接关系到古籍原意的把握和中医文化的有效传播。

一、中医古籍异位字及其英译研究

迄今为止,对中医古籍中异位字的研究主要体现在对中医古籍的注释、校对以及研究中医的论著、报告中,如:2002年出版的森立文的《素问考注》[2],2013年出版的刘渡舟的《伤寒论校注》[3],钱超尘于1995年发表的《中医古籍训诂研究》[4],1986年出版的李培生的《伤寒论讲义》[5]等。事实上,从古至今对中医古籍进行校对、注释、演绎的论著、笔记等都会涉及对异位字等疑难字词的考证和研究,这在一定程度上解决了中医古籍异位字的宏观认识和对异位字各类和个例的解读问题,为今后深入研究奠定了基础。但对于中医古籍异位字整个系统的解读乃至其英译的策略方法,目前还缺乏相应的理论指导,需要更进一步的研究。

二、字词解读中的语境关联

Sperber和Wilson的关联理论[6]认为,语境是理解话语的前提,是一种心理构建(psychological construct),包括交际时话语的上下文、即时的物质环境等具体的语境因素。交际时的字、词、句、段等各层面前后可帮助确定其意义的上下文被称为话语语境,话语语境对正确理解中医古籍的字词义、话语意义起着非常重要的作用。就中医古籍中异位字的解读而言,其话语语境的范围可包括异位字的字形(包括偏旁部首)、字音、上下文提到的时间、病情、病因、临床表现、症状、服药方法、行文方式、知识背景、地域、文化社会因素,等等。

关联理论认为,交际者通常通过对认知语境的补足和选择这两种手段来理解话语。具体而言,首先,是听话人在现有认知语境中加入所需的百科知识来扩充自己的认知语境;其次,听话人还必须从周围的有关情境中调用信息来扩展自己的认知语境。对于中医典籍中的异位字的解读与英译,需要结合语境补充和选择这两种途径来完成。

三、关联理论视阈下中医古籍异位字的解读策略

(一)在现有认知语境中加入所需的百科知识

Sperber和Wilson认为,话语理解中的语境不仅包括上下文所表达和隐含的信息,还包括即时的情景因素以及与某旧信息和新信息有关的百科知识。

1. 联系字形

我们在阅读中医古籍的时候,遇到一些疑难字,若整体上与某个字有相似之处,就有可能与这个字有联系,我们就可以联系上下文,通过百科知识,将其关联考虑。例如:

慄同栗

原文:太阳病,先下未解,脉阴阳俱停,必先振慄,汗出而解。(《伤寒论》第96条)

译文(罗希文本): Initial Yang syndrome: Before the syndrome is gone, the pulses both at Yin and Yang are coming to a still. The patient first shivers with cold, then perspires[7].

译文(魏迺杰本): In greater yang disease that has not yet resolved,[if]the yin yang pulses both stop,[the person]will first shiver,[then]sweat, and then[the disease]will resolve[8].

分析:"慄",在《现代汉语词典》中的解释为:①恐惧。②战栗。《素问·疟论》:"疟之始发也,先起于毫毛,伸欠,乃作寒慄鼓颔。"王冰注:"慄,谓战栗。"③忧伤。④谨敬。原文是在讲太阳病发病的症状:先吐后下,未痊愈,脉象皆停等。可见这4种解释皆与本条不相合。从字型看,关联较为相似的有"栗"字。《现代汉语词典》对"栗"的解释如下:①落叶乔木,果实为坚果,味甜,可食。②发抖,因害怕或寒冷肢体颤动。③坚实:"缜密以栗"。④姓。该条文介绍了凭脉,根据百科知识可知"慄"应是战栗的意思,"振慄"在这里应就是"振栗",与文章正相合。所以译文中,译者分别选用了"shivers with cold"和"shiver"表达其含义。

2. 联系读音

汉字本来就是形、音、义合一的文字,且对于重言词和联绵词而言,有很大一部分是记音词,所以,我们也可以从其发音中寻找关联,找出它们的音同、音近字词来解读异体字。例如:

济济同悸悸

原文:善欧,欧有苦,长太息,心中济济,恐人将捕之,邪在胆,逆在胃,胆液泄则口苦,胃气逆则欧苦,故曰欧胆者,取三里以下胃气逆,刺少阳血络以闭胆部,调其虚实,以去其邪。(《黄帝内经·灵枢》卷四《四时气第十九》)

译文(李照国本):[The symptoms of]frequent vomiting, bitter fluid in vomitus, frequent sighing, anxiety and nervousness and fear as if being chased to arrest [are caused by invasion of]Xie(Evil)in the gallbladder that lashes at the stomach. Excretion of bile causes bitter taste in the mouth and that is why it is called vomiting of bile[9]…

分析:根据《汉语大词典》中的解释,"济济"一词在古汉语中一般有3种常用义项:①众多之意,如"人才济济"。②用于描写整齐美好之貌,如"昭昭车服,济济衣簪"(《隋书·音乐志中》)中就是明媚美好的车马服饰。③如"跄跄济济,俾筵俾几"(《诗·大雅·公刘》)的诗句,"济济"与"跄跄"都是指步趋有节,多而整齐,形容读书人庄重恭敬的样子,这里指士大夫的威仪。而这3种义项却都不适用于上述的例文。从医理来看,所谓的"心中济济,恐人将捕之"显然是形容因胆气虚弱而造成的心慌恐惧的感觉。因此,结合上下文,从"济济"的发音寻找关联,找出其同音词应为"悸悸"。"悸",惊惧也。这种用法在中医古籍中同样存在,例如《元包经·少阴》中"下怫怫,上悸悸"。"悸悸"与"怫怫"同义,是形容病症中内心惶恐不安的状态。以"济济"联想到"悸悸",采用的正是通过找寻合适的同音字注解重言词的方法。

3. 关联医理

《伤寒论》是一部非常实用的医学著作。我们在阅读的过程中,当然不能忽略其中的医学内容,必须将其纳入关联,有时甚至要将其作为首要的关联考虑。例如:

时(shí)时(shí)

原文:何谓藏结?答曰:如结胸状,饮食如故,时时下利,寸脉浮,关脉小细沉紧,名曰藏结。(《伤寒论》第129条)

译文(罗希文本):Question:and what about Viscera Stagnancy(Zangjie)? Answer:The symptoms and signs are similar to those of Blocked-up Chest but with a normal intake of food and frequent loose bowels. Pulse under the fore finger is floating but feeble,deep and tense under the middle finger[7].

分析:该条文出现的词汇"时时"相对较好理解,在医理上也比较明确,强调指出某一症状发作的次数频繁,提示其症情的严重性。"时时下利",说明藏结者中阳大虚,脾肾阳微,虽饮食如常,但运化无力,故下利频繁。"frequent"的意思是"频繁,不时的",与"时时"意义吻合,所以译者顺应并采用最佳关联的"frequent"作为其译文。

(二)从周围的有关情境中调用信息来扩展自己的认知语境

同样的词汇在不同的语境中会表达不同的意义,只有在具体的语境中才能找到词汇的确定含义。反之,当我们不能确定字词的具体含义时,便可以选择关联语境,也就是根据一定的上下文的内容,对照词语已有的解释来考察其在语言环境中的意义。例如:

嘿(mò)嘿(mò)

原文:伤寒五六日,中风,往来寒热,胸胁苦满,嘿嘿不欲饮食,心烦喜呕或胸中烦而不呕,或渴,或腹中痛,或胁下痞硬,或心下悸、小便不利,或不渴、身有微热,或渴者,小柴胡汤主之。(《伤寒论》第96条)

译文(罗希文本):Febrile disease caused by Cold or Wind:After five to six days,when the patient has intermittent chills and fevers,feels a distention and a sensation of oppression in the Chest and Coastal region,reluctant to speak and eat, restless and nauseous, prescribe Decoction of Lesser Radix Bupleuri[7].

译文(魏迺杰本)：When in cold damage [that has lasted for] five or six days [or] wind strike, [there is] alternating [aversion to] cold and heat [effusion], [the person] suffers from fullness in the chest and rib-side, taciturnity with no desire for food or drink, heat aversion and frequent retching, or possibly [there is] aversion in the chest and no retching …[8]

分析：在现代汉语的使用中，"嘿嘿"用来形容笑声，其发音为"hēi hēi"。然而在《伤寒论》中，它的发音和意义都并非如此。96条主要是讲小柴胡汤症中的少阳经腑受邪，枢机不利的症状，患者会出现忽冷忽热，胸胁满闷，且少阳胆病，势必影响脾胃的运化功能，出现厌食等症状，临床并没有"嘿嘿(hēi hēi)"发笑的症状。从上下文语境来判断，"嘿"很有可能是"默"的古字，意义是心里不高兴，不愿说话，沉默不语。译者在这里选用的词汇"reluctant"和"taciturnity"是为了顺应原文和读者，对隐含的语境做出明示与还原，"reluctant"是不情愿的，勉强的，"taciturnity"的意思是沉默寡言的，缄默的，更能体现患者不愿意说或没有意愿说话这样一层意思。

四、关联理论视阈下中医古籍异位字英译策略

在关联理论的指导下，中医古籍异位字的英译大致可分为两类：一类为以读者为导向的归化策略；另一类为以原文为导向的异化策略。

(一)归化策略

归化(domestication)是指在翻译中采用透明、流畅的风格，最大限度地澹化原文的陌生感的翻译策略[10]。它应尽可能地使源语文本所反映的世界接近目的语文化读者的世界，从而达到源语文化与目的语文化之间的"文化对等"。基于归化策略，译者往往采用意译、译文加注、省略等方法，以消除译文读者理解障碍，使读者更容易接受译文。

1. 意译

例如：漐(zhí)漐(zhí)

原文：遍身漐漐微似有汗者益佳，不可令水流离，病必不除。(《伤寒论》第12条)

译文(罗希文本)：A light sweat all over the body would be suitable[7].

译文(魏迺杰本)：Warm [the body] by covering [with a blanket] for a short period, ideally until the whole body is moist, as if sweating very lightly. One cannot allow [the sweat] to flow like water…[8]

分析:桂枝汤下述关于服药的内容,说的是服了药,喝了热稀粥,用被子盖着发汗所要达到的效果,"漐漐"在很多辞书中未见,《汉语大词典》引《伤寒论》的例子解释为:"漐漐,汗浸出不住的样子。"任应秋《伤寒论语译》:"漐漐,音至,小雨不辍貌。"中医研究院《伤寒论语译》:"形容微汗潮润的样子。"所以,可以理解为出汗的状态就好像是在蒙蒙细雨中走动那样潮湿又不浓烈。两译本的译文都采用了意译的手法,将漐漐所形容的出汗不浓烈,即不"流离"表达了出来,但就表达而言,魏本的"moist"更加形象。

2. 译文加注

例如:俞(shù)同腧(shù)

原文:太阳与少阳并病,头项强痛,或眩冒,时如结胸,心下痞硬者,当刺大椎第一间、肺俞、肝俞。慎不可发汗,发汗则谵语,脉弦。五日,谵语不止,当刺期门。(《伤寒论》第142条)

译文(魏迺杰本):When in greater yang and lesser yang dragover disease, [there is] stiffness and pain of the head and nape, or veiling dizziness, and it is sometimes like chest bind with a hard glomus below the heart, one should needle Great Hammer(da zhui, GV-14), Lung Transport(Fei shu, BL-13), and Liver Transport(gan shu, BL-18). Be cautious and do not promote sweating [because if] sweating is promoted…[8]

分析:因为现代人提到腧穴,比如"肝俞",都是有"月(肉)"字旁的,所以看到"肝俞"自然也会联想到"肝腧"。《黄帝内经》《伤寒论》等古籍中出现的只有"俞",可推,"俞"是"腧"的古字,后来用加了"月(肉)"字旁的"腧"专门用来表示有关人体腧穴的意思。因为穴位是我国传统中医文化中特有的术语和文化现象,故对它们的翻译统一用汉语拼音和括号加注手法,增强了译文读者的认知,便于理解,同时又很好地保留了中医文化。

3. 省略

例如:㕮(fǔ)咀(jǔ)

原文:上五味,㕮咀。(《伤寒论》第12条)

译文(罗希文本):Chop up the above five drugs[7].

译文(魏迺杰本):[For] the preceding five ingredients, break the [first] three ingredients into small pieces and use seven sheng of water[8].

分析：学者沈澍农考证"㕮咀"或许就是"哺咀"，可能是古代医籍从简的结果，并说明在古代未有铁器之前，人们常用口将药物咬碎。如《现代汉语词典》所云："㕮咀，中医用语。用口将药物咬碎，以便煎服，后用其他工具切片、捣碎或锉末，但仍用此名。"我们今天在炮制药物的时候，自然不会应用此类方法，所以译文中也没有根据字面意思来翻译，而是改用"break"和"chop up"。至于需不需要将原始意思翻译出来，则要根据具体情况来决定；若侧重文化学习，则可以加注释说明，但大多数的情况下，不需要译出。

（二）异化策略

异化（foreignization）是指偏离本土主流价值观，保留原文的语言和文化差异[11]。它主张在译文中保留源语文化，丰富目的语文化和目的语的语言表达方式。异化策略则要求译者向作者靠拢，采取相应于作者使用的原语表达方式，来传达原文的内容。异化翻译策略的目的是最大程度地保留原文中的中医文化色彩和内涵，通常采用直译或音译等方法。

1. 直译

例如：胎（tāi）通苔（tāi）

原文：……如结胸状，饮食如故，时时下利，寸脉浮，关脉小细沉紧，名曰藏结。舌上白胎滑者，难治。（《伤寒论》第129条）

译文（罗希文本）：…The symptoms and signs are similar to those of Blocked-up Chest but with a normal intake of food and frequent loose bowels. Pulse under the fore finger is floating but feeble, deep and tense under the middle finger. If the tongue coating is white and slippery, then it is considered to be a serious case[7].

译文（魏迺杰本）：… and there is frequent diarrhea, an inch pulse that is floating, and a bar pulse that is small, fine, sunken, and tight, it is called storehouse bind. When the tongue fur is white and glossy, this [pattern] is difficult to treat[8].

分析：《说文解字》的注释是"胎，妇孕三月也"，《尔雅》的注释是"胎，始也"。《说文解字》中无对"苔"的记载，《汉语大词典》的注释是"苔，tái，植物名，属隐花植物类。苔，tāi，舌上的垢腻曰'舌苔'"。但据学者沈澍农考证，《内经》中没有提及舌苔诊，没有"苔"字；《金匮要略》《脉经》《诸病源候论》《千金方》《外台秘要》和《伤寒论》一样，都写作"胎"字。我们将"胎"和"苔"归入通假字的范畴，所以文中的"舌上白胎滑者"即是指舌苔白而滑，就这个层面上来说，舌苔译为"tongue coating"和"tongue fur"都很准确。

2. 音译

例如：藏（zàng）同脏（zàng）

原文：……正邪纷争，往来寒热，休作有时，嘿嘿不欲饮食，藏府相连，其痛必下，邪高痛下，故使呕也，小柴胡汤主之……（《伤寒论》第97条）

译文（罗希文本）：…As the Viscera and Bowels are connected with each other, the pain usually extends downward. When the lesion is at the upper part with pain at the lower part, nausea is thus caused. Decoction of lesser Radix Bupleuri suits the case[7]…

译文（魏迺杰本）：…The viscera and bowels are interconnected, and［so］the pain will be low［down］; the evil is high［up］and the pain is［low］down, hence［there is］retching, and Minor Bupleurum Decoction（xiao chai hu tang）governs[8]…

分析：该条文介绍了少阳病的病因病机及转属阳明的证治。李培生认为，"脏腑相连"在这里说的应该是肝胆相连，脾胃相关，其气互通。"脏"的繁体字是"臟"，是在"藏"的基础上加了"月（肉）"字旁，表示和身体相关。《汉语大词典》中"藏"的发音有两个，分别是cáng，zàng。我们着重考虑和"脏"发音相同的"zàng"：①储存东西的地方；②宝藏；③内脏。后作"脏"。《周礼·天官·疾医》"参之以九藏之动"等。所以，"藏"应该是"脏"的古字，同样，"府"应该是"腑"的古字，"藏府"就是"脏腑"。罗本和魏本都不约而同地选择了"Viscera and Bowels"，用的是归化的翻译方法，但是我们知道，中医概念中的脏腑和西方医学中的"viscera"和"bowels"并不能完全等同，所以现在倾向于用音译的方法将其翻译为"Zang-Fu"或"Zang-Fu Organs"。

五、结语

异位字在中医古籍中大量存在，是我们阅读理解古籍的主要障碍之一。同时，它也是一项特殊的语言文化现象，是中医文献中一份珍贵的文化遗产。因此，中医古籍异位字的解读和翻译，对于中医文化的传承和发扬起着至关重要的作用。对于异位字的考义过程需要始终贯穿着对上下文语境的分析。所以，本文认为关联理论的语境观对异位字的释义有更强的指导力。找到异位字的最佳语境关联，得到其正确的释义方法；同时，根据译文读者的语境，选择适当的翻译策略,使读者接受和理解,以便最大限度地传播中医文化。

参考文献

[1] 沈澍农.中医古籍用字研究[M].北京:学苑出版社,2007.

[2] 森立之.素问考注[M].北京:学苑出版社,2002.

[3] 刘渡舟.伤寒论校注[M].北京:人民卫生出版社,2013.

[4] 钱超尘.介绍一部中医古籍训诂力作[J].贵阳中医学院学报,1995,17(3):54-55.

[5] 李培生.伤寒论讲义[M].长沙:湖南科学技术出版社,1986.

[6] Sanders R E. Dan Sperber, Deirdre Wilson. Relevance: Communication and Cognition, Oxford: Basil Blackwell, 1986. pp.265[J]. Language in Society, 1988, 17(4): 604-609.

[7] 张仲景.大中华文库(英汉对照):伤寒论[M].罗希文,英译.北京:新世界出版社, 2007.

[8] Wiseman N, Mitchell C, Ye F. Shang Han Lun(on Cold Damage): Translation and Commentaries[M]. Massachusetts: Paradigm Publications, 1999.

[9] 李照国,刘希茹.黄帝内经·灵枢[M].西安:世界图书出版公司,2008.

[10] Shuttleworth M, Cowie M. Dictionary of Translation Studies[M]. London: Routledge, 1997.

[11] Hale T. The Translator's Invisibility: A History of Translation by Lawrence Venuti[J]. Translation Review, 2002, 50(1): 47-49.

本文作者张淼、张琼,发表于《医学争鸣》,2019年第7卷第6期

中医典籍中文化负载词的识别及翻译策略刍议

随着政府大力支持中医药事业传承创新发展,中医药的国际化已成趋势,中医典籍的英译在中医国际化中起着正本清源的作用。由于中医深植于中国传统文化中,因此英译过程中存在大量文化对应空缺现象。而文化空缺现象直接体现在中医文化负载词的翻译上。对于文化负载词的翻译很多学者专家进行过深入研究,但笔者发现各位学者对文化负载词的定义及研究对象录入的标准各有不同,没有统一明确的标准。这样势必导致样本容量有差异,进而影响进一步的研究分析及结果。因此,明确识别中医典籍中文化负载词对英语翻译研究至关重要。

一、文化负载词概述

(一) 文化负载词定义及思考

文化负载词,不同学者对其定义有不同的解释。廖七一[1]将其定义为"标志某种文化中特有事物的词、词组和习语。这些词汇反映了一个民族在漫长的历史进程中逐渐积累并与其他国家截然不同的独特方式"。Baker[2]指出"源语词可以表达一个在目的语文化中完全未知的概念,涉及宗教信仰、社会习俗或食物等抽象或具体概念,这些词语通常被称为文化负载词"。相似的概念或叫法还有"文化缺省""词汇空缺""文化专有项"。王东风[3]认为"文化缺省是在交流过程中省略共享语篇外的文化背景知识。对于不属于该文化的接收者而言,文化缺省会导致语篇内信息与语篇外的知识和经验间的脱节,创造了语义真空,从此无法建立起理解话语所必需的语义和情景的连贯性"。郭爱先[4]把"词汇空缺"总结为"由于各民族之间文化的差异,一种语言表示特有事物或概念的词语或语义在另一种语言中找不到对等成分,从而形成异族文化的空缺"。尽管文化负载词尚未有统一权威定义,但廖七一的观点得到很多学者的引用和赞同,笔者也倾向于该定义。

同时文化负载词的英文术语，笔者查阅发现名称多样，如culture-loaded words，culturally-loaded lexemes，culture-specific lexicons，culture-specific items，culturally-loaded words，culture-bound words等不一而足。

笔者查阅维基百科对word，lexeme及lexicon的英文释义如下：In linguistics，a word is the smallest element that can be uttered in isolation with objective or practical meaning. Vocabulary is commonly defined as all the words known and used by a particular person. A lexeme is a unit of lexical meaning that exists regardless of the number of inflectional endings it may have or the number of words it may contain. A lexicon is a language's inventory of lexemes（wordstock）. 例如，run，runs，ran，running是四个word，但同属一个lexeme。Lexicon指某种语言、某人或某一知识领域的全部词汇。由于中文形式并不受时态和数的影响，"词"是最小的能够独立运用的语言单位，确定词的一般方法：第一，能单说；第二，不能单说但在一般能作为句法成分的最小语言单位；第三，隔开法，如海带，中间不能插入字的，是词。综上，words更为适合。笔者查阅谷歌学术发现cultural-loaded words的搭配更多见，为方便以后学者检索收集，建议最好将术语进行统一。

（二）文化负载词分类

国内外的学者对于文化的分类有很多研究，其中奈达[5]的文化分类较为全面，涵盖物质和意识形态，分为五类，即生态文化（ecological culture）、物质文化（material culture）、社会文化（social culture）、宗教文化（religious culture）、语言文化（linguistic culture）。纽马克[6]认为文化可代表性地分为五类，生态文化（ecological culture）、物质文化（material culture）、社会文化（social culture）、组织文化（organization culture）、动作习惯（gestures and habits）。国内学者陈宏薇[7]将文化分为三类：物质文化、制度文化、精神文化。胡文仲先生[8]将文化负载词分为四类：指示意义相同联想意义不同；指示意义相同联想意义部分相同；指示意义相同，在一种语言中有丰富的联想意义在另一种语言中没有；每种文化中特有的词汇，即文化中的词汇缺项。

二、中医典籍中文化负载词的研究回顾与思考

近年来，不少学者开始关注中医典籍中文化负载词的英译策略，主要集中于《黄帝内经》和《伤寒论》两部著作，绝大多数相关研究来自国内。在Elsevier期刊数据库及谷歌学术检索"TCM culture-loaded words"，国外相关研究寥寥，在

中国知网和百度学术中检索"中医文化负载词",从研究理论框架来看,集中在关联论视域、语言国情学、生态翻译学视域、后殖民主义翻译理论视角、多维传播视角、阐释学视角、美学视域、模因论、图示论以及文化翻译观等某一角度对中医典籍中文化负载词提出英译策略,如宋聪慧等[9]从生态翻译学的"三维适应性选择转换"角度,提出《伤寒论》中文化负载词翻译,首先语言维转换一定要准确,其次要最大限度将词汇所承载的文化内涵进行传达,最后翻译一定要达到沟通交流的目的;张淼等[10]在关联论视角下指出面对不同读者群体应采取不同译法翻译《黄帝内经》中的文化负载词,对有中医文化的读者可采用音译+注释法,中国文化零基础读者可采取省译法,对知晓西医知识的读者可采用词素法翻译。

从译本选取数量看,有进行单译本研究的,如张晓枚等[11]以文树德英译本为例探究《黄帝内经》文化负载词英译;也有双译本平行对照研究的,如前文宋聪慧等[9]以罗希文和魏迺杰两个译本为例对《伤寒论》文化负载词英译进行研究。双译本对照评价得出翻译策略的文献较多,此处不再赘述。

有少数学者进行历史研究,徐雪元[12]通过比较不同历史时期中医药文化负载词的英译版本,分析造成差异的政治文化本质及由此产生的社会历史影响,洪钰等[13]查找整理了针灸学相关文化负载词,数据显示其随时间发展整体呈增长趋势,但英译缺乏统一规范。

还有学者不局限于中医典籍,而是在中国典籍中窥探中医文化负载词,如程玲等[14]从《红楼梦》中的"锭子药"译文比较谈起,以小见大发掘分析方剂名称的文化负载词英译。

对于中医文化负载词的研究,学者探索角度各异。横向翻译研究,可借助某一理论探讨其英译策略,以不同译本为例对比评价译作,进行历时研究发现不同时期中医文化负载词的翻译变迁及趋势;纵向向内向下扎根,可从中医某一学科切入,探索方剂名或针灸学中文化负载词的翻译特点;向外向上延伸,可从中国典籍中找到中医文化负载词的身影。这些研究大都提出了分类,探讨了翻译策略,为中医经典走向世界作出了极大贡献,但多数仅凭自己的经验,主观挑选部分文化负载词作为孤立的例子,对于其选词标准并无准确说明,如此则易漏掉一些本属文化负载的词,或误增一些本不属于其范畴的词,对文化负载词的研究容易陷入主观判断和狭隘的经验主义误区,只有抓住中医文化负载词的选词标准才能抓住其本质,把握中医文化负载词的核心。

（一）中医文化负载词的分类

中医文化负载词的英译研究常需分类讨论,该领域的研究主要集中在中医药高校中医外语师生中。徐雪元[12]将《黄帝内经》中文化负载词主要分为中医基本哲学概念、人名地名、中医医学术语以及器官类。张璇[15]采用两种分类方法,将《素问》中的文化负载词根据性质分为人名类、中医名词术语类、中医相关哲学概念类、其他描述性文化负载词四类;根据与目标语文化内涵的对应情况分为完全不对应文化负载词和不完全对应文化负载词两种。宋聪慧等[9]参考《伤寒论研究大辞典》中傅延龄对词条的分类,将文化负载词分为:中医症状类、中医病证类、中医病因病机类、中医治法类、中医哲学基础类及其他六类。可见,中医文化负载词的分类或参照大家对文化负载词空缺程度分类,或根据中医术语性质分类。两种分类方法都有其可取之处。

（二）中医文化负载词的思考

有学者试图给出中医文化负载词的定义,但其准确性仍有待商榷。曹琳琰[16]列出了《伤寒论》中所有的文化负载词,文中她纳入"词"的标准为"不是单字或句子的形式"。但是,中医典籍用语简洁,很多有文化内涵的单字也应属于文化负载词。如"气""阴""阳""痞""利""厥"等。宋聪慧等[9]手动筛选出《伤寒论》中五、六、七章的文化负载词125个并分类。但是,笔者仔细分析其列举的文化负载词中有些并不能算词而算是句子了,例如,"心下有水气""清便欲自可""遍身漐漐微似有汗"并不是整个句子都属于文化负载,只是"心下""水气""清便""漐漐"属于文化负载词。张璇对《黄帝内经》中文化负载词的录入方法是"从文中的注释词语当中挑选适当的文化负载词,将明显有英文对应词的词语排除,确定为文化负载词",也是主观地挑选"适当的文化负载词",而对于挑选的标准原则并没有具体说明[15]。由于每个学者对于文化负载词的衡量标准不同,选词大都以其自己的研究目的为中心,导致众说纷纭。对于中医文化负载词,如果有严密谨慎的选词标准,清晰明确的鉴别过程,则事半功倍。

三、中医典籍中文化负载词的识别步骤

在国内外学者对文化负载词和对中医典籍文化负载词研究的基础上,笔者提出如下中医文化负载词的识别步骤和选词标准,见图1。

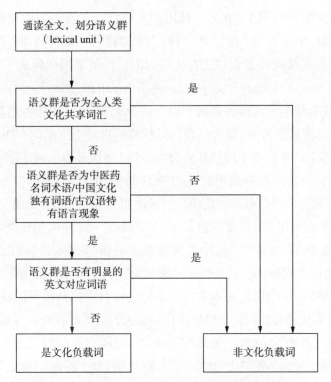

图1　中医典籍中文化负载词的识别步骤及过程

　　基于上述提出的中医典籍文化负载词的识别步骤,下面结合具体例子详述文化负载词的识别过程。

　　首先,通读理解全句,划分语义群(lexical unit)[17]。在结合上下文了解全句大意的基础上,将句子划分成几个语义群。由于中医典籍用词简洁含义丰富,一般语义群的长度为1~4个字。古汉语中单字也可成词,很多如"气""阴""阳""传""乘""侮""下""清""火""利""吐""痹""痉""痞""痿""逆""灸""熨"等单字,有中医文化内涵而又在其他语言中对应空缺,应属于文化负载词。有些由药名组成的方剂名称虽然字数多,但其实可将其语义群分为中药+剂型。因此,语义群划分的标准为:最小的符合上下文的语义单位[17]。例如,"荣弱卫强"为两个语义群,包括意义完整的"荣弱"和"卫强";"汗出漐漐然"为两个语义群"汗出"和"漐漐然";而"阴阳自和"为一个语义群,再拆解会造成理解困难或歧义。

　　其次,判断语义群是否属于全人类文化共享词汇。全人类文化共享词汇是所有社会个体乃至全人类所共有的词汇概念,即在一种语言文化背景下表示的一种事物概念的词汇,在另一种语言文化背景下有表示此概念与之对应的词语。例如,中医当中"心""肝""脾""肺""肾""大肠""小肠"等人体器官在西医当中有表示同等概念与之对应的词汇。在英文当中译成:"heart""liver""spleen""lung""kidney""large intestine""small intestine"。

再次,判断每个语义群是否属于以下三个大类别:(1)中医药基本名词术语。对于中医药基本名词,笔者结合国际权威的世界卫生组织《中医药学名词术语国际标准》以及世界中医药联合会出版的《中医基本名词术语中英对照国际标准》,将其分为中医基础理论类、中医诊断类、中医疾病类、中医治疗类、针灸类、中药方剂类。中医基础理论类名词术语如"五行""辨证论治""天癸"等,中医诊断类名词术语如"揆度奇恒""假神""腻苔"等,中医治疗类名词术语如"安胎""热者寒之""宣肺"等,中医疾病类术语如"百合病""脾约""雷头风"等,针灸类名词术语如"砭石""经络""瘢痕灸"等,方药类术语如"十八反""君药""包煎"等,这些中医药基本名词术语都是极具中医药特色的特征性词语。(2)中国物质文化独有的词语。物质文化涉及人们生活的衣食住行各个方面,如食物方面(如"苦酒""潦水""捣筛""文火"),时间方面(如"乙癸""子丑""平旦"),计量方面(如"两""方寸匕"),人物方面(如"黄帝""岐伯""天师")。(3)古汉语特有的语言现象。由于中医典籍成书年代久远,存在着大量语言现象,包括:"古今异义字"(如"四支""六府"),"通假字"(如"瘥"借"差"、"猝"借"卒"),"一词多义"(如"阴""阳"),"叠音词"(如"啬啬恶寒""淅淅恶风""翕翕发热"),"联绵词"(如"呕吐");同时还有助词(如"之乎者也")等,这些特有的语言现象也是汉语所独有的。

另外,判断以上语义群是否有明显的英文对应词。因为本文只讨论英译过程中文化负载词的识别,所以有些只是古汉语和现代汉语表述方式的差异,而并不影响现代汉语和英文的对照,此类词应排除在文化负载词范围外。如《金匮真言论篇第四》中出现"岁星""荧惑星""镇星""太白星""辰星",分别指木星、火星、土星、金星、水星。虽然这些星系的命名带有中国古代文化色彩,但它们实际上所指的与西方是同样的事物,可以直接翻译为"jupiter, mars, saturn, venus, mercury",所以此类不列为文化负载词[10]。再如,"体痛""身重"等也有直接的英语对应,所以不属于文化负载词。

综上,在中医典籍中,属于以上三大类别而在译入语中无明显对应词的语义群即为文化负载词。

四、以《黄帝内经》为例辨识中医典籍中的文化负载词

笔者在翻阅《黄帝内经》目录时,看到现代人颇为关心的"肥瘦"问题,遂以此章"逆顺肥瘦第三十八"中的句子为例进行分析。"广肩腋项,柔薄厚皮而黑色,唇临临然,其血黑以浊,其气涩以迟,其为人也,贪于取与,刺此者,深而留之,多益其数也。"[18]

首先,在上下文中理解全句大意,划分语义群。此句大意为:肩腋部宽阔,项部肌肉瘦薄,皮肤粗厚而色黑,口唇肥大的人,血液发黑而稠浊,气行涩滞缓慢,为人慷慨乐施又勇于进取,针刺的方法应是刺得深而留针时间长,并增加针刺的次数。

划分语义群:广/肩/腋/项/柔薄/厚/皮/而/黑色/唇/临临然/其/血/黑/以/浊/其/气/涩/以/迟/其/为人/也/贪于/取/与/刺此者/深/而/留/之/多/益/其/数/也。参考上述步骤对语义群进行逐个分析,判断是否属于文化负载词。

"广""肩""腋""项""柔薄""厚""皮""黑色""唇""血""黑""浊""涩""迟""为人""贪于""取""与""刺""深""留""多""数"属于全人类共享的文化,不属于文化负载词范畴。

"而""其""此""之""以"是古汉语中特有的连词,"益"是中国语言中的古今异义词,但它们在其他语言中有明显对应词汇,也不属于文化负载词范畴。"也""者"是中国文言文中特有的句末的语气助词,在其他语言中并不存在音形意准确对应的词汇,属于文化负载词范畴。"临临然"属于古汉语中特有的叠音词,在其他语言中并不存在音形意准确对应的词汇,属于文化负载词范畴。

五、中医典籍中文化负载词的翻译策略

中医文化负载词是中国文化独有的,在英语中不存在与之完全对等的概念,所以识别出中医典籍中的文化负载词后,如何翻译成为了我们关注的重心。

(一)中医基本术语文化负载词,大多直译

对于中医基础理论类、诊断类、疾病类、治疗类术语,在结构上与英语的结构接近、词序相同、意思明了,采用直译法能准确传达原文含义的同时保留原作风格,译文更容易被读者接受,理解起来也较容易。例如,极具中医特色的"整体观念",可直译为"concept of holism",中医"五轮"学说,译为"five wheels",中医诊断术语"假神",直译为"false vitality","潮热"译为"tidal fever"。疾病

类术语"胆胀"译为"gallbladder distension"。治疗类术语"补火助阳",直译为"tonify fire and assist yang",采用直译法使得译语具有较显著的回译性,因而有助于交流。

当然,对于小部分在长期对外传播中已广为西方读者理解与接受的中医基本名词,翻译方法宜遵循国际惯例。如"气"—"Qi","阴"—"Yin","阳"—"Yang"等,宜延续音译法。对于针灸穴位名称世界卫生组织统一采用英文字母代码＋数字＋汉语拼音＋汉字的形式,如LU-7 Lieque列缺[19]。对于中药名为保险起见采用三译法,即音译＋拉丁药名＋英文药名,如甘草:Gancao(licorice root;Radix Glycyrrhizae Uralensis)[18]。用直译或者直译加注的方法翻译中医药基本名词术语能尽可能地保留原文的韵味和形式,传达中医特色。

大部分中医药基本名词术语还是适合采用直译法的,当然典籍中很多语言用词与现代差异较大,为避免取形失意可辅以意译的手段,如"天数",即生命的自然发展规律,可意译为"natural fate"。根据前面《中医药学名词术语国际标准》和《中医基本名词术语中英对照国际标准》对中医药基本名词的6个分类及翻译策略的分析,笔者建议对属于中医药基本名词术语的文化负载词,大多可采用直译法。

（二）中国物质文化负载词,多音译或音译加注

文化词语是表现民族丰富的文化内涵并且有固定文化附加义的词,在其他语言中没有完全对应的词与之匹配。对于极富民族性的中国物质文化独有词汇,音译较为合理。例如,人名"黄帝""岐伯""天师",在文章中第一次出现时,可采用音译加注的翻译方法,后文直接音译即可。计量单位"斤""两""钱"等均可直接音译。音译可以丰富译入语的文化,移植源文化的异质成分。同时辅以加注则保留原文形式,方便外国读者明了其内涵,如"苦酒"笔者认为可译为"kujiu,vinegar"。

（三）古汉语特有文化负载词,多省译或意译

对于助词,如"之乎者也"等确切含义的虚词可省略不译。"古今异义字""通假字""一词多义""叠音词""联绵词"等根据上下文具体情况,识别它们在语境中的具体意思,采用省译或意译等译法。如《黄帝内经》阴阳大论篇第五"四支""六府"即古今异义字,可分别译为"four limbs""six fu-organs"。通假字是用借字来代替本字,意译有助于目标语读者明了文意。一词多义即多义词,如《伤寒论》第177条"清酒"和363条"必清脓血"的两个"清"可分别译为"rice wine"和"discharge"。叠音词是两个完全相同的汉字组合起来共同表意的一种语言现象,《伤寒论》第12条"淅淅恶风"中叠音词"淅淅"就是模拟风的声音,完全可以省略,只翻译"恶风"即可。联绵词是双音语素的一种,由两个音节连缀成义而不能分割,即两个音节合起来表达一事一物且两字不可分割。如《伤寒论》第165条"呕吐而下利者"中"呕吐"为联绵词,译为"vomit"。

六、结语

明确识别中医典籍中的文化负载词是中医经典外译及文化负载词英译的首要和关键步骤,其具体识别方法是先通读理解中医典籍原文含义,将句子划分为语义群,再判断这些小的语义群是否属于中医药名词术语或中国文化独有词语或者是古汉语特有语言现象,如果属于这三大类并且没有明确的英文对应词,则能判定该语义群属于文化负载词,否则不能判定为中医文化负载词。对于中医典籍中文化负载词的翻译策略,一般中医药基本名词术语的文化负载词大多采用直译法;中国物质文化独有词语的文化负载词大多采用音译或音译加注;古汉语特有语言现象的文化负载词大多采用省译或意译。

参考文献

[1] 廖七一.当代西方翻译理论探索[M].南京:译林出版社,2000:31.

[2] Baker M.In Other Words:A Coursebook on Translation[M]. Beijing:Foreign Language Teaching and Research Press,2000:47.

[3] 王东风.文化缺省与翻译中的连贯重构[J].外国语(上海外国语大学学报),1997(6):56-61.

[4] 郭爱先.词汇空缺及其可译性[J].解放军外语学院学报,1998,21(5):43-45.

[5] Nida E A.Language,Culture and Translating[M].Shanghai:Shanghai Foreign Language Education Press,1993:90.

[6] Newmark P.A Textbook of Translation[M].Shanghai:Shanghai Foreign Language Education Press,2001:103.

[7] 陈宏薇.汉英翻译基础[M].上海:上海外语教育出版社,1998:86.

[8] 胡文仲.跨文化交际学概论[M].北京:外语教学与研究出版社,1999:64.

[9] 宋聪慧,姚欣.生态翻译学视角下《伤寒论》文化负载词探析[J].中医药导报,2016,22(9):120-123.

[10] 张淼,白合慧子,潘玥宏.关联论视阈下《黄帝内经》文化负载词的翻译研究[J].西部中医药,2017,30(10):142-145.

［11］张晓枚,陈锋,陈宁,等.文树德英译本《黄帝内经》文化负载词英译探究［J］.环球中医药,2018,11(7):1084-1087.

［12］徐雪元.权力与抗争:浅析后殖民主义翻译理论视角下中医文化负载词的英译［J］.海外英语,2018(19):148-150.

［13］洪珏,刘婕,张翠红.当代针灸文化负载词的发展趋势分析［J］.亚太传统医药,2019,15(4):160-162.

［14］程玲,秦国丽.文化负载词对中医方剂名英译的影响:从"锭子药"的译文谈起［J］.中国中西医结合杂志,2015,35(12):1510-1512.

［15］张璇.《黄帝内经》文化负载词英译研究［D］.南京:南京中医药大学,2009.

［16］曹琳琰.生态翻译学视阈下《伤寒论》文化负载词英译策略研究［D］.南京:南京中医药大学,2016.

［17］Pragglejaz G.MIP: A Method for Identifying Metaphorically Used Words in Discourse［J］.Metaphor and Symbol,2007,22(1):1-39.

［18］李照国,刘希茹.黄帝内经·灵枢［M］.西安:世界图书出版公司,2008:512.

［19］李照国,朱忠宝.中医英语［M］.上海:上海科学技术出版社,2002:228-230.

本文作者张淼、李莉,发表于《医学与哲学》,2020年第41卷第2期

以"深度翻译"理论模式探索中医英译

"深度翻译"是在"深度描写"意义基础上产生的翻译策略和翻译研究方法，着力于体现文化差异，阐述文化差异和进行本土文化解释。本文将运用"深度翻译"理论探索文本语境下的中医英译策略，希望为解决这一问题提供思路。

一、"深度翻译"理论

1973年美国当代文化人类学家克利福德·格尔兹Clifford Geertz 在 *The Interpretation of Cultures* 一书中提出了"深度描写"（thick description）的概念，认为文化是一个符号学的概念，对文化的分析其实是一种探求意义的阐释科学[1]。"深度描写"使所有的社会事件、行为、制度和过程在文化的语境中得到有意义的阐释，通过对差异谨慎细微的区分，使不同的文化相互了解和沟通。

受到深度描写概念对符号深刻文化内涵认识的启发，美国翻译学者克瓦米·安东尼·阿皮亚（Kwame Anthony Appiah）将其引入翻译学研究，提出"深度翻译"的策略，即运用厚语境的方法，通过注释和伴随的注解，将文本置于一个丰富的文化和语言的语境中[2]。"深度翻译"利用序言、脚注、尾注、文内释义、文外说明等阐释性文本材料，为读者提供背景知识信息[3]，使被文字遮蔽的意义与译者的意图相融合，帮助译文读者更好地理解、欣赏来自其他文化背景人们的思考，引起译文读者对源语文化的关注和兴趣，并产生对源语文化的尊重，为可能的深入研究提供线索。

英国翻译理论家西奥·赫曼斯（Theo Hermans）进一步拓宽了"深度翻译"的理论和实践内涵。认为"深度翻译"理论具有跨文化性和人类学阐释特性，可以用来解释翻译过程中涉及的语言和文化语境问题[4]。赫曼斯还将"深度翻译"作为对现有翻译研究批判的工具，认为它可以避免翻译研究中术语的枯燥乏味性及格式表现上的缩减性，并可促使其产生更加丰富多彩的多元化词汇[3]。

所以，"深度翻译"既是一种具体翻译方法，也是一种翻译研究方法。作为翻译方法,"深度翻译"具有阐释性和工具性的双重本质。其阐释性表现在对所译文本的密集型加注,为译文读者提供丰富的背景信息,帮助读者理解文本。其工具性表现在作为一种诠释文化的工具,它是文化自我再现的有效途径,通过对话语语境、主体意图与情感表现的解读,把文化差异作为一种文化现实保留在文本中,使译文读者产生对他者文化的理解、宽容与尊重。作为研究方法,深度翻译倡导研究的多角度化和术语的多元化,是翻译研究批评的一部分。

二、中医英译与"深度翻译"

中医学是在中国传统文化的大背景下诞生、成长、成熟起来的,是中国传统文化的重要组成,其哲学体系、思维模式、价值观念以及发展历程与中国传统文化一脉相承。中医学的一系列概念大量地来自中国传统哲学概念的移植、嫁接、改造和应用。如象思维渗透在中国传统文化的各个方面,传统中医学也借用了象的概念构建自身体系的方法论。《素问·五运行大论》曰"天地阴阳者,不以数推,以象之谓也"[5],又有如阴阳之象、藏象、证象、脉象等[6]。中国古代哲学理论以及中国古代的多学科知识又是构建中医学理论的重要说理工具。如气的思想是中国传统哲学体系的一条主线,被中医学用于阐释人体生理、病理、病机的重要理论基础。从运气到生理、从病因到病变、从养生到治疗,从药理到组方、无不用到气的理念。中医文化十分广泛地接受了中国传统文化众多学派的理论成果,与中国古代哲学文化有着千丝万缕的联系[7]。中医是组成中国传统文化、具有医学特色的重要成分,也是中国传统文化最典型的知识体系[8]。

中医所蕴含的深厚文化背景和文化内涵决定了有关中医内容的英译本质是对中医文化的翻译,是中国医学文化与西方文化之间的交流,而文化间的交流并非单纯的语际沟通。作为翻译方法和策略的"深度翻译",重视文化的特殊之处,从不同的角度阐释译作的特点,为解释翻译现象提供了有力的理论依据[9]。在中医英译中使用"深度翻译"策略,通过对背景知识、话语语境、主体意图的充分解读,可以将中医作为一种文化现实保留在译文文本中,使译文读者学会欣赏在中医文化背景下的人们是如何认识和表达自己的,实现中医文化的自我再现。不仅如此,以"深度翻译"理论模式探索中医英译还有一个更高更远的目标,即通过深度翻译的阐释性和文化再现,弘扬中医文化,让中医通过译介真正走向世界。让最能体现中国传统哲学魅力、最能充分体现中西方文化根本差异的中医学,在世界文化大舞台上代表中国发出最响亮的声音[8]。

三、"深度翻译"理论指导下的中医英译示例

本文仅以"神"在不同文本语境下的翻译为例,分析如何以深度翻译理论模式指导中医英译,希望能够窥一斑而知全豹。

"神"是中国传统文化中十分重要的命题,也是中国古代哲学的主要范畴之一。中医学全面吸纳了这一命题,用来诠释生命的现象以及人与自然的关系。《素问·八正神明论》对"神"的概念有一段经典描述:"帝曰:何谓神?岐伯曰:请言神,神乎神,耳不闻,目明心开而志先,慧然独悟,口弗能言,俱视独见,适若昏,昭然独明,若风吹云,故曰神。"[5]清代医家黄元御解释道:"索之于经,索之于经络也。慧,明也,慧然在前,似有形矣,乃按之,不得,实不知其情,终无形之可索也。目明心开而志先,心目了然,志先觉之,慧然独悟矣,而口弗能言,实俱视而独见,适若昏蒙,又复昭然独明,若风吹云,聚散无定,言神之所在,可以意悟,而不可以言传也。"[10]可见神是指事物尚处于无形可见的状态,能够对这一状态有所领悟就称为神[11]。从思维方式上讲,神是指具有高度的技巧和认知。从中医理论上讲,神主要指生命力的信息,由功能和时间2个因素构成。脏腑之力也称为神。另外神还包括解释不了的一些自然现象[12],可见"神"不是一个一言两语能够解释清楚的概念,而是包含着极为丰富的历史、文化、哲学和医学内涵的中医文化术语。

本文查阅目前使用较为普遍、认可度较高、具有一定权威性的两部中医术语英译标准,世界中医药学会联合会主编的《中医基本名词术语中英对照国际标准》和世界卫生组织颁布的《WHO西太平洋地区传统医学名词术语国际标准》,以及知名中医翻译专家Nigel Wiseman博士编写的 *A Practical Dictionary of Chinese Medicine*,整理其有关"神"的英译,发现主要集中在spirit(spiritedness, spiritual activities),mind(mental activity)和vitality3个词[13-15]。

《牛津高阶英汉双解词典》对3个词的解释如下:Spirit:①person's mind or feelings as distinct from his body, soul精神、心灵;②soul thought of as separate from the body soul without a body, ghost灵魂、鬼魂;③life and consciousness not associated with a body神灵;④willingness to assert oneself, courage, liveliness志气、勇气、活力、精神[16]。Mind:①ability to be aware of things and to think and feel感知、思维和感觉的能力,心智;②ability to reason, intellectual powers推理的能力、悟性、智力;③person's thoughts or attention人的思想或注意力、心思;

④ability to remember, memory 记忆力、记性；⑤normal condition of one's mental faculties, sanity 正常的神志或理智，健全的心态[16]。Vitality: persistent energy, liveliness or vigour 活力、精力、元气[16]。

根据前面的分析可知，神是一种无形又可见的状态。就人体而言，神不是单纯地指精神或灵魂，不是脱离于身体之外的东西。神虽无体，但具有外为而内应、形神自复的特点，所以 spirit 一词无法与之对应。从认知方式讲，对神的认知需要高度的技巧，但并不是说神本身是一种能力。作为以气为根据的生命特征，神并不与感知、思维、感觉、注意力完全等同，用 mind 一词来解释神显得过于具体，无法反映出神的抽象又具体的双重维度。vitality 强调生命的活力和精力，突出了"神"生生不息的特点。但是"神"指生命力的信息，是由功能和时间2个因素构成，vitality 无法体现这些因素。"神"不假人为，vitality 似乎并不显得如此洒脱。脏腑之力也称为"神"，如"心神"，vitality 很难与脏腑联系起来。另外神还包括解释不了的一些自然现象，vitality 在这一层意义的表述上也是欠缺的。因此，以上3种现行最普遍的关于"神"的翻译，其实只表达了中文概念的部分内涵，并不能体现出"神"天生所具有的深厚的中医文化底蕴。

大中华文库《黄帝内经·素问》（汉英对照）一书在翻译"神"时均予以音译"Shen"，另以括号形式将现行译法作为一种文内注解，如 Shenming mental activity or thinking，再附有关音译概念 Shenming refers to the intrinsic power of things responsible for the movement and transformation of things[17]。本文认为，这一翻译形式可以说是对"深度翻译"的初步尝试，是对"神"的较为充分的翻译，也是较为全面地展现中医文化的翻译方式。首先，Shen 对于译文读者是一个不同于本民族书写方式的文字，在字形上会引起他们的注意。因为这样一个非本族文化的符号，没有一个英文单词能够表达深藏于这个符号体内的深植于源文化的特殊文化内涵，所以译文才会用这样一种方法来呈现它的本来面目。Shen 此刻作为一种文化标识，起码引起了读者对源语文化的关注，这是文化沟通的第一步。但是对于毫无中医文化背景的读者来讲，音译是远远不够的，这种翻译并不能帮助他们了解"神"的真正含义和文化内涵，属"零翻译"。所以，接着通过对音译概念进行注解，使被文字遮蔽的意义与译者的意图相融合，来帮助译文读者更好地理解 Shen 的本意，进而欣赏来自源语文化背景的人们对于中医的思考，实现与中医文化的真正对话。

被誉为"欧洲中医之父"的马万里（Giovanni Maciocia）在 *The Foundations of*

Chinese Medicine—A Comprehensive Text for Acupuncturists and Herbalists 一书中将"神"翻译为"mind Shen"[18]。虽然选用mind一词，但是括号内的注解提示读者该词与译文文化的差异，说明mind本身并不能与"神"的概念完全对等，以引起读者注意。作者随后用两千余字专门对神的概念进行了详解。他首先给出"神"的定义，接着介绍了传统中国思维所认识的"神"，中医典籍对"神"的记载，历代中医学家对"神"的论述，"神"的来源，"神"与精、气的关系以及"神"所主宰的各种人的精神活动。这一章节作为对"神"基本概念的介绍，相当于给"神"的翻译提供了文内释义。读者通过丰富的中医文化背景，可以逐渐体会mind Shen本身蕴含的深刻意义和文化内涵，包容中西医文化差异，并可以试图站在中医文化的角度深入理解"神"的真正意义。这两千余字的文内释义实现了"神"这一概念的文化再现。虽然作者本身在写作过程中可能并无意识，但其实正是深度翻译策略的体现。

四、结语

中医是中国传统文化最典型的知识体系，中医深厚的文化内涵决定了有关中医内容的英译在本质上是对中医文化的翻译。"深度翻译"的阐释性和文化再现功能不仅可以更好地实现语言和意义的转化，更难能可贵的是它能够将现实中医文化保留在译文文本中，使译文读者有条件接触了解中医文化的深刻内涵，理解文化差异，从而尊重差异，达到弘扬中医文化、让中医通过译介真正走向世界的目的。因此，在中医英译中适当运用"深度翻译"策略，将为中医翻译的发展和研究开辟更为广阔的空间。

参考文献

[1] Geertz C.The interpretation of cultures[M].New York：Basic Books，1973：5.

[2] Appiah K A.Thick translation[J].Callaloo，1993，16(4)：808-819.

[3] 李红霞，张政."Thick Translation"研究20年：回顾与展望[J].上海翻译，2015(2)：34-39.

[4] Hermans T.Cross-cultural translation studies as thick translation[J].Bulletin of the School of Oriental and African Studies，2003，66(3)：380-389.

[5] 黄帝内经素问[M].田代华，整理.北京：人民卫生出版社，2005：121.

[6] 张宗明.中国传统文化是中医学的根——访南京中医药大学中医文化教育专家吉文辉教授[J].南京中医药大学学报(社会科学版)，2011，12(4)：187-194.

［7］李如辉,王静波,张卓文,等.论中医学、中医文化与中国传统文化的关系［J］.中华中医药杂志,2015,30(6):1931-1933.

［8］王旭东.中医文化价值的基本概念及研究目标［J］.医学与哲学,2013,34(4A):8-10.

［9］Shuttleworth M, Cowie M.Dictionary of translation studies［M］.London:Routledge,2014:338.

［10］黄元御.素问悬解［M］.太原:山西科学技术出版社,2012:166.

［11］钱超尘.黄帝内经太素研究［M］.北京:人民卫生出版社,1998:204.

［12］龙伯坚.黄帝内经集解［M］.天津:天津科学技术出版社,2004:162.

［13］李振吉.中医基本名词术语中英对照国际标准［M］.北京:人民卫生出版社,2007:89.

［14］世界卫生组织.WHO西太平洋地区传统医学名词术语国际标准［M］.北京:北京大学医学出版社,2009:17.

［15］Wiseman N, Ye F. A practical dictionary of Chinese medicine［M］.Massachusetts:Paradigm Publications,1998:34.

［16］牛津高阶英汉双解词典［M］.8版.北京:商务印书馆,2014:1465.

［17］李照国.黄帝内经·素问［M］.西安:世界图书出版公司,2005:157.

［18］Giovanni M.The foundations of Chinese medicine——a comprehensive text for acupuncturists and herbalists［M］. 2nd ed. New York:Churchill Livingstone,2005:193.

本文作者蒋辰雪、刘凯,发表于《中国中医基础医学杂志》,2016年第22卷第11期

中医汉英词典的批评语言学研究范式与路径

中医汉英词典收集、汲取了前人中医英译活动的成果,加速了中医名词术语英译标准化与规范化进程,也为异域学习者提供了重要的术语参考来源,对中医学的对外传播和国际地位提升产生了积极而深远的影响。词典学(lexicography)是研究词典编纂实践和理论的语言学学科,执行重要的社会功能[1]。目前,对于中医汉英词典研究所秉持的依然是应用语言学"脱政治"(apolitical)的研究惯例,研究注重语言形式和翻译文本对等的描写,弱化了社会政治、历史、意识形态等因素在编纂过程中的作用,无法客观、全面地阐述中医英译历史和词典编纂的本质。批评语言学关注语言在建构社会权力关系中的作用,强调语言、权力和意识形态之间的互动关系。将批评语言学引入中医汉英词典的研究中,从意识形态和权力关系维度开展词典学研究,开辟新的思路和视角,丰富研究内涵,有利于"提高词典编纂者……立足历史、文化与社会政治视角,理性、客观而有目的地规划、评析或从事词典及相关语言或社会活动"[2]。

一、批评语言学视角下的词典研究

批评语言学(critical linguistics)坚持以语言分析为手段,以透过表面语言形式,揭示语篇中隐含意识形态领域的作用和反作用关系,从而解释语言与权力分布、语言与社会控制之间的联系[3]。批评语言学强调语言、意识形态、权力和文化四位一体的关系,反对唯语言本体和描写主义研究传统和路径,加速了语言学研究从"纯粹语法理论"到"关注社会与指涉意义"的过度转变。词典是语言和语词的标准和权威。批评语言学认为,"词典表面上是一种客观而中性的语言产品,深层次则承载有特定的文化基因与社会属性,表征了特定社会的主流意识形态价值或偏见"[2]。而Ezquerra更是明示"词典向来是政治和意识形态工具"[4]。

20世纪80年代,语言学研究者将词典文本看为一种特殊的语篇,指出了词典的语篇属性。批评语言学框架内的词典研究目的则是通过词典文本的语篇分析,阐述词典语言背后所隐藏的意识形态意义、社会结构和权力控制的关系。正如Reagan所说:"根本上,只有关注语言使用的社会、政治、经济和意识形态语境,且在该语境中只能用作元语言与元认知理解时,语言意识才是批评性的。"[5]

那么,词典批评性研究内容该如何界定呢? 从词典研究历史来看,部分学者从社会学角度剖析词典语篇与政治、权力和主流价值体系的关系,少数通过实证研究探讨意识形态在词典语篇中的渗透,但研究内容仍然局限在种族主义、殖民主义、性别、年龄等变量的分析。2014年天津外国语大学陈伟和赵彦春在论文《现代词典学:一个批评性视角》中,创新性完整总结了词典批评性研究的目标域,主要包括对社会发展和矛盾在词典及其编纂、出版和传播中的表现进行剖析,权力关系在词典语篇或话语中的体现,剖析词典话语的意识形态工具功能,剖析词典话语的历史关联性,关注不同读者对同一词典语篇的不同态度和理解等[2]。词典话语在文化解构和重构中扮演着重要角色,中医汉英词典在规范中医英译术语、传播中医文化和巩固中医学的国际舞台地位等方面有着举足轻重的作用,批评语言学为中医双语词典学研究开辟了新的视角和路径。

二、批评语言学框架内中医汉英词典研究范式

需要注意的是,中医汉英词典批评性研究不同于中医汉英词典评论。中医汉英词典语篇文本是话语符号系统的存在形式之一,是"囊括道德思考、知识和科学、谈论、文本乃至倾向在内的符号系统"[6]。因此,批评性研究所关注的是中医汉英语言使用的社会、政治、经济、历史和意识形态等语境,揭示的是语言使用背后有关意识形态和权力关系方面的问题,而词典批评则主要对辞书的编纂质量、术语翻译质量、内容囊括范围及编排体例等文本材料进行评价,并向读者推荐好辞书。批评语言学框架内的中医汉英词典研究涉及三个方面,即话语的历史演变与关联、社会发展和权力变化在中医汉英词典语篇中的体现以及双语词典与文化间的辩证关系。

(一)中医汉英词典话语历史演变与关联的研究路径

哈特曼(Reinhard R. K. Hartmann)和詹姆斯(Gregory James)丰富了"词典考古"的内涵,"通过研究不同词典的内容、历史和基因联系,揭示彼此之间的关系"[7]。北京外国语大学国际中国文化研究院杨慧玲在《19世纪汉英词典传

统——马礼逊、卫三畏、翟理斯汉英词典的谱系研究》一文中,认为"词典考古"包含三个层次,为中医汉英词典话语历史演变与关联研究指明了思路。一是中医汉英词典书目、文献信息的考古,二是中医汉英词典谱系考古和蓝本考古,三是中医汉英词典的解释与评价[8]。

　　自20世纪80年代以来,国内外中医汉英词典共出版几十部,组织编写的有各中医院校和科研院所(如北京中医药大学、广州中医药大学和中医科学院),也有国家机关(如卫生部及国家中医药管理局),以及国内外有志于中医世界传播的专家和中医爱好者如(Nigel Wiseman 和 Naniel Bensky)。因此,研究话语的历史演变和关联需要梳理归纳30多年来国内外中医汉英词典的书目,整理出三十年来中医汉英词典目录,为第二和第三层次研究奠定了基础。研究的第二个层次通过横向和纵向的比较分析,从中医词典词目编排、检索方法、术语囊括范围、英译标准和策略等方面归纳出词典之间的单向继承关系,进而确定它们之间的谱系关系。如1982年广东科技出版社出版的《汉英常用中医词汇》[9],1986年又出版了《汉英中医辞典》[10],可以说后续出版的《汉英中医辞典》在体例、检索和英译等方面与前者一脉相承,二者属于同一谱系,在中医名词术语英译方法上,音译、意译含喻义译和半音半意译并存。如"风、寒、暑、湿、燥、火"六邪合称为"六淫",在上述两部词典中致病的"邪"都被译为"evil",这就有别于李照国在《简明汉英中医词典》[11]中的译法"pathogenic"。研究的第三个层次以中医汉英词典文献信息和历史演变为基础,从历史语境和纵向视角解释、描述并评价构建中医汉英词典学研究的目标域。"从历史原点出发的纵向视角一方面纠正了以往孤立评价缺乏历史连续性的弊端,另一方面也更能体现词典(包括中医汉英词典)的历史发展轨迹和在每个历史阶段的代表性特征。"[8]

　　(二)中医汉英词典话语背后社会学研究路径

　　语言政策和规划一般由国家或政府机构制定,对社会中人们的语言交际进行干预和控制,常常受社会发展、意识形态、经济动力和综合国力等因素和变量的影响。从社会发展的角度来看,20世纪80年代之前,众多中医研究者对于中医名词术语的英译标准和规范未能达成一致,影响了中医国际化的步伐。面对国际间医学学术交流、中医对外教学、新闻媒体及出版的需要,中医名词术语的英译标准化问题亟待解决,也必将受到政府机构(国家卫生部、国家中医药管理局和各级学术委员会)的重视。

　　1987年卫生部组织编写的《汉英医学大词典》[12]出版,收录中医各科术语

11 000多条。该词典收集了多位前人译法,给出多种英译对应,是早期术语英译的总结。随着中医与各民族医学和外来医学的交流互动,加之中医学自身的发展,一些新名词、概念和术语相继出现,客观变化的社会发展现状与医学自身的不断交融进步,是中医汉英词典持续更新的动力来源和推手。2004年该词典第二版出版,而2010年受国家出版基金资助,第三版与读者见面,收录新词6万多条,极大地满足了读者的需求。由此看来,中医术语英译事业可以说是一种政府干预和导向行为,由国家和政府机构组织制定、编写的中医汉英词典,避免了各家分歧,很大程度上规范和统一了术语译法,大大加速了中医国际化进程。

话语是权力的外在表象之一,而意识形态和认知倾向更是通过权力得以体现。中医汉英词典社会学研究的另一个路径就是权力和意识形态的探讨。李照国在论文《中医对外翻译三百年析》中,将中医翻译历史分成5个阶段,即拉丁语时期(1640—1899年),英语开始主导时期(1900—1949年),英语主导、废止拉丁语时期(1950—1976年),翻译理论出现时期(1977—1989年),中医汉英词典不断问世,术语英译标准化最终实现(1990—2003年)[13]。从宏观来看,中医最早是由欧洲传教士译介走出国门,译者倾向使用拉丁语选译部分中医学基础,原因正是基于所处时期欧洲政治经济实力以及拉丁语在世界舞台的影响。而随着近代英美等英语为母语国家经济和综合国力的增强,拉丁语被英语取而代之,但英译标准众说纷纭。改革开放以来,中国综合国力和经济实力不断提高,大国地位持续攀升,中医国际影响力日益扩大,国内外几部权威中医汉英词典出版最终实现了术语英译的标准化。从微观看,中医双语词典中有关术语英译的策略也深深带有权力时代特点,是研究的重点之一。译者起初根据自己对中医的理解对已有词汇作出选择,对中医的各个概念在翻译形式上比较随意,翻译有很大的不同。直到1987年,《汉英医学大词典》[12]出版,对于难译的名词不再局限于搜寻西医中的对应语,而是使用音译,如穴位名称、地名、朝代、人名以及经络均采用音译,对于方剂名称则使用音译加意译双重表达。翻译策略的改变基于中国综合国力和中医地位不断提升的背景,中医有实力与西医争夺话语权,打破西医霸权的格局,采用音译以及音译加意译的译法最大限度地保留了中医文化的特色,主观意识上与西医划清界限,彰显了新时期中医的魅力,也带给词典学习者别样的异域医学体验。

(三)中医汉英词典的文化传播研究路径

语言是文化的载体和表现形式,语言所反映出的是特定文化中语言使用者所在民族的世界观、思维方式、社会特性等无形遗产。中医汉英词典中完整收录了中医药学各科术语词目,这些话语扎根于中国传统文化的土壤之中,带有浓厚的传统思维模式和民族文化积淀。如方廷钰主编的《新汉英中医学词典》[14]第二版由中国医药科技出版社在2013年出版。该部词典不仅提供了中医词条的英语对应词,还附有例语和例句,词目、例语和例句构成的中医话语语篇,体现了中国古代朴素唯物主义、自发的辩证统一思想、区域民俗以及历史建构等特色。从文化本体的角度研究就是要揭示中医汉英词典中语构、语义及语用文化,探讨文化语词,揭示词源文化信息,并整理归类词条和例语,开展介绍文化专题。

三、结语

批评语言学关注语言在建构社会权力中的作用,强调语言、权力和意识形态之间的互动关系,为中医汉英词典学开辟了宏观历史研究视角,其研究路径则围绕话语的历史演变与关联、语言政策与权力以及语言与文化关系3个方面。目前,中医汉英词典学研究受结构主义和实证主义影响,坚持词典本体研究,崇尚词典工具论思维,忽略了社会发展、权力操控、主观意识、历史演变和文化传播等方面对于词典编纂的影响。而中医汉英词典的批评语言学研究路径,梳理词典谱系,追根溯源,揭示词典发展历史轨迹的同时也为后续词典的修订完善提供了坚实的理论基础和依据。

参考文献:

[1] 郑书谱,张春新."词典学"解析[J].辞书研究,2002,2(4):105-110.

[2] 陈伟,赵彦春.现代词典学:一个批评性视角[J].现代外语,2014,37(2):189-198.

[3] Fowler,R. Critical linguistics[M]. London:Routledge,1991:89-93.

[4] Ezquerra M A. Political considerations on Spanish dictionaries[M].Tubingen:Max Niemeyer Verlag,1995:143-152.

[5] Reagan T. Language,education,and ideology[M].CT Praeger Publishers,2002:149.

[6] 李燕霞.论福柯"权力话语"下的经典译介与流变[J].北京航空航天大学学报(社会科学版),2013,26(1):90-93.

[7] Hartmann R R K,James G. Dictionary of lexicography[M]. Beijing:Foreign Language Teaching and Research Press,2000:41.

[8] 杨慧玲.19世纪汉英词典传统——马礼逊、卫三畏、翟理斯汉英词典的谱系研究[M].北京:商务印书馆,2012:328.

［9］广州中医学院.汉英常用中医词汇［M］.广州:广东科技出版社,1982.

［10］欧明.汉英中医辞典［M］.广州:广东科技出版社,1986.

［11］李照国.简明汉英中医词典［M］.上海:上海科学技术出版社,2002.

［12］金魁和.汉英医学大词典［M］.北京:人民卫生出版社,1987.

［13］李照国.中医对外翻译三百年析［J］.上海科技翻译,1997,12(4):39-40.

［14］方廷钰.新汉英中医学词典(第二版)［M］.北京:中国医药科技出版社,2013.

本文作者李振,张宗明,发表于《中国中医基础医学杂志》,2019年第25卷第5期

第六章

中医药"走出去"之"思"——多维视角

　　与单一学科的研究范式不同,交叉学科的研究角度更加新颖,研究领域更加宽泛,研究成果更加丰硕。近代自然科学史上的众多发现以及社会科学史上解决的重大问题都是不同学科之间相互交叉、渗透的结果。推动中医药文化走向世界不仅仅依靠中医药的科学理论和临床疗效,引入其他学科的助力会让我们在中医药国际传播的规律、路径和体系建构中拓宽研究思路,增加多维有效靶点,实现研究成果的立体化与可持续性。人类学和传播学对于中医药国际化有着直接的推动作用,前者与中医药在知识生产方面具有相通性,被视为不同医学之间的"桥梁";后者从传播主体、传播对象、传播媒介、传播内容、传播效果等五大要素入手助力剖析中医药"走出去"在临床诊治、典籍译介、话语体系等层面的困境,给出合理建议和操作方法。基于此,本章以"人类学"和"传播学"的两大学科的核心理论出发,从理论的角度寻找人类学与中医学的交融点,探寻人类学助推中医药"走出去"的机制与路径;从实践的角度探讨传播学视角下中医药的话语特征,进而指导其有效译介,最终构建"兼容东西、标准统一、保留特色"的中医药国际传播范式体系。

浅谈人类学对中医药国际化的意义

马克思指出,人的本质是社会关系的总和[1]。因此,医学不仅只是智力意义上的科学,而且也是人类学意义上的文化[2],如此医学人类学和社会医学是生物医学、临床医学、预防医学和康复医学的必然补充[3]。《素问·气交变大论篇》曰:"夫道者,上知天文,下知地理,中知人事,可以长久。"早在20世纪90年代,国内已有学者指出了人类学方法在中医药研究中的巨大应用价值[4],目前在国内,将人类学方法运用于中医研究的还不多见,西方关于中医的人类学研究逐渐兴起,但总体还十分有限。本文将对人类学的学科背景进行简介,分析人类学能够助力中医药国际化发展的原因,并讨论人类学在中医药国际化中的作用。

一、人类学概述

"文化"是人类学研究的主题,人类学的起源具有浓厚的博物学以及殖民主义色彩。17世纪至20世纪的欧洲处于一个不断扩张的时代,为了更好地开发和利用殖民地资源,制定针对原住民的管理政策,自然要对当地的物产、风土人情等进行全方位的了解。通过田野调查和民族志的撰写,人类学这一学科逐渐形成。

进入20世纪,各国人类学多元化发展。诞生于西方殖民强权的人类学强调跨文化研究,并接受某些类型的文化相对论[5];在南欧与中欧国家,人类学家往往与民俗学家以及语言学家合作研究地方民族语言和民俗文化,通过博物馆等大众教育方式,再现民族国家的形成,建立民族主义观点[6];苏联及苏维埃阵营国家的人类学则遵循马克思的社会演化理论[7]。今天人类学中的不同分支分别属于自然科学、社会科学和人文科学其中的一个或多个领域[8]。

"全球化""医疗"与"生物科技"是当前人类学家最关注的议题,由此,医学人类学成为人类学应用研究领域中成果最丰富的一支。医学人类学同时属于(社会)文化人类学的分支,是指关于健康、疾病和医疗系统的跨文化研究[9],包括生态、政治经济、公共卫生和临床应用等方面。

二、人类学助力中医药国际化发展

(一) 人类学与中医药学方法相通

人类学与传统中医药学在知识生产的方法上具有相通性,它们都具有整体观和跨学科的特质,并将人的生物性和文化性视为一个整体,因此,将人类学方法运用于中医研究,特别是中医药文化现象和中医药理论本质的研究,将产生巨大的价值。

人类学的主要研究方法是民族志(ethnography),即运用实地考察来提供对人类社会的描述和解释性研究。这一方法将社会或文化当作一个整体来研究,强调参与性,同时强调在特定的某个社会文化环境中,并对生活方式、价值观念和行为模式进行描述和解释。因此,人类学民族志同时又是一种知识工具,它所体现的是研究者在某一特定文化群体中的经验。

在纳入现代化管理制度以前,中医药传承的主要方式之一是家庭或师徒的经验传递,如跟师生活、采药制备、临证抄方、侍诊于前,强调耳濡目染、口传心授。业师的日常经验是医者主要的知识来源,而医药知识在这些日常实践中也被生产出来。医者也兼具儒家精神,有条件者也会将一己、一家之经验心得付梓成书,可谓文章千古,兼济天下,使后来的知识分子亦能按图索骥,自学成才,这些书籍的内容是医家日常经验的再现,因此具有整体性。而限于古代的交通条件,医家的经验在整体性的基础上也具有地方性。这些医家病案汇集和经验总结构成了中国古代医书中的一大部分,它们从人类学角度亦可以视为一种民族志。从这个角度来看,在古代的中国,参与性观察和民族志是获得和生产中医药知识的主要方式。

因此,人类学与传统中医药学在知识生产的方法上具有相通性,这为学科之间的对话交流打开了方便之门。鉴于"话语生产能力不足"是目前中医药国际化所面临的首要障碍,若能在中西医科学对话之外,从文化角度开展更多的对话和交流,就能够帮助中医药以更加通用的语言阐释其理论本质,增强中医药跨文化能力。

(二) 人类学是不同医学体系间的桥梁

我们在对海外中医教育进行调研时发现,目前海外认同度最高且最系统的中医教育正是从医学人类学课程发展而来,它的设计和建设被视为一项多层次、综合性的文化工程[10]。事实证明,中医药作为医学人类学内容切入主流医学教育是对中医药长久发展的最佳方案。

1990年,受法国巴黎第十三大学著名医学人类学家马达赫索教授邀请,时为访问学者的中医专家朱勉生教授在达·芬奇医学院开设中医课;3年后,增开导引学分课;7年后,法国第一个医学高校的中医文凭教育办成。通过十几年的努力,当初的教研室已经发展为中医系,而中医专业也成为目前达·芬奇医学院十几个专业中人数最多、口碑最好的专业[11]。这一项目针对已经获得医学或药学博士学位的医生、药剂师、研究管理人员和五年级以上具有处方权的医学本科生开设,并且始终围绕"文化内核"进行课程设计,课程内容包括中医学、经络学、导引功、中医汉语、中国哲学、天文学、中国文字文化、中西医比较等,还设置到中国进行文化旅游和中医实习的环节。通过3年的学习,他们理解和运用中医药的水平已经达到了相当高的程度。学员们认为,他们对中医的学习使其临床思维发生了重要变化,中医的多种技术也为临床实践提供了新的借鉴[11]。今天达·芬奇医学院中医系的影响已经超出了教学和临床,辐射到更加广泛的层面。这一项目的毕业生分散在法国各大医院、卫生行政监督管理部门、专业的医学学会、医生联合会等,他们从高层次操作,正在从不同角度积极推进中医药学同西医药学的交流合作[12]。

这一实例表明,作为一种外来医学,中医学要在海外生存、发展,获得当地社会的认同,必然涉及与不同医学文化的交流、渗透、吸纳、融合,因此,这是一项跨文化综合性的工程。而对于中医药的海外教育来说,目前不少西医学院的针灸或中医教学单纯从技术层面着手,而丢弃了中医药的文化根基,这从根本上说是否定中医药而依附于主流医学的操作,从长远来说是不利于中医药发展的。而作为关于健康、疾病和医疗系统的跨文化研究,且具有重视人的生物性及文化性的特点,医学人类学无疑是不同医学之间沟通的桥梁。

（三）人类学助益跨文化健康服务

在跨文化健康服务或国际卫生项目中,人类学能够发挥3个方面的作用:1)为行政部门提供制度研究,即如何调整卫生制度的结构和运作方式,以提供更有效的服务;2)卫生研究单纯依赖于调研数据是不现实的,参与观察、结构化和非结构化访谈的同时结合比较案例研究最适合提供卫生研究所需的各种信息;3)为所服务人群提供普遍健康观念和做法,这在初级卫生保健中极为重要[13]。

20世纪40年代在罗斯福总统的支持下,纳尔逊·洛克菲勒(Nelson Rockefeller)建立跨美事务研究中心(Institution of Inter-American Affairs, IIAA),这是美国第一个现代意义上的技术援助计划,旨在帮助拉丁美洲国家开展卫生、农业和教育方面的双边发展项目,以促进美洲国家商业和经济领域的合作。该机构雇请人类学家对跨国卫生项目从社会和文化方面进行分析,以解决在传统社区中引入预防医学所遇到的障碍。在IIAA的影响下,到了50年代,美国卫生政策的制定和规划会战略性纳入文化因素,人类学研究因此受到广泛的关注和支持,当时医学人类学的主要工作就是为跨文化的健康服务国际卫生项目进行支持性研究[14]。

近年来中医药的卫生外交价值和公共外交价值正在不断显现,中医药的国际化已经从过去的自然传播向主动"走出去"转变。有学者认为,中医药能够参与全球卫生治理、维护人类健康,是中国为世界提供的一种公共产品,其本质是跨文化的健康服务[15]。中医药要走进异文化,需借助人类学,方能知己知彼,立于不败之地。

三、人类学在中医药国际化中的应用

(一)增进海外社会对中医药文化价值的了解

我们认为,当前中国国际影响力的快速提升为中医药广泛、深入的国际传播提供了良好的条件,但中医药国际化还面临着许多问题,首当其冲的是海外民众不能充分认识中医药文化价值[16]。而海外逐渐兴起的关于中医药的人类学研究(以下简称人类学中医研究)则有许多可资借鉴之处。

从20世纪中国对外开放以后,冯珠娣(Judith Farquhar)、陈南茜(Nancy Chen)、许小丽(Elis-abeth Hsu)、蒋熙德(Volker Scheid)、詹梅(Zhan Mei)、彭晓月(Sonya Prizker)等陆续来到中国进行中医药的田野调查。与此同时中国的中医也逐步走出国门,在外落地生根,孕育了海外独特的中医药文化,特德·卡普丘克(Ted Kaptchuk)、艾米莉·吴(Emily Wu)、琳达·巴恩斯(Linda Barnes)等对此也有观察和探索。这些人类学家有的到正规中医药大学学习中医,有的走入民间跟随"老中医",有的就职于国外开设中医门诊的综合医院,有的研究脉诊[17],有的研究气功[18],有的探索中医药的翻译[19],有的记录中医药的创新[20],有的研究中医门诊中的文化现象[21],有的研究中医药在海外社会中的涵化[22],这些成果鲜为国内学界所知。而卡普丘克撰写的《中医—— 一张没有织工的网》(*The Web That Has No Weaver-Understanding Chinese Medicine*)出版30余年来仍是最

受西方社会欢迎的中医读物。由此可见,海外人类学家是中医药文化传播的使者,而国际人类学中医研究是中医药文化传播的重要载体。

鉴于此,应鼓励国际人类学中医研究,助力中医药文化海外传播。具体而言,可由相关机构设立研究基金,鼓励海外人类学家开展中医药研究,通过跨文化研究和交流增进海外社会对中医药及其文化价值的了解。

（二）提升中医药国际话语生产能力

中医药国际话语生产能力不足已经是学界的共识,原因在于中医药话语与主流医学(主要是生物医学)话语的可通约性不强,为此应鼓励中西人类学家合作开展对中医药的田野调查和东西方医学的比较研究。

正如赫拉西奥·费伯乐加(Horacio Fabrega)所说,生物医学被视为一种正式且科学的知识,存在于国家法律关于疾患的陈述之中,作为一种衡量病态的尺度[23]。生物医学之所以能成为这样一种尺度,是由于人们认为它是科学的,因此是理性的、非文化的。但20世纪70年代末和80年代初的医学人类学研究,彻底改变了人们对生物医学的认识,生物医学的理论和实践同样具有文化性和地方性[24]。这也就意味着,生物医学不能被视为衡量其他医学体系的尺度。

然而目前中医药国际话语的生产主要以生物医学为尺度进行,即目前中医药研究的绝大部分都由生物医学所主导,这种趋势有可能会创造出一种"新医学",但"皮之不存,毛将焉附",如不坚持自己的文化基因,中医药也将面临消亡。

从人类学的角度来说,鉴于生物医学的话语具有很强通用性,应成为中医药发展的工具之一。这就需要人类学家在东西方两种医疗文化之间搭建桥梁,更多地开展对中医药的田野调查和东西方医学的比较研究,目前已经有若干中外学者正在联合开展这样的工作[25]。这些人类学作品将中医药的文化性完整保留,同时也呈现了具体的中医药技术,中医药的国际话语在人类学中医研究中会自然生成和丰富,因而国际话语生产能力也将得到提高。

（三）提高中医药参与公共卫生治理的能力

中医药在主动"走出去"时,将面临来自法律、文化、信仰等多方面的挑战,特别是在中医药传播基础薄弱的国家和地区,相当一部分中医药跨文化服务效率不高,投入产出比较低,参与公共卫生治理的能力较弱,为此应聘请人类学家参与中医药跨文化服务设计。

中医药跨文化服务涉及理念设计、市场需求、组织架构、运营模式、质量控制、医学伦理、疗效评价等多个方面,而有关中医药跨文化服务的卫生研究还远不能满足中医药国际化的需求。而上文已经提到,人类学研究在跨文化健康服务或国际卫生项目中起着重要的作用,包括提供制度研究、卫生研究以及当地的文化研究。而关于中医药跨文化服务的人类学研究,也能够同时增强中医药参与公共卫生治理的能力,帮助中医药走向惠及全球的公共医学。

四、结语

正如乔治·福斯特(George Foster)所说:"有效的医疗照护必须能反映对社区成员的信仰和行为的了解。"[13]中医药"走出去"为的就是向海外民众提供中医药跨文化健康服务,同时也在这个过程中发展和壮大中医药事业,因此,中医药必须在保存其文化基因的前提下提高自身的跨文化能力,于此人类学的加入是必要且迫切的。

参考文献

[1] 陈刚.马克思主义理论的当代意义[M].北京:光明日报出版社,2008:17.

[2] 邱鸿钟.医学与人类文化[M].广州:广东高等教育出版社,2004:3.

[3] 邱鸿钟.为什么要研究医学文化[J].医学与社会,1996,9(3):48-49,55.

[4] 马伯英.人类学方法在中医文化研究中的应用[J].医学与哲学,1995,16(2):57-61.

[5] Spiro M E.Culture and human nature[M].Chicago:University of Chicago Press,1987:32-58.

[6] Gellner E. Language and solitude:Wittgenstein, Malinowski, and the Habsburg dilemma[M].New York:Cambridge University Press,1998:26-28.

[7] Gellner E. Soviet and western anthropology [M].New York:Columbia University Press,1980:7.

[8] Wolf E R.Perilous ideas:race, culture, people[J].Current Anthropology,1994,35(1):1-3.

[9] Arthur K.Medicine Anthropology.Encyclopedia[EB / OL].(2019-10-20)[2019-11-30].https://www.encyclopedia.com / sclence / encyclopedias-transcripts-and-maps-medicine-anthropology.

[10] 朱勉生,阿达理.法国达·芬奇医学院21年中医教育的经验和再思考[J].天津中医药,2015,32(11):698-699.

[11] 朱勉生.法国巴黎达·芬奇医学院十八年中医教育的经验[EB / OL].(2013-04-19)[2020-01-10].http://ejc.tjuctum.edu.cn / info /1005/1143.htm.

[12] 蒯强.关于吸纳法国成为中医药国际组织创始国的优势探讨[J].全球科技经济瞭

望,2007(10):35-39.

[13] Foster G M.Applied anthropology and international health:retrospect and prospect[J]. Human Organization,1982,41(3):189-197.

[14] Cramer G,Prutsch U. Rockefeller's office of inter-American affairs(1940-1946)and record group229[J].Hispanic American Historical Review,2006,86(4):785-806.

[15] 卞跃峰,思璎桀,宋欣阳,等.中医药在国际外交中的价值存在与发展展望[J].中医药导报,2017,23(15):1-4.

[16] 赵维婷.张其成委员:促进中医药文化国际传播认同[N].中国中医药报,2017-03-10(2).

[17] Hsu E.A hybrid body technique:does the pulse diagnostic cun guan chi method have Chinese-Tibetan origins?[J].Gesnerus,2008,65(1/2):5-29.

[18] Chen N.Breathing spaces:Qigong,psychiatry,and healing in China[M].New York: Columbia University Press,2003:235-238.

[19] Zhang W J,Pritzker S,Hui K K.Factors affecting the definitions and approaches of integrative medicine:a mixed qualitative and quantitative study from China[J].The Journal of Alternative Complement Medicine,2014,20(5):A123.

[20] Farquhar J. Knowing practice:the clinical encounter of Chinese medicine[M].Boulder:Westview Press,1994:269-275.

[21] Zhan M.Does it take a miracle? negotiating knowledges,identities,and communities of traditional chinese medicine[J].Cultural Anthropology,2001,16(4):453-480.

[22] Barnes L L.The psychologizing of Chinese healing practices in the United States[J]. Culture,Medicine and Psychiatry,1998,22(4):413-443.

[23] Fabrega H.The scope of ethnomedical science[J].Culture, Medicine and Psychiatry, 1977,1(2):201-228.

[24] ANON.Overview of ethnomedicine[EB/OL].(2019-10-20)[2019-11-10].http://anthropology.ire-searchnet.com/ ethnomedicine.

[25] Farquhar J,Zhang Q.Ten thousand things:nurturing life in contemporary Beijing[M]. Boston:Zone Books,2012:7-10.

本文作者梁秋语、张其成,发表于《中医杂志》,2020年6月第61卷第11期

中医人类学的研究回眸

——人类学学者访谈录之八十八

蒋辰雪(以下简称蒋):许教授,您好! 您为什么选择了中医作为您人类学研究的对象呢? 有没有什么特别的原因?

许小丽(以下简称许):我在高中接受了非常好的人文教育,到了大学我想进一步开阔眼界,所以选择了生物学专业。本科期间,我去了中国6个月,去看望了我的祖父,读了很多有关中国的书。我很想了解我的祖先和我个人的历史。中国确实是一个非常有意思的地方,有很多我想知道的事情。

那时候,我看到生物学越来越走向实验方向,我对实验室研究感兴趣,但是我认为生物学的研究应该更注重生态学的层面。后来,我了解到社会和医疗人类学,我才发现人类学是一种方法,能够做一个诚实的科学家的方法。它不像分子生物学那样高度定型,它是一门尚未定型的学科。20世纪80年代出现后现代主义思潮,鼓励人们反观自我,虽然这使得人类学家退而谈论自身而非被研究的对象,但也对反思"科学究竟是什么"这一问题产生了积极的影响。

我为什么选择中医呢? 实际上我并非出身医学世家,但我的父亲深受老庄哲学影响,他有时候会和我们讲《庄子》里的故事。人在青少年时期会思考很多生命的根本问题。我觉得大部分人,青少年的时候都深入地思考过哲学问题,思考过存在的意义。我那个时候读《道德经》,思考了很多相关的问题。这是我当时所知道的道家,我觉得非常深奥,我想学习道家的哲学。

但那时我已经得到生物学的本科学位,而且我的成绩很不错。所以,我的一个朋友就说,为什么不把你的兴趣结合起来? 你可以研究中医。中医代代相传,很实用,又具有科学的一面。为什么不研究这样一个与人有关的,同时又具有非常丰富的科学、哲学内涵的知识系统呢? 那个时候,这一点的确是中医吸引我的地方。我认为它确实展现了另一种思维体系,它在实践上的成功说明这一科学思维体系里一定有些东西。现在,我当然知道还必须考虑历史、社会、文化、经济的变迁对哲学、科学和医学的塑造。我曾经的想法不完全对,因为在历史发展过程中,中医和道家的哲学都受到国内外不同因素的影响。中医的基本原理的确和道家的哲学一脉相承,但这些基本原理可能也是道家思想和所有中国古代自然历史相通的部分。

现在,为了研究科学知识和哲学的关系,我认为必须考虑身体技能(body technique)是怎样让人产生具体感知(perception)的。我有这样的思考,要感谢一个哲学家Merleau-Ponty(1945)和他的感知理论(Merleau-Ponty, 2012)。我认为人类学研究可以深入其中,如果人类学家仔细观察日常生活的实践,就会理解中医和中国哲学的理念,特别是早期中医和中国哲学。

蒋:您认为人类学的方法和视角能为中医研究带来些什么? 或者说中医人类学研究的意义是什么呢?

许:我确信有关中医的人类学研究能够为中医带来一些影响。人类学是个大殿堂,它有很多子学科,子学科之下,比如,医学人类学之下还有再下一级学科,所以,有许许多多方法可以用于研究,例如像中医这样的问题。我认为大部分的人类学理论是反还原论的,但这不是说人类学没有分析思维。

我被人类学深深吸引,因为它是一门科学,而且是一门不会束缚思考的科学。我感觉中医,特别是当代中医,有被科学化、西医化的趋势,用这样的思路解释中医,建立实验,很大程度上以西方生物医学的标准证明中医是有效的,我不反对这些研究,但我认为我可以从另外一个角度,反还原论的角度为中医的研究作出贡献。

人类学的田野研究方法是以小见大,用细微的视角研究一个小点,由这个小点折射大的根本问题。比如,辨证论治这一点体现了一个医生如何理解不同人的身体,如何理解自然界的变化。很重要的一点是说的和做的,或者说理论和实践之间的区别是什么,这是需要研究的。人类学总是可以找到另外的角度理解已存在的事实。

蒋:过去三十余年,您撰写或编辑了多部以中医为研究对象的人类学著作。您能介绍一下其中的代表作吗? 它们的主要观点都是什么?

许:*The Transmission of Chinese Medicine*(Hsu, 1999)一书共六章。这本书一半的内容是有关当代中医的,最后两章的字数占了整本书的大部分。该书提出了一个根本性的问题:如果把秘传的和情境化的知识搬到课堂上教授,知识会产生怎样的变化? 同时代的很多科技史对比了秘传的知识与课堂公开传授的知识,但该书认为中医大部分的内容是情境化的传承,情境化强调师生相配。师门深广,所以中医不仅传承于其父,也可拜他人为师。如果说传统医学就是秘密传授的,现代医学就是公开传授的,这种认识过于简单。

Pulse Diagnosis in Early Chinese Medicine: The Telling Touch(Hsu,2010)这本书是有关中国哲学的,也是有关中国医学的。现代人认为不知道疾病的原因,就不能采取有效的治疗。现代医学在诊断研究上花费了大量财力物力,我认为这些投入与医学诊断的进步之间不成比例。

医学人类学的一项基本研究是,西医强调病因,西医的病名多反映病因,而传统医学和老百姓关注治疗策略,他们的病名体现的是治疗。可见,一个是回顾过去,一个是展望将来。比如疟疾,即便知道了病因,我们也没有有效的治疗方法,因为我们现有的抗疟疾药要么产生耐药性,要么有非常糟糕的副作用。所以,大量的有关病因学的研究并不能保证治疗。当然,有些情况下确实是可以的。但我的这本书研究的是在不强调因果关系的前提下如何开展治疗。

感觉人类学认为,望诊通过距离产生感知,因此它是反映客观事实的基础;相反,触诊要求接近,因此被认为强调现在、当下、此刻。将此用于脉诊研究,就会发现切脉这一诊断方法,不强调因果关系,强调现在、当下、此刻。脉诊拉近了病人和医生距离,创造了一个病人和医生共存的体系,这种体验让医生能够意会治疗的原则和方法。这显然不是因果治疗的思路。这样去了解自我与世界的关系是一种通灵式的体验。当然,过去的原因会间接影响此刻的状态,但触觉只关注过去的沉积在当下的表达。我们应当利用精妙细微的触碰,分析现在的状态,敏感地揣摩藏于其中的过去,这种方法可以实现有效的面向未来的治疗。

蒋:据我所知,您现在又在撰写另一部中医人类学的学术专著,是关于中医在非洲的情况。这是个非常有意思的话题,极具国际视野。我知道您已经发表了一系列有关此研究的文章,您在这项研究中有哪些发现? 现在新书的进展如何?

许:我开始为这本书做田野调查的时候,恰逢CAAC(中非关系)概念出现。这一跨学科问题是地区研究发展最快的领域之一,主要研究人员大部分是政治科学家、地理学家、经济学家,还有少数人类学家。2001—2008年间我开展了此项目的田野调查,由于种种原因,该书迟迟未能全部完成,现在还剩一小部分内容,预计今年(2019)能够完稿。

中非文化大相径庭,存在文化的冲突、误解和矛盾。但当非洲病人去找来自中国的医生看病的时候,就是另外一种情况了。虽然也会发生误会,但如果治疗有效,病人和医生的关系就会改变,他们会创造一个新的文化空间。

神圣(holy)、治疗(healing)、整体(holism)三个词在欧洲语言里是同源词,东非的斯瓦希里语中也有异曲同工之处,Uzima意为整体、健康,这说明医生和病人应该共同创造完满。如果在这个过程中形成的文化强调完整和健康,而不追求两种文化的相似之处,那么这样的过程包含哪些关键因素呢? 比如,许多非洲患者认为只有与自己祖先的土地相连,才真正健康完整。可是,大部分非洲人住在城里,而健康的获得必须与土地有物理上的联系。那么,中医医生怎么解决这个问题呢? 为了解答这一疑惑,我强调不仅要分析病人和医生之间的关系,还要关注他们所感知到的物质的性质——病人、医生以及他们在临床上使用和感知到的物质三者形成了一个新的文化系统。

蒋:听您介绍了这么多您所开展的中医人类学研究,每一个都不一样,感觉非常精彩。想必您对青蒿的研究也是别具一格吧。屠呦呦教授因发现抗疟疾药青蒿素获得诺贝尔奖,您过去十几年间也在从事有关青蒿的研究,而且还与屠呦呦教授就你们共同的研究对象进行过探讨和交流。为什么您会对青蒿感兴趣呢? 您是如何从人类学角度开展青蒿的研究的呢?

许:关于青蒿,过去我在李约瑟研究所,在巴黎、在德国接触的所有医史学家都没有人知道青蒿。直到2001年我去了非洲,我发现当地雨季的时候,非处方药柜台卖的药50%以上都是青蒿素。这太有意思了,所以我开始从事这个方面的研究。

屠呦呦教授的工作是从一个天然植物药当中提取出有效的化学成分,采用的是西方现代医学和化学手段。而我发现,西方有很多关于青蒿素(Artemisinin)的文献,但没有关于青蒿(Artemisia annua)这个植物的记载。所以,我就想我有一个任务了,现在有一个空白的领域,我可以"为所欲为"了。

2010年,在 *Plants, Health and Healing*(Hsu, 2010)这本书上我们已经发表了从《神农本草经》到《本草纲目》时期所有本草文献记载的青蒿条目的翻译,共计25万字。2011年我们开始研究含有青蒿的方剂。通过与中国学者合作,我们扩大了该项目的规模。目前,我们翻译了二百多副含有青蒿的方子,都是方剂文献中的记载。我做这些是想帮助对复方配伍感兴趣的人。在西方,已经有人开始转向草药研究,他们越来越认识到复方配伍的重要性,但是他们都没有想过我们应该怎么理解复方配伍。所以,这本书将会介绍复方配伍的一些问题,给出相应的学术解释。比如这些植物是否相同？怎么解读这些方子？他们像其他方子一样在历史上获得过认可吗？这些问题引领着我回到医疗人类学、语言人类学和民族生物学的本质上去探求。

蒋：我知道您的科研工作中还有一个非常重要的部分，就是东方医学和宗教研究小组（ArgO-EMR）。您在牛津大学建立了这样一个为从事跨地域、跨学科的有关东方医学和宗教研究的交流平台，并且每个学期ArgO-EMR都会举行每两周一次的研讨，话题涉及东方医学和宗教的各个方面。您能介绍一下Ar-gO-EMR的情况吗？

许：ArgO-EMR属于牛津大学人类学系，建立的目的是为了推动医疗人类学的博士和博士后的研究。我们强调长期的田野调查和语言学习。

ArgO-EMR也是一个探索不同主题的地方。每学期我们围绕一个主题组织四次讨论，每一两年还有一个工作坊，内容涵盖藏医、中医、韩医、冥想、武术、气功、仪式、翻译、方剂、自我保健、茶与味觉等等。

蒋：中国的中医人类学虽然是个年轻的学科，但近年来这一学科发展迅速，获得了前所未有的关注。去年，您参加了在湖南举办的中国第一届中医人类学论坛，并做了远程通讯演讲。作为这一领域的知名专家，您能为未来中国中医人类学的发展提一些建议吗？

许：我考虑三点，第一是通过语言研究理论和实践，第二是不同学术背景下的中医人类学研究，第三是研究对象的多元化。

我希望学过中医的人能将中医与重新释义经典结合起来，同时也关注如何把中医内容翻译成其他语言。

或许不是每一个中医人类学家都需要学习文言文，但我坚信阅读文言文、阅读经典会让我们对文献有更深的理解。

当然，中医医生研究中医人类学很有优势，特别是在基础理论、本草、方剂、医案方面，但我认为学习医疗人类学的不一定非得是中医医生或西医医生，如果有其他学科背景的学者研究中医人类学也很好，他们可以研究相同的题目，但会有不同的收获，因为他们的视角不同。

有些口口相传的没有被写下来的传统，比如推拿传统、家传针灸、武术、导引、民族医学、中医西传、海外中医研究等等，都是很有意义的研究主题，你们应该保持多元化。

蒋：感谢您分享了这么多年来从事中医相关的人类学研究的心得，您的学术观点和学术思路为中医人类学学科的发展带来了很多启示！谢谢您接受我的访谈！

参考文献

［1］Merleau-Ponty M,1945.Phénoménologie De La Perception.［M］.Paris：Gallimard.

［2］Morris K J,2012.Starting with Merleau-Ponty［M］.London：Continuum.

［3］Hsu E,1999.The Transmission of Chinese Medicine［M］.Cambridge：Cambridge University Press.

［4］Hsu E,2010.Pulse Diagnosis in Early Chinese Medicine：The Telling Touch［M］.Cambridge：Cambridge University Press.

［5］Hsu E,Harris Stephen(eds.),2010. Plants,Health and Healing：On the Interface of Ethnobotany and Medical Anthropology［M］.Oxford：Berghahn Books.

本文作者蒋辰雪、许小丽，发表于《广西民族大学学报》(哲学社会科学版)，2019年第41卷第4期

从国际传播视角看词素翻译法在中医翻译中的局限性

词素是最小的有意义的语言单位,它可以分为词根和词缀。在中医翻译中运用词素翻译法,是指将中医术语拆分成若干部分,各部分或者至少有的部分在西医词汇中找到对应的词素,将这些词素结合起来仿造出一些新词。早在17世纪荷兰人就成功运用词素翻译创造了"acpunture"(针)和"moxibustion"(灸)这两个沿用至今的中医术语。20世纪90年代出版的《中医翻译导论》[1]中专门提出了词素翻译法。在此后的20年里,如何把词素翻译应用到中医翻译中,这一问题得到了持续的关注与讨论。部分学者认为词素翻译法借鉴西医语言的构词法来翻译一些中医术语,将译语和源语在词素水平上实现了对等,"为中医创造了一套外国人看得懂但又属于中医学特有的英语词汇"。这样的翻译方法优越性在于:(1)简洁——采用词素翻译能大大提高译语的信息密度并有效地保证译语的简洁性,避免了冗长;(2)专业性——使用西医语言的构词法,避免了中医术语的模糊性,更符合科技名词术语的形式要求,消除了中医术语与科学用语格格不入的缺陷,有利于中医翻译的规范化;(3)交际性强——所选词素是西方读者所接受与认同的,便于掌握,也能消除外国人对中医产生的隔膜感。由此产生的中医词汇语义准确、词形简明,似乎有望成为建立英文版中医药主题词表的主要手段之一,而词素翻译法似乎应是中医名词术语翻译标准化的最佳方法之一[1-7]。

中医翻译是伴随着中医国际传播的需要和变化而兴起与发展的。历史悠久的中医学,很早就传播到东南亚各国,并且于公元7世纪传播到欧洲诸国。从17世纪到19世纪的200多年里,亚欧各国先后翻译出版百余部有关中医方面的书籍。20世纪以来,更多有关中医的外文书籍或杂志不断问世,国内学者开始直接参与翻译工作,基本的中医术语被译成英、法、德等多种语言[8]。而今,伴随着针灸在世界各国的传播、中药进入国际市场,中医孔子学院的创立和国际中医教育的蓬勃发展,中医国际传播有了进一步的需求。关于传播模式,美国政治学家哈罗德·拉斯韦尔曾提出著名的"5W",即谁说、说什么、对谁说、通过什么渠道、取得什么效果这五个基本构成要素。在分析词素翻译法在中医翻译中的使用时,"取得什么效果"和"对谁说"应该是重点考虑的内容。

一、译介效果分析

"考虑取得什么效果",即了解读者对信息的接受情况,信息到达受众后在其认知情感、行为各层面所引起的反应。例如有译者在选用词素翻译法翻译中医术语时,就是从效果考虑,认为它能使译语符合医学英语词语的构成机制,能使中医学与现代医学更有效地衔接,促进其顺利地进入医学英语的词汇系统[9]。那么在国际传播中这些词能否被接受从而产生预期效果,笔者做了进一步的查证。

在多篇论及词素翻译法在中医术语翻译中应用的文章中,都提到"得气"一词的对应词"acuesthesia"。得气,近称"针感",指的是针灸进针时医者或患者本身所觉察被治机体的有效反应。在中医英语中,acu-已经专门用以表达"针刺"这一概念,而在英语中"感"也有一个固定的词素,即esthesia;将两者组合,也就得到了词素层的对应词"acuesthesia"。笔者在google books中以"acuesthesia"和"acupuncture"作为共同检索词,仅得到68条结果。在为数偏少的检索结果中,通过进一步查看,发现"acuesthesia"的英文含义另有所指。如在Anton Jayasuriya所著的 *Clinical Acupuncture A to Z* 一书中提到"Modern innovations,such as the use of acupuncture with modern anaesthetics(Acuesthesia)for anaesthesia in surgery..."这样看来,文中的"acuesthesia"指的不是"得气"而是"针麻"。

"得气"的概念,更多的英语出版物中是用普通词汇来表达,如"arrival of qi""obtain qi";也有采用意译加拼音和汉字标注的方法,如Marnae Ergil等所著的 *Pocket Atlas of Chinese Medicine* 一书中就对应为"obtain qi(de qi得气)"。再次通过google books把"arrival of qi""obtain qi""de qi"分别和"acupuncture"共同作为检索词,得到的结果依次是800条、782条、2 540多条,均多于"acuesthesia"的检索结果。

虽然只是进行了粗略的比较,但不难看出"得气"词素层对应词实际应用的状况并不理想。对于词素翻译是否在中医英语翻译上有广泛的适用性,李照国从2003年起就分别撰文,对其早期提出的词素翻译法进行了反思[10-12]。他指出该方法"生搬硬套地翻译出了许多稀奇古怪的中医术语",所拼缀的术语多数未被接受,也违背了中医翻译的目的,但对词素翻译未能广泛应用的个中缘由并没有进一步探究。

二、译介受众分析

考虑"对谁说",即明确目标读者,读者是谁常常会使译者做出不同的判断和决定,从而影响译文的遣词造句。在翻译中同样的内容可采用不同的翻译方法,哪种做法更适合或可依目标读者而定。例如IVF,既可以直接译为"试管婴儿",也可以保留英文,后者只适用于部分受众群体。考虑中医译本的目标读者,有的是知识界、学术界的群体,想深入了解中医,甚至拿来做研究;有的是普通受众,只是想了解一些普及型知识,或借机了解中国文化的概貌。针对这样不同的需求,需要采用不同的翻译策略。

身为英籍人士的魏迺杰先生从事中医翻译工作多年,编写多部中医词典在国外出版。他指出中医学现在西方社会受欢迎的原因,"是由于西方社会相当大部分的人对于现代医学及现代科技失去了信心,而日益重视天然和整体之概念"[13]。随着中医学的整体观和重视天然的概念日益受到西方社会的重视以及西方对中医了解的不断深入,西方关注中医的人更加期待了解中医概念及其精髓的传统内涵,读到原汁原味的中医文献,弥补西方人在健康观、疾病观、治疗观上的不足。在这样的时代背景下借用西医词素的翻译法就有了更多的局限性。此外,医学词汇作为一门专业性高的语言,其源自希腊语、拉丁语的词根、词缀并不被所有西方人士熟知。如果非西医族群的中医爱好者,都要先借助西医的词素来建立对中医学的概念,那无异于"嚼饭与人",中医学的精华尽失,他们体会到更多的可能不是"柳暗花明又一村"的顿悟,而是如坠云雾般的迷茫。

三、文化基因差异

中西方医学形成发展于东西方两种异质的文化土壤和社会背景中。通过比较中西医学及中西方文化的差异,笔者认为中西文化基因的差异是造成了词素翻译未能广泛应用的根本原因。

张岱年先生曾对中西自然观作过这样的比较:"西洋哲学中之原子论,谓一切气皆由微小固体而成;中国哲学中元气论,则谓一切固体皆是气之凝结。"指出在西方文化中占主导地位的自然观是原子论,而中国文化中占主导地位的自然观是元气论。原子论认为万物本原是原子,原子作为一种最小的、不可见的、不能再分的物质微粒,以不同的秩序和位置相互结合而形成各种事物;原子论倾向于"把变化理解为具有一定质的微粒子的存在以及他们的增加(或减少、结合和分离)"。而元气论则认为气是世界的本原,是构成万物的基石。作为无形的、连续的物质,气其内部没有空隙,外部没有边界,各种有形的具体事物都是气的聚合而成的。不同的自然观,也使中西医形成了不同的生命观。西医侧重构成论,构成论的基本思想认为"宇宙及其间万物的运动、变化、发展都是宇宙中基本构成要素的分离与结合"[14],强调分析与还原;中医在生命观上侧重生成论,认为人体"从天生从地成,循'生生之道'整体地生长壮大"[15],强调整体与综合。

这些差异,使得西方文化表现出偏重于结构还原、个别分析和宏观机械运动形式的研究等传统倾向;而东方文化表现为偏重于功能研究、整体综合和自然感应现象的思辨性探讨等特长。两种不同的自然观、生命观是造成中西医两种不同医学体系差异的内在"基因",因而在西方发展了以实验和计量来把握解剖形态,重视精微结构和器质性病变,强调特异性病因对抗治疗的西医学;在中国形成了借助望、闻、问、切来把握生命整体之象,注重整体分析和功能性病变的中医学,顺应人体的自我调节能力而进行调治[16]。

伴随着诊疗技术的革新、新型疾病的出现和医药产品的更新,借助派生法为主的构词法,现代医学形成了数量庞大的医学词汇。在派生法构词中,构词成分如同用于组装机器的零件;而理解医学词汇的关键就在于识别、拆解构词成分。这种构词法切合了西方把整体分解为部分的分析性思维,反映了西方思维的精确性,也体现了西医构成论的生命观。按照相似的构词法,即以西医学词素来构成中医的术语,乍看似乎只是词汇处理方式的不同,但其实译者处理的是两大片文化。把以模糊、笼统、歧义性为特点的中医语言处理成以客观性强、准确度高、结构形式严密的西医术语,中医原有概念的实际内涵不能完全表达,"一般读者很难辨析这些似是而非的词语是代表着新发展的理论和方法还是表达着古老文化的理念和思想"[10],中医术语本身的文化基因与目的语中西医词素代表的文化身份相冲突,仿造西医所构造的中医新词也就很难在异域文化中立足了。

另外,仿造西医构词翻译法所能实现的简洁性、专业性或规范性实际上抹杀了中医术语的特点。因为中医的专业术语中有相当一部分直接源于日常生活用语,其概念常为源语词的本义或引申义、比喻义。西医概念不因语境的不同而改变,而中医术语、概念常因语境不同或上下文搭配不同而有变化。在美国UCLA(加州大学洛杉矶分校)东西方医学中心认为只有西医术语和中医术语完全对应时,才能在标准化词条中把西医术语和由直译法翻译的中医名词并行列举。该中心的医学博士Lawrence Taw认同使用普通词汇来翻译中医,因为在语境中这些普通词汇也能完成专业内容的交流[17]。在该中心开展的一项为期2年的观察中发现认真对待中医的学习者都乐意学习代表了传统中医内涵的中医术语,而这些学习者在临床观察与实践中也能逐步理解到中医术语的真实含义[18]。这些来自大洋彼岸的反馈,扫除了我们在中医翻译中应用普通词汇会显得"俗不可耐"的担心,也不会简单地因词素层翻译法仿造的词"符合科技术语的形式要求",而放弃对术语本身文化内涵的传播。

四、小结

从译介效果、译介受众和文化差异不同角度进行分析,借助西医词素所仿造的新词,无法帮助英文读者了解传统中医概念,对中医学国际传播少有帮助,更难承担推广中医文化,"向世界说明中国,实现中国文化与世界文化的汇通和融合,完成中国文化'走出去'的时代使命"[19]。面对人类疾病谱的改变、化学药物的毒副作用和医疗保障体系所面临的日益突出的医疗负荷,西方把目光投向东方,主动吸收中医学知识,期待强调人与自然共存的中医学能作为现代西方生物医学或对抗医学的替代和补充,我们在中医药的国际传播中应相应采取更为主动的角色。鉴于中西医学在观念形态、器用特征、致知方法、医家行为规范以及审美情趣等方面的差异,它们的结合注定会是一个长期的历史过程;两种医学描述正常人体、疾病和治疗法则的语言若要统一,也必定是一个长期的过程。过早、过多地借助西医词素把多义、歧义的中医语言转化为单义、精确的科学语言,悄然中放弃了中医传播的主动权。笔者期待通过进一步的呼吁,说明词素翻译法在中医翻译中应用的局限性,帮助中医以本来面目走向世界!

参考文献

[1] 李照国.中医翻译导论[M].西安:西北大学出版社,1993:138-148.

[2] 李照国,朱宝忠,刘希茹.中医英语翻译技巧[M].北京:人民卫生出版社,1997:80.

[3] 罗磊.中医常用术语层面英译分析[J].中国中西医结合杂志,2002,22(8):627-628.

[4] 李永安.词素层译法在中医名词术语翻译中的应用[J].中国科技翻译,2005,18(2):

50-52.

［5］刁骧,胡幼平.浅谈词素翻译法在中医翻译中的应用[J].中国中西医结合杂志,2006,26(3):266-268.

［6］苏峰.等效翻译理论在中医英译中的应用[J].中国中医基础医学杂志,2012,18(3):337-338.

［7］徐春捷,刘明.词素翻译法在中医名词术语翻译中的应用[J].继续教育研究,2013,(3):127-128.

［8］张登峰,薛俊梅,高娟.中医翻译:三十年回顾与思考[J].中国科技翻译,2007,20(2):52-54.

［9］杨勇萍,姚丽娟,毛和荣,等.中医英译方法的回顾和总结[J].北京城市学院学报,2014(5):65-69.

［10］牛喘月.早期中医西译者的翻译思路与方法[J].中西医结合学报,2003,1(4):309-311.

［11］牛喘月.谈谈中医英语翻译研究者的基本素养[J].中西医结合学报,2004,2(4):314-317.

［12］李照国.何由换得银河水,净洗群生忿欲心——我的一份中医英语翻译检讨书[J].中西医结合学报,2007,5(5):598-603.

［13］魏迺杰.就谢教授及其同僚运用西医术语表达中医概念的回复[J].中国中西医结合杂志,2006,26(8):746-748.

［14］金吾伦.生成哲学[M].保定:河北大学出版社,2000:2.

［15］孟庆云.孟庆云讲中医基础理论[M].北京:中国中医药出版社,2013:20.

［16］张宗明.奇迹、问题与反思:中医方法论研究[M].上海:上海中医药大学出版社,2004:144-153.

［17］Hui K K,Pritzker S.Terminology standardization in Chinese medicine:the Perspective from UCLA Center for East-West Medicine[J].Chinese Journal of Intergrative Medicine,2007,13(1):64-66.

［18］Pritzker S.Living translation in US Chinese medicine[J].Language in Society,2012,41(3):343-363.

［19］黄友义.发展翻译事业促进世界多元文化的交流与繁荣[J].中国翻译,2008,29(4):6-9.

本文作者钱敏娟、张宗明(通讯作者),发表于《中国中西医结合杂志》,2016年11月第36卷第11期

国际出版视野下的中医文化译介策略分析

中医药国际出版在推进数量的同时,也需要进一步关注影响力。本文通过关注国内外较大的中医英文出版社,选择代表性中医类畅销书,对中医海外传播的译介主体、译介内容及译介策略的选择进行了描述性分析,以期寻找中医及其所代表的中国文化走出去的有效路径。

伴随着中药针灸在世界范围内的广泛传播与应用,中医文化成为中华文化走出去的重要组成部分。中医文化的海外传播可以传承和弘扬中华优秀传统文化,助力"一带一路"倡议的实施,进一步提高国家文化软实力。这一进程需要通过翻译来协助完成跨文化交际,从而真正实现不同民族文化的交流。但如果只重视如何忠实地转换原文等"译"的问题,忽视译本的接受、传播和影响等"介"的问题,译本很难真正进入译入语文化系统从而实现文化间的有效交流。(鲍晓英,2015:78)本文就中医国际出版现状及中医文化"走出去"进程中的译介策略进行一些初步探讨。

一、中医国际出版现状

(一) 国外外文中医图书出版现状

外文版中医图书出版历史悠久。通过使用北京外国语大学建设的"中国文化海外传播动态数据库",检索到国外涉及中医主题的出版商主要有荷兰的爱思唯尔(Elsevier),德国的替玛(Thieme)和美国的东域(Eastland)、标登(Para-digm)、蓝罂粟(Blue Poppy)、七星(Seven Star)等数家出版公司。进一步以"中医"作为主题词检索,查询到国内外2011年之前出版的与中医主题相关的英文出版物有130多种,也发现了一定数量的德文、法文、西班牙文、丹麦文版中医图书和屈指可数的阿拉伯文、罗马尼亚文、俄文版的中医出版物。通过整理发现,两家最大的涉及中医英文出版的国外出版社为爱思唯尔和蓝罂粟出版社,他们发行的中医出版物既包括《神农本草经》《脉经》《脾胃论》《针灸大成》等古典医籍,也包含中医治疗的专病专论,如中医治疗小儿支气管炎、糖尿病、肠易激综合征等;有涉及健康养生的普及读本,如讲中医饮食智慧、中国药茶等内容的著作,也有略带东方神秘色彩的《帝王健康长寿的秘密》《中国手相学》等出版物。

比较而言,爱思唯尔出版社涉及针灸理论及针灸现代研究的较多。如《针灸大成》英译本(1991)、《重要经络:针灸的现代探索》(1991)、《中国针灸与艾条》(1993)、《针灸疑难奇症医案荟萃》(1994)、《穴位组合:临床成功关键》《穴位横断面剖析》(1995)、《针灸与相关理疗技术》《实用针灸:西方历史案例见解》(1997)、《理解针灸》(1999)、《针灸脉络:络脉和奇经八脉的临床应用》(2006)、《针灸研究:效用基础策略》(2007)等。该出版社是一家荷兰的国际化多媒体出版集团,是世界领先的科学、技术和医学信息和服务提供商。该社的出版物有一些是通过中外译者合作完成的,如《实用中医诊断学》(1999)。该书中文版由邓铁涛撰写,翻译由尔吉(Marnae Ergil)和衣素梅两位译者合作完成。不过该出版社的大部分著作仍为外籍人士直接编写,如英国马万里(Giovanni Maciocia)医师就编写了《中医基础:针灸和草药的综合文献》《中医诊断学》《针灸脉络:络脉和奇经八脉的临床使用》等多部著作,其中《中医基础》于1989年出版第一版,到2015年已修订出版第三版。

同样,创办于1982年的蓝罂粟出版社其很多著作也是外籍作者直接撰写,仅有一部分出版物是通过出版社购买国内已出版中文图书的外文翻译版权,重组或重新编排内容后翻译而成。如《神农本草经》(*The Divine Farmers Material Medica*)就是根据上海科学技术出版社1987年出版的《本草经》进行翻译的。弗劳斯(Bob Flaws)作为出版社的创办人、主编,同时也是高产作家,他先后出版了《健康膳食之道:中医的饮食智慧》《中医药酒和药方》《中医事实陈述》《中药260要点》《中药粥》《中草药630问与答:工作学习手册》《中国脉诊的秘密》《帝王健康长寿的秘密》《如何开中草药处方:步步制定的合理的方法与中草药汤的给药管理》等多部著作。

(二)国内外文中医图书出版现状

国内出版社的操作模式基本上是挑选已经出版的优秀中文版图书,组织专家进行翻译、改编(沈承玲、刘水,2011:46)。国内出版中医类图书的出版社包括外文出版社、学苑出版社、北京科学技术出版社、中国中医药出版社、上海科学技术出版社等。

以外文出版社为例,通过"中国文化海外传播动态数据库",查询到有包括

《健康食法：中医饮食疗法》(1988)、《中医儿科精要》(1990)、《中医临床案例研究》(1994)、《手疗法：中医药》(1997)、《中风偏瘫中医康复术详图解》(2004)、《中医防治流行性感冒保健新法》(2010)等十多本中医相关出版物。从检索出该社出版的中医图书来看，除个别涉及术语讨论及中医导论的介绍是由国内作者直接用英文撰写，如《英文中医名词术语标准化》《打开中医之门：针对西方读者的中医导论》，其余大都是由国内译者来翻译完成。

（三）中医出版物市场占有情况比较

出版物的接受如何，是否受读者欢迎，在一定层面可以通过书籍的发行销售来获知。阿里布里斯(Alibris)作为涉及图书、音乐及影片的重要市场，收集来自成千上万的独立销售商数据，并按主题进行排名。通过检索 www.alibris.com（检索时间 2016 年 9 月）查到的中医畅销书，排名前十分别是：

1.《天地之间》(*Between Heaven and Earth*)

2.《天然食物疗法》(*Healing with Whole Foods*)（2003 版）

3.《中医——一张没有织工的网》(*The Web That Has no Weaver—Understanding Chinese Medicine*)

4.《整体健康之邀》(*Invitation to Holistic Health*)

5.《中医学基础》(*The Foundations of Chinese Medicine*)（2005 年第二版）

6.《中医学基础》(*The Foundations of Chinese Medicine*)（2015 年第三版）

7.《机器闪光》(*The Spark in the Machine*)

8.《气治愈之诺》(*The Healing Promise of Qi*)

9.《天然食物疗法》(*Healing with Whole Food*)（1993 版）

10.《不孕症治疗》(*The Infertility Cure*)

另外通过检索亚马逊畅销书榜，发现虽然榜单顺序不尽相同，但是销量靠前的书基本都在阿里布里斯榜单上有所列出。亚马逊中医类畅销书 2016 年 9 月榜单上《天然食物疗法》《中医——一张没有织工的网》排名第二，《天地之间》排在了第七。不难看出，国外大部分中医畅销书均为国外作者编写，国内出版界也注意到"虽然全球外文中医出版物累计有近千种，但在国外中医图书市场占据主流地位的产品，依然是那些由外国人编写出版的中医图书"（周春桃、郑俏游，2010：38）。那这些"外国选择"和"外国阐释"的中医出版物，其译介策略上和国内出版的译本是否有所不同？笔者选取《天然食物疗法》《中医——一张没有织工的网》以及《天地之间》这三本畅销书，做进一步的分析。

二、中医文化译介策略

传播学模式认为,传播由"谁说""说什么""对谁说""通过什么渠道""取得什么效果"五大基本要素构成。中医文化译介作为文化传播行为同样包括五要素,即"译介主体""译介内容""译介途径""译介受众"和"译介效果"。所选择的三本著作,其译介途径(由国外出版机构出版发行)和译介效果(在畅销书榜中名列前茅)已经在一定侧面得到了反映,故本文聚焦译介主体,并重点关注针对西方读者所选择的译介内容及采用的译介策略。

(一) 译介主体

三本书的作者都是外籍人士;对西方的读者而言,他们算是"自己人"(有着共同信仰、价值观、语言、种族、文化、宗教背景的人),他们译介的作品相对来说更容易被接受。(鲍晓英,2014:67)三本书的作者除了具备以英语作为母语写作的优势,在专业上也颇有造诣。如《天然食物疗法》作者皮奇福德(Paul Pitchford)学习研究古典中医、营养学、太极及坐禅,并长期担任营养学课程的讲授任务。《中医——一张没有织工的网》作者卡普丘克(Ted Kaptchuk)于1968年在哥伦比亚大学获得东亚研究本科学位,在澳门学习5年后获得中医学位,现为哈佛医学院医学及全球健康及社会医学领域的教授。《天地之间》的两位作者早年曾在英国传统针灸学院学习针灸,其中一位还在昆明和上海学习了中药,现在均已从事中医临床实践40多年。三本书的作者的学习经历和专业修养,使得他们可以从更宽广的视域来认识中医及其所代表的东方文化。在对西方读者细微的用语习惯、独特的文字偏好、微妙的审美品位等方面的把握上,他们具有相对的优势。

(二) 针对国外受众所选用的译介策略

中医的国际传播更应该强调面向受众、重在效果。面向受众,即要将中医输出的国际接受纳入我们翻译的思考之中,充分考虑普通受众对中医文化的理解和消化程度;重在效果,我们就需要讲究策略和方法。(葛校琴,2009:29)我们在进行中医对外传播时,不能一味强调译者在文字层面处理的对等性,而要审视与研究如何在不同的文化背景下开展交流,促进更广范围内的读者对中医的理解与认识。"过度强调译文的原汁原味,对不了解中国文化的外国读者来说阅读犹如喝下难以下咽的中草药,若人家没有喝这苦汁的习惯,那也只好作罢。要想突破僵局,取得预想的效果,需要了解译入语读者的审美习惯,变逆为顺,适度妥协,向译入语读者提供他们可以接受的跨文化产品。"(孙艺风,2012:18)而创造出这种可接受的跨文化产品,要求我们有眼光,还要讲究策略。

1. 选择性使用

中医在海外会有不同层次的读者,这些读者有不同的认知水平,亦有不同的阅读需要。三本书在介绍中医时,都各有侧重地就中医相关知识进行了选用。如《天然食物疗法》作者在介绍西方营养学的很多概念,如食物搭配时,选择性地介绍了中医阴阳的概念来区分食物的阴阳属性,并借用五行的概念,来指导不同季节中食材及烹调方法的选用。《天地之间》的作者在前言中明确说,对于介绍中医时应该包括哪些内容,摒弃哪些内容,以及如何表达中医思想,他们进行了选择性的安排。作者选择介绍了中医的理论、标示性地构建了符合五行特点的五种人格特征,并简要解释了针灸、药物及药膳等内容。在介绍中药时作者也进一步申明:"为了帮助美国读者认识中药是什么以及中药是如何在处方中配伍的,我们选择了一些概念性的语言来阐释、简化和释疑。"这样选择性的使用,当然不能呈现中药的全貌,但"正如在一个短短的音乐欣赏课程里,我们要教的不是作曲和技巧,而是帮助理解,让参与者耳朵更为敏锐"(Beinfield、Korngold,2013:269)。所以我们不难理解,作者在这样的一本中医普及读物中,出发点绝不是让读者学会处方用药,而是对于药物的性味更为敏感,在一定程度上满足他们对中医中药的好奇。

同样在作为中医普及读本的《中医———张没有织工的网》中,作者除了常规介绍了中医气血津液的概念,中医的藏象、经络、六淫七情等致病因素,四诊、八纲、气血脏腑失衡常见的证型之外,也对中西医学思维方式的不同进行了哲学思辨。最有特色的是,作者选择性介绍了现代医学研究对自身模式的反思,如引用1997年美国医学会杂志 *JAMA* 发表的《现代医学的混乱与局限》一文中的论述:"我们采用线性、还原论的方法来描述自然现象存在局限……我们已敏锐地意识到现代对科学的崇拜给西方主流意识带来的巨大破坏……科学不能告诉我们更多个体的情况。科学讨论的是概率,均值和标准差,群体的行为……关注的是人群,而不是个体。"(Kaptchuk,2000:301)作者也敏锐地捕捉到著名的综合性医学期刊《新英格兰杂志》对于西方身心二分法局限性的认识:"现代科技及病人的需求,把医学推进带入新领域。要更好地认识病痛及考量医生如何减轻患者的病痛,要求医学及其批判者克服身心二分法,把主体客体,人与物联系起来。"(同上:302)这种对于西方前沿科学研究的关注及信息的选用,有利于西方的读者以更开放的心态来认识与理解中医。

2. 时空构建：找到源语文化与目标语文化的共同点

三本畅销书的作者在传播中医文化时，尽量寻找两种文化的共同点，把西方能与中医发生联系的人物、事件、思想或观点放在一起，从而减少陌生感。传播对于西方民众来说都比较陌生的中医概念，他们往往借助一些西方读者熟悉的内容，通过类比、比喻的方式，让受众更自然地理解走近中医。

如《中医——一张没有织工的网》在介绍《黄帝内经》时，对《黄帝内经》在中医学中的地位，作者直接用《圣经》进行类比，将《黄帝内经》之后很多的中医著作类比为对《圣经》条文的阐释：正如在犹太传统中，很多权威都需要解释圣经旧约之首五卷的经文；很多后世的中国人也需要注解内经，来解释或补充内经中开创性的想法。(Kaptchuk,2000:25)

在《天然食物疗法》中也有借助圣经来说明的相似的例子："阴阳的起源，和所有二重性的起源一样，是统一和不改变的。圣经中也有表达这个概念的句子：'我是主，我不变'。"(Pitchford,2002:49)

《圣经》作为世界上发行量首屈一指、译本最多的书籍，对西方文化产生了全方位的影响。两本书的作者都借用《圣经》讲了中医的概念，这类似于"借帆出海"，借人家的"帆"，把我们的东西送出去，更容易获得读者的认同与好感。(王志勤、谢天振，2013:27)

在《中医——一张没有织工的网》中，论及中医不同朝代、不同地域、不同流派的医家对传统的创新与修正时，作者将古代医家具体名字暂略去不提，而是列举了古希腊的哲学家、医学家盖伦(Gala)，中世纪阿拉伯医学家、哲学家阿威森那(Aricenna)，生活在15世纪将炼金术引进制药化学领域的帕拉塞尔斯(Paracelsus)等，这些为西方受众所熟悉的、在不同阶段为西医学发展作出过巨大贡献的人物，来帮助读者建立对等的概念(Kaptchuk,2000:25)。

《天地之间》一书在论述五行属性时，作者提到水与希腊神话中的酒神相似，与潜意识、自然的原始力量有关；火与希腊神话中的太阳神相似，代表着清醒、智慧与同情的发展。借助希腊神话中这些赫赫有名的人物，让读者对水和火的属性和特点有了更进一步的认识。

在论述中西医区别时，两位作者把中医类比为园丁，西医类比为机匠。"园丁并不能使花园繁盛，自然使之。园丁就是一个助手，松土、播种、浇水、除草，把植物之间间距设好，使之充分享受日照。如果园丁没有看顾好花园，花园就会失去其特征,疯长野草,与周遭混成一片。""园丁保护花园的完整性,就是有的地方要帮帮忙,有的地方要管一管,堆些肥来让土地肥沃。他观察并看护着花园与环境之间的互动。"(Beinfield、Korngold,2013:33)通过这样的类比,作者再来叙述中医师关注自然的周期变化,关注人作为一个完整的系统,在形式与功能的联系中来认识人体气血津液的生成与运化,就比较容易被读者理解与接受。

另一个例子见于《天然食物疗法》,在论述中医所讲"心"的概念时,作者提到:在中国治疗传统中,心包含了具体的脏器,也包含了一个西方人的共识,即心脏亦是精神和情绪的中心,这一认识蕴含在我们的表达中,如"have a heart"(发发善心吧)、"put your heart into it"(全心投入),以及"Learn by heart"(学习要用心)。(Pitchford,2002:332)在这样的描述下,再来介绍中医中的"心主神志",就少了生疏感,而多了几分亲近感。

3. 标示性构建

标示性建构是一个话语过程,是指用单词、术语和短语去描述叙事文本中的人物、地点、团体、事件或其他关键要素。命名是标示性建构的有力手段。

《天地之间》的作者在前言中即说明,书中将中国的理论与西方心理学的观点结合起来,以超越西方文化中把心理与生理状况分割的状况,从而把身心整合起来。作者构建了一个图示类型,用五种比喻包含了情绪、生理和精神的态势。依据五行理论,作者把木火土金水分别对应成五种特质的人,并分别命名为the Pioneer(富有行动力的先锋者)、the Wizard(寻求魔力与激情的巫师)、the Peacemaker(促进和谐的调停人)、the Alchemist(纯善技艺的炼金师)和the Philosopher(终其一生追求真理的哲学家)。应该说,这些命名并不存在于中医传统理论中,是作者根据自己对五行的理解,并结合自己的临床诊疗体会所进行的创造性"改写"。作者通过特征性命名的方式,帮助读者以新的方式来认识中医五行的整体架构,从而使人们以更综合的方式来认识与接纳自己。

另一个标示性构建的例子在于对中医脏腑的命名。中医和西医有关人体器官名称相同,但所指却有很大差异:西医的脏器为解剖实体所指,而中医的脏腑则偏向功能与关系。对于这种不同,《天然食物疗法》和《中医——一张没有织工的网》两本书进行了不同的标示。在《天然食物疗法》一书中,作者对中医的"脾"使用了spleen-pancreas进行了特殊的命名标示。作者认为,使用西医脾脏的术语spleen来描述中医的"脾"是误译,他在中医"脾"的概念中加入了现代所认识的"胰腺"相关功能。而在《中医——一张没有织工的网》中,作者则采用大写首字母的方式对中医的脏腑进行标示。如在描述脾胃关系时："The Stomach likes Dampness and is sensitive to Dryness, while the opposite is true of the Spleen. Thus, Deficient Yin of the Stomach is a common pattern, while Dampness disharmony is typical of the Spleen."（笔者译：胃喜湿恶燥，而脾喜燥恶湿。因此，胃常见阴虚，脾常见湿困。）（Kaptchuk, 2000: 159）。作者对脏腑、六邪等中医特有的概念都采用了首字母大写的方式，这种标示不尽符合英语语法规则，但确实能给文本的阅读者带来一种陌生感，并在一定程度上对读者所建构的中医术语概念进行提示，从而避免进入西医学所设定的概念范畴。反思西医在中国的传播，实体脏器的概念因借用中医语言中原有的"心""肝""脾""肺""肾"等来介绍很快得到了接受，也带来了一些认知上的混乱。如果我们有意识用不同的词汇、用语把中西医的概念进行区分，帮助厘清两者的区别，或许会减少无意识的张冠李戴。（钱敏娟、张宗明，2016: 2950）

三、小结

通过对三本中医英文畅销书所采用的译介策略进行粗略分析，我们不难看出，和西方读者有相似文化背景的几位作者，在传播中医的术语、基本概念时，选择性使用了不同内容，积极进行了时空构建，并采用了一些标示性的命名方式。当然，中医在西方的译介，除了普通大众，也有专业读者。针对如《黄帝内经》一样的中医经典，以源语为导向的翻译或更能满足专业读者；但对于西方普通民众，因为译作的受欢迎程度仍取决于他们的价值观与审美观，我们需要尊重目标读者，考虑译入市场的可接受能力，采用更为灵活、多样的译介方法（卢安、姜传银，2016: 93），循序渐进地推广中医文化。通过分析探讨西方学者在中医传播中使用的策略，我们认为应以开放包容的态度建立与他们的对话和互惠性理解，帮助我们更好地发展自我、丰富自我，也帮助他们更准确地构建对中医的呈现。我们执着地期待，随着中医在国外的进一步发展以及西方人对中医文化的广泛了解，中医在对外传播中可以减少改写和归化，以更本真的面目被世人所理解与认识。

参考文献

[1] 鲍晓英，2015.译介学视野下的中国文化外译观——谢天振教授中国文化外译观研究[J].外语研究，(5): 78-83.

[2] 鲍晓英,2014."中学西传"之译介模式研究——以寒山诗在美国的成功译介为例[J].外国语,37(1):65-71.

[3] 葛校琴,2009.国际传播与翻译策略——以中医翻译为例[J].上海翻译,(4):26-29.

[4] 卢安,姜传银,2016."一带一路"战略中读者取向的译介出版策略[J].出版发行研究,(4):79,93-95.

[5] 钱敏娟,张宗明,2016.基于"他者"的叙事策略探求中医对外传播有效路径[J].中华中医药杂志,(8):2946-2950.

[6] 沈承玲,刘水,2011.中医对外出版的现状、问题与对策——兼谈人民卫生出版社的国际化方略[J].出版发行研究,(2):45-47.

[7] 孙艺风,2012.翻译与跨文化交际策略[J].中国翻译,33(1):16-23.

[8] 王志勤,谢天振,2013.中国文学文化走出去:问题与反思[J].学术月刊,45(2):21-27.

[9] 周春桃,郑俏游,2010.中医对外出版:到什么山头唱什么歌[J].出版广角,(3):38-39.

[10] Beinfield H,Korngold E,2013. Between Heaven and Earth[MJ. New York:Ballantine Books.

[11] Kaptchuk T J,2000. Chinese Medicine:The Web That Has No Weaver[M].London:Random House.

[12] Pitchford P,2002. Healing with Whole Foods:Asian Traditions and Modem Nutrition[M]. California:North Atlantic Books.

本文作者钱敏娟、张宗明(通讯作者),发表于《东方翻译》2017年第1期

跨文化传播背景下的中医话语特性及其传播策略

语言是人类最基本的交际工具,中医跨文化传播离不开传播过程中所使用的语言,尤其是作为中医文化传承与传播主要载体的汉语。在跨文化传播日益频繁的当前语境下,研究中医话语的特性不仅具有理论方面的意义,于深化认识的同时,采取适切的措施,还能促进传播效果的优化。

一、汉语作为中医跨文化传播的媒介

(一)语言:跨文化传播的桥梁

文化和语言密不可分。语言既是文化的载体,也是文化的组成部分[1],不可能从文化中剥离出来[2]。在这个意义上,跨文化传播也可说是一种跨语言传播。给事物分类是语言的一项基本功能,有了语言工具,人类的初民才能有效地对事物加以分类,语言因而可以被视为对意义进行分类与归档的系统[3]。不同文化对现实进行划分和归类的方式是不同的,对某一文化的参与者来说,他们所关注的,以及呈现在他们面前的,都只是现实的各个不同方面[4]。在不同的语言和文化之间,必然存在着历时形成的种种差异,相沿既久,使得语言极易成为跨文化传播的障碍。

媒介是传播活动的基本要素之一,虽然存在着体姿、手势、表情及外在于人体的信号、旗语等各种形式的媒介,但语言是文化传播中最重要、最根本的媒介。同时,传播主体和受众在发送和接收信息时,都需要思维的参与,而语言是人类思维的工具,即便各种非语言媒介,也是思维的产物、体现或外化,其传播仍然离不开语言。语言,是跨文化传播必然和天然的桥梁。

(二)汉语是中医跨文化传播的第一媒介语言

文化既决定了一个人的价值观、世界观,也决定了他所使用的语言、非语言行为,以及跟他人的联系方式[5]。一种语言媒介被选定,就意味着与之相关的各种非语言元素也会参与到传播的过程中来。以语言为基础的陈述行为是传播活动的基本方式,福柯把陈述的总体称为话语,尽管可从不同的领域对话语进行考察,却都具有共同的运行规则[6],其基础则是文化。构成一种文化的所有社会行为领域都会表现出按照语言模式进行的编码活动,而且在事实上,它本身就是一种语言[7]。媒介语言及其所属的文化因而成为影响传播效果的关键性因素。

文化具有多个不同的层面,物质的、制度的、精神的等等;对中医文化而言,则有药物器具、诊疗技术、习惯风俗乃至思维模式与思想观念等多种不同的呈现方式,也都可在语言中找寻到其隐含的文化基因。中医话语与中国文化的同构性为传播活动的顺利开展奠定了基础。跨文化传播需要经过一个语言选择和转换的过程,不了解中国文化及中医话语的特性,无形中会增加接受的难度;反之则较为顺畅和自然。所以,在跨文化传播的过程中,语言是一种本体性的媒介,汉语则是中医跨文化传播的第一语言媒介选项。

二、中医话语的历时演变

语言是一种符号体系,人们用符号指称现实世界的事物与现象,从而能够跨越时间与空间的界限和阻隔,进行有效的交际与传播活动。在长期的传承、传播与发展过程中,中医话语及其各种要素经历了缓慢的演化。

(一) 从日常话语到科学话语

卡西尔把人类语言分为日常语言和科学语言,两者的区分是历时地形成的,日常语言有一个不断地概括和抽象的趋势,其最终的阶段就是科学语言[8]。陈嘉映则把语言分为自然语言和数学语言,但以数学化为本质特征的科学概念并不受自然概念的制约,前者原则上也不取代后者,而是服务于理论整体的需要,重新建构一种不同于自然语言的亚语言[9]。尽管理论观点略有差异,但他们都强调了日常(自然)语言先于科学(数学)语言,以及两者作为人类语言的共通之处。为论述方便,下文分别以日常语言(话语)和科学语言(话语)称之。

从根本上讲,任何人类的理解都需要日常语言[10]。在语言的各种构成要素中,语音和语法具有较强的稳定性,这是人类理解和人际交流的基础。日常语言和科学语言的差异较多地体现于词汇系统,而在很多学科领域中,科学语汇又常常来自日常语词[11]。这使科学语言的数学化难以彻底进行,反而始终保留着日常语言的诸多特性。在着眼日常语言和科学语言的分别与差异的同时,同样需要关注的是两者的融合与汇通。

中医是中华民族先民的智慧结晶,从长期的健康与医疗实践中形成、发展和成熟,中医话语随之产生,并逐步由日常话语向科学话语发展、演化,渐趋稳固,最终呈现为当下使用的理论形态的中医话语。与一般科学话语主要以词汇明显有别于日常话语一样,中医话语典型的演变方式,是在沿用日常语汇的基础上,附加中医学科的专有语义。稍作考察不难看出,很多中医词汇与日常汉语词汇紧密地融汇在一起,很多语词既为全民常用,又是中医理论术语,有的基本概念,如"气""象""意"等,甚至还具有中国古典文学和哲学等其他学科的专业性语义。

（二）从古典话语到现代话语

综观汉语近代以来的发展历程,发生于20世纪初的新文化运动是一个重要的转折点。白话取代了文言,成为全民汉语表达的基本形式,其影响遍及各行各业和各个领域,现代汉语逐步成为传承与传播中医的主体语言工具。同时,新文化运动高举科学大旗,积极融入晚清以来西学东渐的汹涌大潮,一方面促进了各种现代学术的产生,另一方面又使科学话语日益成为学术话语体系的主体模式,古典中医话语由此开始了现代化的缓慢转型。

随着传统的中医师承模式向院校培养模式的转变,以及现代传播媒介的迅猛发展,组织传播、大众传播逐渐取代了人际传播,成为中医文化传播的主流方式,这使语言的重要性益发显现。经济、文化的全球化加剧了中医话语的现代转型,规范化、标准化成为显示中医国际化程度的重要因素和考量指标。如果说,中医话语以白话为主体语言,主要还是一种外在的形式化转变,那么,科学化则动摇了中医话语的内部结构,具有更为深远的影响。

人类文化的传承与发展具有连续性,任何一种文化的当下形态,都是其历时演化的结果,也必然会留有原初的特性。思维模式及其所属的文化特征逐步形成和确立之后,便具有相对的稳定性。科技的进步是人类大脑创造出来的,但与其思维模式及社会习惯进步的速度相比,前者要远远超越后者[12]。近代以来,科技的发展日新月异,与具体的语言要素,尤其是词汇相比,话语中的思维模式显示出一定程度上的滞后性。

相较于其他科技领域,无论词汇系统,还是表达方式,中医话语都具有更强的稳定性,中医的现代化发展与话语方式的相对稳定由此产生一定的矛盾,同时也构成一种张力。从《黄帝内经》问世以来,中医话语的众多基本术语一直沿用至今,各类现代中医文本中,包含、融合了诸多古代汉语的元素,引用、化用自古典医籍的相关表述随处可见。在中医跨文化传播的过程中,除了进行专业性文献研究的相关人员,一般受众所需要的,是当下正在使用的、以现代汉语为媒介的中医话语,他们首先感受到的,或许便是这种古今融汇、文白间杂的特点。

三、跨文化传播视域下中医话语的辩证属性

从现代学术与学科范畴来看,中医是一门学科,中医话语是一种科学语言,具有科学语言的一般特征;而以西方科学话语为坐标,中医话语又差异鲜明,并以浓厚的人文色彩,显示出其源于中国传统文化的特质。在跨文化传播的视域下,现代中医话语作为一种融合了显著人文元素的科学话语,具有一种辩证的属性。

(一)诗意性与逻辑性

在符号学的理论框架中,诗意和逻辑是两个对立的范畴,随着日常语言向科学话语的历时演化,诗意性逐步减弱,逻辑性则逐步增强,并成为科学话语的基本特征。但这只是一种总体性的趋势,且主要体现在词汇方面。语言是一个复杂的系统,考虑到语词与语词之间的形式联系,能够逻辑化的仅为一小部分,此外还有多种其他方面的联系在起作用,如隐喻的、词源的、情感的、音色的、字形的,等等,其中便包含有多种诗意的元素[13]。可见,逻辑性是相对的,诗意性是必然的,这体现出话语本身的辩证性。

对非母语的人来说,外语的规则经常会显得有些随意,甚至不太合理,但对母语者来说,这样的规则或许更能够表达他们想要表达的意义,也往往更有逻辑性[14]。诗意性往往诉诸人的直觉,因而会给人以随意的表象;逻辑性则与人的理性相关,追求的是合理。自然语言都由人类的先民所创生,与原始思维有着紧密的关联,在原逻辑思维的语境下,直觉和逻辑这两种思维方式是统一的。即便日常语言的科学化,同样需要遵循其语法规范,也必然含有逻辑,依循这种逻辑,人类方能通达不能直接感知的事物和现象[15]。逻辑性中蕴含诗意,诗意性中包含逻辑,这是人类语言的一种共性特征。

与西方科学话语相比,中医话语的稳定性是超强的,由日常话语向科学话语的转化也不够彻底。从专业词汇的层面来说,虽然赋予了中医学术的语义内涵,其外在的形式特征却大多一仍其旧,所谓理法方药,均是如此。因而其中的不少表述,若以科学话语进行衡量,或在异质文化的受众看来,是"不合理""无逻辑"的,而对汉语母语者来说,恰是最为适切的表达,既保持着诗意性,还具有自身内

在的逻辑性。

（二）形象性与抽象性

在日常语言科学化的过程中，抽象性、概括性会越来越强，形象性、具象性则越来越弱。这是科学话语的一般发展规律。经历了千百年的演化，中医话语中依然保存着众多的形象性因素和具象化符码。这恰好印证了庞朴的观点，中华民族习惯把抽象思维感性化，一方面保持着抽象思维，另一方面又不完全脱离感性、形象性[16]。

具象与抽象相融合的这种特性典型地体现在中医术语之中。如五行，金、木、水、火、土这5种日常生活中触目可见、触手可及的物质名词，经过取象比类，被赋予5种基本属性与功能的附加语义，从而在概括与抽象的同时，保留了其原初的感性形态与具象特征。其他基本概念，如"风、寒、湿、燥、火、暑"的"六淫"，"喜、怒、忧、思、悲、恐、惊"的"七情"，"寒、热、温、凉"的药物"四性"，"酸、甘、苦、辛、咸"的药物"五味"，气机的"出、入、升、降"，等等，虽已越出名物的范畴，而拓展至动作或状态，它们于抽象后的形象性却都清晰可见。

在给不同的范畴分类时，中国人喜欢选用浅显易晓的名词，而非抽象、意义确定的字眼[17]。中医话语的形象性也与此相关。但作为科学话语，它借以附加专业语义的普通语汇又必然需要一个抽象化的过程。抽象的过程离不开逻辑思维，具象的事物和现象则脱不了感性。有机融合了具象与抽象特点的上述概念经过长期的话语实践，已然成为一种思维图式。科学话语中的概念图式不仅是一种普遍现象，而且不可或缺[18]。于中医话语，这种概念图式更具典型性。

（三）相对性与系统性

中医专业术语中有不少成对或成组出现的范畴，如阴阳、虚实、五行、四气、五味等。范畴在分类的基础上产生，这些典型范畴，清晰地体现出中医话语的相对性特点，以及日常话语和科学话语在分类上的差异。

中医话语的相对性可从两个方面进行考察。以"阴阳"为例，中医学用以概括、说明人体的组织结构、生理功能、病理变化，以及疾病的预防、诊断和治疗。一方面，作为相互对立的双方，两者各以对方为存在的前提与条件，没有了一方，另一方便失去了独立存在的意义；另一方面，阴和阳又都不是绝对的，而是始终处于"你中有我我中有你"的交融状态，所谓阳中有阴，阴中有阳，没有纯之又纯的阳，也没有纯之又纯的阴。比如对一个具体的身体部位进行考察，就会根据与其相对的另一部位确定属性，或是阴，或是阳。虚实、表里、寒热，也是如此，它们共同构成了中医学辨证论治的基本纲领。

如果换一种视角,这种相对性还内在地包含着系统的特性。霍尔根据他的高低语境理论,把语言的分类系统划分为通俗和科学两类,西方人长于科学话语,把分类搞得很细,但分类系统的作用反而更少[19]。比较而言,中医话语多采用通俗分类系统,与外在的日常话语形态相应,类目相对有限,而系统性的功能则是完备的。同样以"阴阳"为例,在共时的层面,阴和阳相互依存,相互包藏,且相互作用,相互制约;在历时的层面,又存在着阴阳消长与转化,并随着生理与病理的变化而处于平衡—失衡—再平衡的动态变化过程之中。

用现代系统论的观点加以衡量,中医话语的这一特点或可理解为一种朴素的系统观,还缺乏明确而精准的指向,但在整体性、关联性、开放性、自组织性、动态平衡性等基本面上,两者的差异也非绝对。况且,它们产生的历史时期不同,认知基础不同,不宜用科学理念指导下的现代系统论作为范式,为中医话语设定框架。

(四)模糊性与准确性

中医话语的相对性与模糊性具有一定的关联,在语词的层面上,相对性是形成模糊性的一个重要原因。与科学语言比较,日常语言中的语词都有一种模糊性,难有确定的意义,经受不住逻辑的分析,这几乎没有例外;而人们在使用科学语言时,所有的术语都有着清楚明白的定义[20]。在外部形态上,不少中医专业词汇与日常语言无异,模糊性难以完全避免;而在语义内涵上,作为语言的一种普遍特性,只有通过现实的言语交际活动,才能充分理解它的变化[21]。部分中医学术语有着不同的所指,需由上下文规定其具体含义,这也是造成中医话语模糊性的一个重要因素。

准确性具有不同的表现形式。在中医话语的模糊性中,还隐含着不同于科学话语的另一种准确性。如"表"和"里"概念,因为相对的两种证候的界限不够明晰,从科学语言看来,便缺乏明确的所指,其语义往往会是含糊和不确定的。但或许恰是这种模糊性,反而使中医话语具有了更大的包容性,可用"表"和"里"两个概念涵括所有人体部位的临床证候与表现,具体到某一部位,便不是固定的解剖部位,而是会在与其他部位相对的意义上确定其或"表"或"里"的属性。如同一个二维的坐标系,每一部位都有其确切的所指与所在。如腑的病变,与脏相对而言属表,与经络相对而言属里。而若从以人体解剖学为基础的西方医学话语观之,每个部位都是一个独立的存在。由此可见两者观照视野的差异,中医话语是全局性、整体性的,西方医学话语是局部性、分析性的,这是两种不同的准确性,肯定后者并不意味着对前者的否定。

从共时的角度来看,语言的一切要素都是为了表达人类的思想,这个目标是相当明确的[22]。无论文白夹杂的外在语言特点,还是诗意性、形象性、模糊性、相对性等富含人文因素的话语特征,都是历史选择的结果,而包含其中,且与之融为一体的逻辑性、抽象性、准确性、系统性等,同样是文化选择的产物。

四、中医跨文化传播的话语策略

在全球的健康和医疗领域,中医一般被视为西方医学之外的一种补充和替代医学,这便决定了中医及其话语体系与西医及科学话语体系的地位和关系。中医的跨文化传播,也必然需要在主流的科学话语背景下展开。

(一)打破话语霸权,重塑文化自信

话语霸权与全球化紧密地联系在一起。全球化有效地促进了各种文化之间的接触和交流,同时使人们对相对主义、多元化、反思性和差异性等产生更多的认可与认同,进而对西方的现代性提出批判[23]。表现在语言领域,则是对不断加强和巩固的英语霸权的质疑和挑战。就话语体系而言,如何看待科学话语的人文属性,也成为学术争鸣的焦点。语言的多元与文化的多元本是一体两面,文化多样性的获得与保持,离不开语言多样性的支撑和保障。人类的所有语言形式,都以其清晰而恰当的方式,表达了人类的情感和思想,从这个意义上讲,它们都是完善的[24]。因此,在跨文化传播的过程中,必须用文化的相对论和多元论来取代那种虚幻的同质性[25]。

如果从《黄帝内经》算起,理论形态的中医话语已经历时两千年。一个世纪以前,白话取代文言的系统性变革未能改变汉语及中医话语的根本性质;如今,中医话语面临标准化与规范化的挑战,这也是新文化运动高扬科学大旗、崇奉西方科学话语的余绪。不同之处在于,"五四"时期是为了学习西方,当下则是为了更好地融入全球化的世界。

在语言学的观察、分析和解释中,科学主义精神是默认配置,人文主义精神则是附加配置[26]。以这样的辩证认识论为基础,中医话语的人文属性不仅无法从科学属性中剥离,也无需剥离。中西医分属两种文化系统,中医不能完全依附于西方医学的话语体系,如果丧失自己的话语体系,中医将失去立身之本。即以中医学专业术语而言,与其说这是一个是非与对错的问题,倒不如说是一个态度

与立场的问题;与其说它是中医话语自身存在的问题,还不如说是近代以来思想与观念的分歧所造成的问题[27]。近代以来科学话语的独尊与霸权,伴随的是中国文化的失语和文化自信的逐步失落。突破科学话语的一统地位,是重拾文化自信的重要开端,也是中医跨文化传播的认知基础及话语自信的理论前提。

(二)遵循话语特性,规范话语传播

从科学思想史的角度来看,伽利略和牛顿之后,思想的科学发展的趋势已不可逆转[28]。标准化与规范化既是一种必然,中医话语的转型便是时势所趋。一般情况下,与受众的心理倾向兼容的讯息更易于被他们所接受[29]。对习惯于科学话语的受众来说,逻辑性、抽象性、准确性、系统性具有本质意义,诗意性、形象性、模糊性、相对性则是中医话语的特性所在,这些特性虽然与标准化、规范化还存在着相当程度的矛盾,却也并非完全不可通约。而且,尽管存在着较为显著的差异,语言的符号本质决定了,即便西方科学话语,也并非与人文属性彻底绝缘,在这一意义上,其与中医话语的差异,只是程度不同而已。

中医话语牵涉到中医文化的各个层次和方面,因此需要对其跨文化传播的内容及适宜性、适宜程度作出选择和判别,并采取针对性的方法和措施。有些内容,比如与中医相关的历史传说、民间故事,以及当下国内流行的养生知识等科普性文本,可能部分地包含有神怪、玄幻的成分,或采用了比喻、夸张等修辞手法,对于文化内传播的受众而言,往往并不会引起怀疑或不适等负面反应,但在异质文化的受众中,尤其作为专业或职业用途时,与科学话语的本质属性是相悖的,更不符合规范化的要求,或能引发截然不同的考量,甚至提出质疑和批评,从而产生消极的传播效果。

再如"阴""阳"和"气"之类内涵丰富的基础词汇,被广泛使用于日常语言和哲学、文学等多个专业领域,其语义自然不可同等视之,以之为语素构成的专业术语数量众多,使用频繁,且有扩大化和随意性的不良倾向[30]。在中医跨文化传播的过程中,首先需要从具象到抽象,辨明其作为日常语言和中医专业术语的区别,然后由具体的语境确定其语义内涵,降低模糊性,实现精确化。对于"阴、阳""表、里""寒、热"等,还要在系统性的观照下厘清其辩证性与内在逻辑。这样,就能够在一定程度上避免由中医话语的感性、相对性等所造成的认识分歧,并引导受众在相关术语及其语境的比较中进行检验,校正理解和接受的偏误与偏差。

（三）中医融合汉语，助力文化传播

作为一种符号系统和思维工具，各种语言之间的差别是相当大的[31]。掌握汉语，便意味着拥有了可以运用与西方传统不同的思维机制和能力[32]。可见汉语及其思维对跨文化传播的重要意义和价值。中医和汉语相融合，将汉语作为中医跨文化传播的语言媒介，它便不仅是一种工具，中医话语也不仅是一种语言，中医的思维方式、价值观念等必然会蕴含其中，在中医跨文化传播的过程中产生极大的促进作用，取得事半功倍的效果。

教育是中医跨文化传播的重要领域之一。随着中医专业来华留学生规模的持续、稳定增长，以及境外中医相关人员来华实习、培训、进修等各类项目的实施，汉语学习的需求逐步扩大，以学科融合为特色的中医汉语课程普遍开设，国内外多部中医汉语教材正式出版，相关科研成果陆续发表，并逐渐深入。

以汉语为主体媒介语言，将中医融合汉语进行跨文化传播，可以针对具体的内容，采取不同的形式。比如针灸穴位，在英文字母和数字组合成标准代码的模式外，和汉语拼音相结合，对于没有汉语基础的学习者，理解其汉语语义，能增加形象性，促进有意识记。再如方歌，巧妙地利用了汉语的韵律特点，富有趣味性，已被实践证明为一种极佳的传播手段。这些方式的运用，显示出中医话语的感性、形象性在跨文化传播中的积极意义。

参考文献

［1］张公瑾.文化语言学发凡［M］.昆明：云南大学出版社，1998：1.

［2］［5］［14］拉里·A.萨默瓦，理查德·E.波特，埃德温·R.麦克丹尼尔.跨文化传播：第六版［M］.闵惠泉，贺文发，徐培喜等译.北京：中国人民大学出版社，2013：122，4，125.

［3］威尔伯·施拉姆，威廉·波特.传播学概论：第二版［M］.何道宽译.北京：中国人民大学出版社，2010：8.

［4］［7］特伦斯·霍克斯.构主义和符号学［M］.瞿铁鹏译.上海：上海译文出版社，1987：24.

［6］朱迪特·勒薇尔.福柯思想词典［M］.潘培庆译.重庆：重庆大学出版社，2015：40.

［8］恩斯特·卡西尔，语言与神话［M］.于晓等译.北京：生活·读书·新知三联书店，2017：181.

［9］［10］［11］［13］［15］［18］［28］陈嘉映.哲学·科学·常识［M］.北京：中信出版社，2018：195，213，194，318，251，213，162.

［12］海然热.反对单一语言：语言和文化多样性［M］.陈杰，译.北京：商务印书馆，

2015：127-128.

　　[16] 庞朴.中国文化十一讲[M].北京：中华书局,2008：20,18.

　　[17] 林语堂.吾国与吾民[M].南京：江苏人民出版社,2014：72-73.

　　[19] 霍尔.超越文化[M].何道宽,译.北京：北京大学出版社,2010：107.

　　[20][24] 卡西尔.人论[M].甘阳,译.上海：上海译文出版社,2003：147,212,328,204.

　　[21][31] 帕默尔.语言学概论[M].李荣,等译.北京：商务印书馆,1983：66,143.

　　[22] 威廉·冯·洪堡特.论人类语言结构的差异及其对人类精神发展的影响[M].姚小平,译.北京：商务印书馆,1997：58.

　　[23] 史密斯.文化理论：导论[M].张鲲,译.北京：商务印书馆,2008：348.

　　[25][29] 普罗瑟.文化对话：跨文化传播导论[M].何道宽,译.北京：北京大学出版社,2013：58,45.

　　[26] 冯胜利,李旭.语言学中的科学[M].北京：人民出版社,2015：269.

　　[27][30] 陈增岳.汉语中医词汇史研究[M].广州：暨南大学出版社,2017：53,40.

　　[32] 海然热.语言人：论语言学对人文科学的贡献[M].张祖建,译.北京：北京大学出版社,2012：139.

本文作者周延松,发表于《文化与传播》,2020年第9卷第3期

论中医文化传播的困境与突围

　　党的十七届六中全会提出了促进文化的大发展和大繁荣。党的十八大进一步提出,"文化软实力显著增强。社会主义核心价值体系深入人心,公民文明素质和社会文明程度明显提高"[1]。中医文化属于中国传统文化的瑰宝之一,在今天仍然具有重大的理论意义和现实价值,但就其传播现状而言,仍存在不足,本文拟对此做一探讨。

一、中医文化传播的重要性

　　第一,当前大力传播中医文化是弘扬中国优秀传统文化的需要。中医文化是中国传统文化的重要组成部分,弘扬中国传统文化,就必须大力传播中医文化。

　　"中医文化是中华民族独特的宇宙观、自然观、生命观、生活观的基因构成部分。"[2]中医文化"历史地凝结和反映了中华民族的传统意识形态,蕴含着丰富的中华传统文化价值观,为中华民族的繁衍昌盛和保健事业作出了巨大贡献,是中国和世界文化史上一颗罕见的明珠"[3]。

　　第二,这是构建社会主义核心价值观的需要。党的十八大提出了"社会主义核心价值体系是兴国之魂,决定着中国特色社会主义发展方向。要深入开展社会主义核心价值体系学习教育,用社会主义核心价值体系引领社会思潮、凝聚社会共识"[1]。倡导富强、民主、文明、和谐,倡导自由、平等、公正、法治,倡导爱国、敬业、诚信、友善,积极培育和践行社会主义核心价值观,这是习近平同志为核心的党中央领导集体对于文化建设的新要求。

　　2009年7月,国家中医药管理局颁布了《中医医院中医药文化建设指南》,其中指出:"中医药文化的核心价值,大家普遍认为,主要体现为以人为本、医乃仁术、天人合一、调和致中、大医精诚等理念,可以用仁、和、精、诚四个字来概括"[4]。中医文化的核心价值观有利于形成社会的主流的核心价值观。二者具有深厚的文化联系。通过中医文化的传播,其中内含的哲学内涵、伦理道德要求等都会深刻地影响着社会文化、意识形态。南朝学者杨泉说:"夫医者,非仁爱之士不可托也,非聪明理达不可任也,非廉洁淳良不可信也,其德能仁恕博爱,其智能宣畅曲解"[5]。推进中医文化的传播,有利于社会构建和谐、仁爱、诚信的文化,有利于社会主义核心价值观的培育,促进社会的进步和全面发展。

第三,这是增强国家文化软实力的需要。当前随着中国经济持续30多年的发展,综合国力不断增强,文化软实力建设被提上议事日程。国家开始高度重视中国形象和中国文化的传播。"国家形象中的软实力即是文化的传播。"[6]中医文化日益凸显出其价值。"中医药以其最具中华文化代表性的文化价值和保障民众健康的医疗保健实用价值,最有可能打造中华民族文化品牌,也最有可能通过民族文化品牌输出而推动中华文化走向世界。"[7]《美国物理学杂志》曾言:"当今科学发展的某些方向所显露出来的统一整体的世界观并非同中国传统无关。中国传统文化的中心问题正在世界文化的交流中显出其特异性和无可比拟的一种优势,而所有这些特点在中医学中均有所体现。"[8]"中医药养生医疗的思想方法和手段,已成为传播中华传统文化的重要方式和载体。目前,中医药已传播到世界160多个国家和地区"[9],中医海外孔子学院相继设立,在中医文化传播方面发挥积极的作用。

第四,这是培养现代人的大健康观念,养生保健的需要。随着现代化文明程度的提高,人的寿命在延长,重视生命,健康长寿成为很多人的目标追求。在大健康时代,每个人都重视生命,重视养生,重视生活质量。传统中医文化的内涵极为深奥、博大,其"天人合一"的整体观,"阴阳五行"的朴素辩证法,以及"六经传变"的疾病理论、治未病等种种思想在今天都具有重要的现实意义。

二、当前中医文化传播的困境

第一,养生治疗中假中医伪中医频发和真中医失语的矛盾。当前社会上针对人们养生保健的需求,一些伪中医、假中医打着"中医文化"的旗号到处行骗。他们或者随意地曲解中医经典,或者无限夸大部分食药的疗效,欺骗社会公众,造成极其严重的负面影响,如张悟本之流。而与此同时,"中医领域专业人士、真正的权威大家们却在关键时刻'集体失语',极少参与中医文化的传播推广,两者形成了鲜明的反差"[9]。当然这一状况,随着中医文化的重要性日益凸显,这两年有了明显的好转。

第二，传播策略的弱化与中医文化重要性的矛盾。当前一方面非常强调中医文化，但是另一方面则是在中医文化的传播上存在误区，传播策略弱化，日渐式微。中医文化无论在传播的策略、传播的手段、传播的机制等方面都存在一定的不足。例如，缺少名人的广告效应，传播手段比较单一，传播机制是单向的政府自上而下的机制，缺少中医传播的品牌意识等等。

第三，重视中医的言与行的矛盾。在相关政策上，国家虽然对中医文化越来越重视，但在扶助力度、资金上仍然有限，这使得中医文化在传播一开始就信心不足，也得不到传播媒介的足够青睐。

第四，中医神秘化与大众化的矛盾。中医自身的话语体系比较特殊，加上宣传的不足，造成大众对于中医文化包括中医认同的矛盾。一些调查表明，很多老年人对于中医非常相信，患病时愿意接受中医治疗。而一些年轻人则比较相信西医，认为西医显效快，比较科学；对于中医的阴阳五行学说等话语体系，普遍认为比较神秘，缺少科学论证。

第五，国外热与国内冷的矛盾。中医文化传播在国际和国内也存在一种倾向，即一冷一热的现象。国内信奉中医的人群相对固定，而随着海外中医的传播，其显著的疗效获得越来越多的国家人民的喜爱。

因此，上述矛盾的实质就是强调中医文化的重要性和现实生活中的中医文化传播困境的矛盾。这些矛盾不解决，就会影响中医药的健康发展，特别是削弱中医在社会公众认同的合法性基础。

三、中医文化传播的困境原因分析

第一，思想上忽视和轻视。表现之一是很多人还是轻视甚至忽视中医文化传播的研究。一个有力的证明就是，笔者在中国期刊网上检索，发现近十多年来关于"中医文化传播"的论文仅有8篇。与其他相关的研究选题相比较，显然存在很大的不足，具有深入的研究空间。表现之二是当前社会公众也存在理念的误区。他们认为，"中医只能调养一些慢性病，治病起效也缓慢，同时中医更多的是应用在中老年疾病的治疗和保健中，很多年轻人对中医不了解，不熟悉，甚至带有偏见"[10]。

第二，传播机制不健全。长期以来，中医文化的传播机制，是一种单向的政府主导下的传播，缺少政府、高校、社会组织和公众的双向和多向互动；是一种自我封闭的机制，不是一种相对开放的机制；是一种平面的传播机制，不是立体的全方位的传播机制。

第三,中医的自身因素。表现之一是中医系统的自我封闭,成为一种中医院校内部或者中医药高校之间的自我娱乐。表现之二是中医文化的话语体系,在大众化理解层面存在一定的理解难点。例如中医的理念和传统的中国古代哲学思维、中药的药理药性的辨析、养生的行为习惯,这些都和现代人的思维和文化不完全适应,造成理解的困难。①表现之三是中医文化中难以被人们理解的名词术语一直未能找到合适的途径使之符合现代的通俗语言体系,这是传播学中编码与解码所遇到的困境。例如,中医的经典著作大多是医学古文,如《黄帝内经》《伤寒论》等经典,无论是对中国大学生,还是外国的中医爱好者,都存在阅读和理解的障碍。

第四,大众的社会心理,比较急功近利,浮躁。对于疾病,往往看重的是治疗时间快慢、服药的方便,因此往往更加偏重西医和西药,忽视其副作用。中医和中药,因其制药的相对复杂,煎服的方法相对多样,对于今天快节奏生活的人们而言,往往选择最简洁最便携的西医西药。

第五,社会大环境的因素,社会整体浮躁和轻中医重西医的现状。笔者概括为两句话,"中医很伟大,西医很强大"。中医文化传播的困境除了中医自身的因素外,外部大环境是一个重要外因。中医在中国延续了几千年,具有中国古人的智慧。但是面对社会大环境的影响,中医西医的竞争,就现状而言是西医占主导地位,中医虽然伟大,但是还不强大。一个有力的证明就是全国的西医院校和西医医院的数量远远高于中医院校和中医医院。

四、中医文化传播的创新对策

第一,中医院校应该成为中医文化传播的主体。中医院校作为培育中医药高等教育人才的基地,承担着培养人才、服务社会和传播文化的职能。中医院校具有大量的专家、学者、教授。他们应该在政府和学校的大力支持下,走出象牙塔,走向社会,面对大众开展中医文化的宣讲和传播。他们应该具有中医文化传

---

① 有学者认为中医存在"理论的缺陷",表现在:(1)概念的不确定性;(2)思维形式的直觉性;(3)理论体系的封闭性;(4)结构与功能的不完整性;(5)假说的难检验性。在这些缺陷的基础上,整个体系呈现出"僵化"的病态:(1)发展模式为经典式延伸;(2)惯性思维的产物(惰性);(3)重经典和实用,放弃形态研究;(4)理论体系自我调适的超常稳态;(5)落伍的研究方法。参见刘升明:《理论的欠缺——谈中医发展缓慢的原因》,《医学与哲学》,1991年第12期。

播的理论自觉和理论自信,担负中医文化传播的历史使命。面对当前社会上各种假中医和伪中医层出不穷,社会公众也非常愿意倾听来自权威的中医院校学者的声音,而不是集体失语。

第二,构建政府主导下的社会协同、公众参与的立体的中医文化传播机制。一是从中医文化传播的过程看,中医文化传播的主体应该是多元的,不仅仅是政府有关部门,而且包括中医的专家学者、社会组织、医院医务人员等等。二是从传播的媒介看,现代社会已经是信息时代、网络时代,新媒体的运用已经越来越普遍。因此中医文化传播不能满足于传统的报纸、期刊、电视,还应该包括各种新媒体,例如微博、微信、互联网的网站、论坛、QQ等等。三是努力构建全方位的传播机制。如中医文化传播的双向沟通机制,在传播的主体和客体之间应该互相沟通。正面引导机制,对于中医文化的积极影响和功能,需要大力宣传;对于中医名家的医德和先进事迹需要宣传和弘扬,传递正能量。及时反馈机制,对于中医文化的传播,公众有什么意见和建议,需要相应的问卷调查和数据分析,及时反馈。评估机制,对于中医文化传播的成本和绩效进行全面的分析和评估。四是树立科学的传播理念。应该从封闭到开放,从集体失语到发出自己声音,从政府单一主体到政府主导下的高校、医院、社会组织和广大公众参与,从医院走向社会、走向大众,从国内到走出国门、走向世界。只有树立科学的传播理念才能更好地传播中医文化。那种自我封闭、孤芳自赏的理念已经过时了。五是努力构建健康的传播环境,建设有利于中医文化传播和发展的和谐社会环境。中医作为中国传统文化的宝贵财富,中国人如果自己都不信,不发扬,就会造成文化的历史断裂和虚无主义。六是在传播的内容上需要创新,内容需要取舍。应该选择当前大众关注的热点和兴奋点,如中医养生,中医美容,中医保健,中医食疗。中医的关注群体不能仅仅是老年人,也应该包括年轻人,特别是公务员阶层以及公司企业的职业群体。他们大多具有不同程度的职业病,对于健康保健同样具有知识的渴求,需要中医文化的传播和学习。七是建议成立专门的政府主导下的中医文化传播公司。当前文化的产业化已经成为文化发展的趋势和潮流。目前我国尚无专业的中医药文化传播公司,因而中医文化缺乏专业的推广机构,严重影响了人们对中医文化的了解,也影响中医在国际上的影响。应尝试建立新的中医药文化传播公司,努力打造品牌,必然会推动社会对中医的认知和了解,推动包括养生在内的相关产业以及中医药本身健康可持续发展。

第三,中医文化传播需要大众化与时代化。正如马克思主义需要中国化、时代化、大众化一样。中医文化传播也需要大众化和时代化。如何将传统中医文化语言与思维用现代人容易听懂、能够掌握的方式来传播，这不仅需要精深的中医药专业知识，同时也需要中医文化工作者掌握现代传播方式与技巧。例如，在文化传播的方式上，应该尝试多样化的方式，包括中医文化的专题讲座、专家的义诊、公益广告、省市级别的电视电台的现场咨询，出版相关的书籍和录像等等。比较好的方式如万家灯火，市民大讲堂，特别是借助于大型电视台的节目等等。中医文化的科学普及，除了科学性和知识性，更重要的就是怎样把这些学术领域里专业、严谨的知识，以大众化口语以及易学易懂的方式进行表述，便于大众理解和掌握。可以通过举例、病例研讨、真人示范穴位、比喻等多种方式进行表达，达到科学性、知识性、趣味性的统一。

　　总之，从中医文化发展的历史脉络来看，每次中医文化理论的创新和突变都与此时的文化思潮、价值理念有着极为密切的联系。"从秦汉之际的黄老学说到《黄帝内经》理论的出现；从汉魏易学卦爻六位模式的出现到《伤寒论》'六经传变'理论的提出；从魏晋时期'文人的自觉'到服食之风的兴盛；从隋唐儒道释三家思想的合流到'普救众生'医学伦理思想的倡导；从宋明理学的勃兴到丹溪'滋阴'思想的提出；从清代乾嘉学术的出现到清季医籍的厘定整理；从清末西学的侵入到'中西医结合''废除中医'等变革声浪。"[11]中医文化在面临文化传播的危机时，往往也面临机遇。对于中医文化的历史和当代价值，美国宾州大学研究中国科技史的权威席文教授指出，"中医并不像某些人所宣称的，代表着现代医学的未来；然而如果我们企图思考医学的未来，中医史却可以为我们提供无比珍贵的思想资源"[12]。

　　我们相信中医文化传播的前途是光明的，因为她的养生保健理念、天人合一的思想、防治结合的理念符合现代人的健康观念，具有光明而辉煌的前景，我们应该大力推进中医文化的传播，尽自己的力量作出贡献。

参考文献：

[1]胡锦涛在中共第十八次代表大会上的报告：坚定不移沿着中国特色社会主义道路前进为全面建成小康社会而奋斗[EB/OL].(2012-11-08).http://www.xj.xinhuanet.com/2012-11/19/c_113722546.htm.

[2]郑晓红.中医文化研究的时代思考[J].中国中医基础医学杂志，2011，17(10)：1152-1154.

［3］田世宏.浅谈中医文化价值观对于社会主义核心价值观的意义［J］.广西中医药大学学报,2013,16(2):190-192.

［4］李玫姬.论中医文化核心价值观与社会主义核心价值观的内在统一性［J］.广西中医药大学学报,2013,16(3):136-138.

［5］［清］陈梦雷.古今图书集成·医部全录第十二册［M］.北京:人民卫生出版社,1962:15.

［6］魏一苇,何清湖,陈小平.试论中医文化传播的困境与出路［J］.湖南中医药大学学报,2013,33(3):98-11.

［7］孔卓瑶,张宗明.中医走天下——访全国著名中医文化传播专家金宏柱教授［J］.南京中医药大学学报(社会科学版),2013,14(1):4-11.

［8］曲黎敏.试论三阴三阳［J］.中国医药学报,2002,17(1):19-22.

［9］张其成,刘理想.中医药提升国家文化软实力［N］.中国中医药报,2009-05-27(3).

［10］常宇.关注中医科普［J］.中医药文化,2008,3(4):25-26.

［11］冯春.对传统中医文化现状的认识及其发展建议［J］.学习与实践,2007(5):151-154.

［12］Sivin N. Traditional Medicine in Contemporary China, Science, Technology, and Medicine in East Asia 2［M］. Ann Arbor: Center for Chinese Studies, The University of Michigan, 1987:14.

本文作者陶林、张宗明,发表于《理论月刊》,2015年第3期

第七章

中医药"走出去"之"镜"——媒体观察

　　媒体作为人们观察世界、理解世界的一面视镜,涉及社会生活的各种话题;中医药的发展及传播也引起了海内外媒体的关注与聚焦。不同区域、不同形式的海内外媒体凭借其广泛强大的社会影响力聚合成跨越时空的构建中医国际形象的重要力量,其对中医药的报道,选题各有侧重,也传递了不同的态度、立场与价值倾向。在中医药及其所代表的中国文化进一步"走出去"的宏观背景中,不同的媒体镜像对中医药有什么样的呈现,在相异的社会语境中媒体如何对中医药进行话语构建,字里行间包含了传播者及受众怎样的态度和认知,这值得我们深入探索、积极思考,以期构建针对不同媒体、不同受众的精准传播模式。本章聚焦了不同的媒体形式,包括纸质媒体、电视媒体和网络自媒体,借助媒体观察分析海内外中医发展所面临的不同传播环境,重点关注澳大利亚华文媒体及英文媒体对中医形象的塑造和传播,也总结了中国国内媒体对外传播中对中医的自我呈现。通过对媒体报道的热点、所持态度等的梳理和解读,认识了媒体话语存在的些许差异,掌握了话语叙述中存在的一些偏差和误读,进一步探讨了海内外媒体传播的可为之处,为增强中医国际传播力提供策略建议。

中医海外自媒体传播现状与对策

——基于 YouTube 的实证分析

自媒体，即 WeMedia，最早由美国互联网界著名 IT 博客专栏作家丹·吉尔默于 2001 年在个人博客上指出，是普通大众主导的自主交叉裂变式传播形成的传播方式。在信息时代的背景下，这种自媒体形式因其及时性、便捷性以及多样性的特点被越来越多的人所接受，而在众多的网络自媒体形式中，分享型视频凭借其独有的便捷性和直观性获得了全球互联网用户的青睐，其生动灵活的呈现方式也使之成为新时代和新语境下中医对外传播的一个主要平台。

美国 YouTube 视频网站成立于 2005 年 2 月，是目前世界最大的视频分享网站，占据了超文本传输协议（HTTP）总流量的 20%，同时它也是互联网历史上发展速度最快的网站。2006 年 6 月，YouTube 网站市场价值已超过 10 亿美元，居全球 PSP（Podcasting Service Provider，播客服务提供商）网站第一位，市场份额远超四大门户网站（Yahoo、MSN、Google 和 AOL）视频份额的总和。据 2013 年公布的数据，YouTube 全球每月独立用户已超过 10 亿。作为一个影响力如此大的视频网站，对其视频中的中医药内容进行整理和分析，有助于我们对中医药在海外的传播现状一窥究竟。

一、YouTube 网站上中医药视频传播现状

本文以"Traditional Chinese Medicine"为关键词，在 YouTube 视频网站上搜索到 2006—2016 年十年间由个人或相关机构上传发布的共计 539 个中医药相关视频。并对这些视频进行逐一浏览、分类、统计、分析。选取了若干具有代表性的视频发布源，研究其发布规律及对整体数据的影响。相关数据如下：

1. 从视频的发布时间和发布源来看。在网站建立的第二年便出现了与中医药相关的视频，到 2008 年达到了一个小的高峰，相关视频出现了 68 个，至

2013年，中医内容的视频数量已经超过100个，通过统计这些视频的发布者，发现大部分来自专门的养生或中医药机构，只有41个属于个人发布，在这41个视频中，20个由华人中医发布，21个由非华人发布，可见，对中医的关注已不仅仅是华人。

2. 从视频的内容和形式来看。这些视频的形式主要为讲座访谈、宣传科教、电视节目、教学演示、临床治疗、广告娱乐、新闻报道、纪录片等几个类型，内容涉及针灸（81个）、中药（89个）、推拿（47个）、食疗（43个）、拔罐、锻炼等内容，其中针灸、中药、推拿、食疗四类视频的数量超过了该大类总量的75%；另外还有关于中医理念、中医教育、医疗机构等的内容。其中反映中医理念的视频占了23%，内容涉及脏象、情志、阴阳、五行等中医基本理论，反映中医教育的占3%，介绍医疗机构的占了5%，其余的则基本都是中药产品类的广告。

3. 从视频的时长和点击量来看。在这539个视频中，时长在5分钟以内的占了46%，5～10分钟的视频占15%，超过60分钟的占4%。从视频的点击量来看，有34%的视频点击量都在2 000次以下，2 000～4 000次点击量的视频占了20%，10万～50万点击量的视频占4%，在539个视频中点击量超50万的仅有3个。

二、YouTube网站上中医药视频情况分析

（一）视频数量呈逐年上升趋势，视频种类多样化，来源专业化

根据调研发现，自2006年至2016年十年内，YouTube网站上的中医药视频数量呈逐年上升趋势，视频类型也逐渐呈现多样化，由起初时长较短的教学演示、讲座访谈、宣传科教等发展为时长较长的纪录片、电视节目等，反映出中医药视频的信息量在逐年增加。而在视频来源方面，中医视频发布者最初都是一些非中医机构和个人，2007—2012年中医专门机构视频发布数量开始逐年上升，并在2013年之后超过了非中医类发布源。可见YouTube网站上中医药视频的专业性也在逐渐增强。

（二）中医疗法类视频关注度较高，中医理念类视频相对冷门

从点击数量来看，西方社会的关注点多集中在中医特色疗法上，对于中医理念的兴趣并不高，浏览量前一百位的视频中，中医疗法类视频有82个，中医理念类视频仅18个。而在这些中医疗法类视频中，针灸、推拿、拔罐、食疗等主题出现频率较高。相对地，中医理念类的视频，内容较为单一，说教成分偏多，趣味性

不足。

（三）视频观看次数呈现较大落差，总体热度不高

在539个视频中，超过半数的视频观看次数低于4 000次，而观看次数高于10万次的视频仅有24个，不到全部视频的5%。相对于YouTube网站上动辄上百万点击量的流行音乐等视频来说，中医药视频并不能算热门。

三、提升中医自媒体传播效果的几点建议

（一）基于大数据进行精准传播

中医在海外的影响力与新媒体的覆盖率、媒体的信息流量以及公众的访问量息息相关。随着云时代的到来，大数据（Big Data）在我们的生活中已经无处不在，人们的信息传播习惯和接收信息的方式也在发生改变，像Facebook、Twitter、YouTube等平台，面对的是覆盖全球来自不同国家、不同民族、不同语言、不同文化的数十亿用户。互联网技术的迅速发展使他们可以自由地利用网络进行撰写、评论和分享各种信息，而这些信息的不断被创造、被分享和交换，必然造成大数据的爆炸式增长，深度分析、挖掘和整理这些大数据，以标签化的方式对这些用户进行兴趣匹配，根据用户的个人基本信息、浏览习惯、互动内容等对传播对象进行用户画像并生成兴趣标签，基于标签对这些用户进行兴趣匹配，从而可以有针对性地传播给同需求和接受层次的受众看，从而实现更快更精准的传播。

（二）以受众为导向的内容生产与制作

在传播内容上，不同类型的内容，其传播效果有很大的差异。从初步统计的数据来看，关于中医药的视频虽然得到了一定的认可，但被点击的观看次数普遍很低，总体的点评量仍然不高，这说明视频的受众规模较小，传播效果并不理想。究其原因，一方面是中西方在文化上还存在着较大的差异，在许多国际人士看来，中国文化是一种"异质文化"，对中国文化的了解还停留在零碎的片面的认识上，所以本能地会在心理上排斥，因此从思想理念、文化产品到文化符号，都存在较为严重的"认知不协调"现象。另一方面，由于缺乏对受众的精确定位，所以导致传播主体定位不明，在传播内容和形式的选择上不能满足受众的需求，甚至因为忽视受众的反馈，导致中医视频所传达的理念与西方社会的接受程度和习惯背道而驰，许多内容由于缺乏打动人心的东西，往往被认为"有趣"而非真正的认可。一味地想当然地按照固有的方式进行传播，忽视大众的需求以及接受方的文化背景，不但很难得到国际认同，甚至还会被他国受众所误解和排斥，

无法达到预期的传播效果。

所以,受众是中医在整个对外传播过程中的核心所在,我们不仅要了解受众的类型,还要了解影响受众接受中医传播的因素,只有这样,才能对症下药,戳中受众的兴趣点,针对国际受众所关心的内容进行设计,以海外受众喜闻乐见的形式传播出去,如此才能引起受众的反馈,取得事半功倍的传播效果。

（三）加强大众传播力度

在全国政协十二届二次会议上,北京中医药大学国学院院长张其成提交了《关于加强中医文化大众传播提升国家文化软实力的提案》,其中明确指出:中医文化的大众传播具有全球化传递信息、引导大众的强大功能。大众传播能够最大程度地超越时空局限,向海内外大众传播大量的中医文化信息。通过大众媒介传播中医文化知识,不但能传承和弘扬中华民族宝贵文化遗产,而且可以引导大众走向健康之路。由于大众媒介具有娱乐功能,中医文化在大众传播中可以寓教于乐,使大众在娱乐中接受知识、养生保健。目前,自媒体已然成为最为大众接受的社会参与的工具,大量的原创自媒体以几何式的增长速度开始传播,大众的参与度也在不断提升。可是,从上述分析中不难看出,在YouTube视频的发布源上,专业的医疗机构占了绝大部分,而个人发布的视频数量不到8%,这说明我们在机构传播上做了一些工作,而大众传播的力度并不够,究其原因,一方面是因为我国政治经济等历史因素的制约,使得我们无法更好地参与国际媒体的传播；另一方面,海外大众对中医的认可度并不高,很多视频的个人发布者都是中医从业者或者华裔人群,他们或是从专业角度进行科普,或是简单地传播一些中医的诊疗方法,无法引起普通大众的广泛关注。所以当务之急,就是要拓宽受众的接触面,立足中医药传统文化,以流行文化为载体,充分发挥文化的累积传播效应,讲好现行体制下的中医药故事,构建中医药海外传播术语体系,利用大型文化交流活动、留学生教育、中医海外机构等扩大中医的大众影响力。

当前,自媒体、融媒体、社交媒体等新兴媒体在全球强势崛起,YouTube作为集三类媒体特征为一体的新型全球媒介空间,是国际媒介话语权需要争夺的重要场域,为此中医必须在传播内容、传播形式以及传播主体等方面遵循新型媒体空间的机制和规律,在新媒体传播的契机和挑战下更好地实现中医走出去的传播效果。

参考文献

[1]陈欣,朱庆华,赵宇翔.基于YouTube的视频网站用户生成内容的特性分析[J].图书馆杂志,2009,28(9):51-56.

[2]周巍.数字媒体时代的意见领袖研究——以微博为例[D].上海:复旦大学,2013.

[3]苏婷.自媒体时代意见领袖的社会功能研究[D].重庆:重庆大学,2014.

[4]彭兰.大数据时代:新闻业面临的新震荡[J].编辑之友,2013(1):6-10.

[5]张毓强.传播学研究:全球转型与中国想象[M].北京:中国传媒大学出版社,2015.

本文作者杨莉、李昊东、于海兵、熊益亮,发表于《新闻传播》,2019年第9期

澳大利亚华文媒体对中医药报道的实证研究

一、研究背景

（一）中医药在澳洲的发展概况

澳大利亚是一个移民国家，多元文化是它最突出的特征。长期以来中医药就在这片土地上成长着，先后经历过不同的发展时期：1）萌芽期：19世纪40年代，澳洲因淘金热形成移民潮，中医药也伴随着大量华人移民被引入了。据文献记载[1]，在维州班迪谷的华人区一个姓林的中医开了个草药店为华工治病。2）萎缩期：19世纪70年代澳洲政府推行了种族歧视的"白澳政策"，致使得华人数量大大削减，也让中医受到了严重的排挤和打击。在很长一段时间里，那里的中医始终处于社会底层，不被主流社会接受和认同。3）复苏期：1974年随着"白澳政策"的废除，华人移民又增多了，陆续出现了针灸所、中药铺、中医诊所。之后随着我国改革开放，中澳建交后，两国间的贸易频繁，也给来自中国（大陆）的中医药从业者一个发展的窗口[2]。4）发展期至今：2000年5月，维多利亚州议院通过了《中医注册法案》，这是西方国家中颁布的第一部中医法，意味着中医和西医同样受到法律的保护[3]；10年之后，澳大利亚颁布了中医全国注册和认证法案；2011年7月，澳洲中医药管理局成立，它为中医制定了注册的标准、准则和指南[4]；2012年7月，中医从业人员包括中医、中药师、针灸师、药剂师开始实行全国范围的注册和认证，这个事件标志了中医和其他医疗行业同等的法律地位，并遵循全澳大利亚统一的中医注册标准[5]。澳洲中医药管理局2018年11月公布的最新统计数据显示，截至2018年9月底全澳中医师注册人数为4 897人，比较去年增长了0.33%，较2016年增长1.5%[6]。

（二）澳洲华文媒体现状

根据澳洲统计局（Australian Bureau of Statistics, ABS）2018年8月8日最新数据显示，澳总人口突破2 500万[7]。而早前3月份公布的2016年最新人口普查的数据显示移民澳洲的中国人数已达509 555人,中国移民人口在所有其他国家中排第3位[7]。澳洲多元文化电视台——SBS电视台2017年6月27日新闻报道普通话已成为澳洲除英语以外的第二大语言[8]。华人移民数量的上升和社会力量的增强,对华文媒体的发展起到了巨大的推动作用。澳洲总人口中约有一半居住在各州首府,如悉尼、墨尔本、布里斯班和珀斯等,而大多数华人也都住在这几个城市。人口的地理分布情况也决定了媒体报业的格局。据了解,澳洲最早的华文报纸是1856年的《唐人新闻纸》,在墨尔本创刊,此后华文报业慢慢发展起来。在日报中,有《星岛日报》《澳洲日报》《墨尔本日报》《澳洲新报》《澳洲新快报》等。其中除了《墨尔本日报》,其他四家媒体总部都在悉尼[9]。现代社会中互联网媒体越来越发达,网络媒体具备的时效性、互动性以及点击量也是报纸不可企及的。目前,这5个主流日报中有3家拥有各自的网站,《星岛日报》有星岛日报官网(连续型电子期刊);《澳洲新报》有澳洲新报官网(连续型电子期刊);《澳洲新快报》有澳洲新快网;其中《澳洲日报》是1688传媒集团下的第一份报业。1688澳洲新闻网创立于1986年,是澳洲第一华人门户新闻网站。2000年《墨尔本日报》正式上线,澳洲新闻网也同时上线。

二、研究方法与设计

(一) 样本选取范围

从报业发行量的角度看,发行量最大的四家报业媒体为:《星岛日报》《澳洲日报》《澳洲新报》《澳洲新快报》[9]。从读者覆盖的统计数据看,澳洲2 500多万人口,悉尼和墨尔本这两个最大城市占了全澳洲总体人口的约40%[8]。所以本文选取了代表墨尔本的《墨尔本日报》和代表悉尼的《澳洲日报》以及《星岛日报》《澳洲新报》《澳洲新快报》这五个报业媒体的网页版为主要材料来源进行研究。之所以选择网络媒体分析,是因为它具有更广泛的传播性与参与度,与传统报业媒体相比,它为普通公众提供了更加便捷丰富的浏览与交流平台。

(二) 选取报道时间

2012年7月1日,中医正式被纳入医疗体系,对中医师有了注册和管理,中药也立了法。这是一个重要的里程碑,它确保了中医的职业地位。所以本文选取2012年至今(2018年8月底)这七年间的媒体报道。

(三) 检索

本文利用谷歌浏览器对每个媒体的网站分别进行关键词检索,分别键入

"中医""针灸""中药"3个关键词。如对《澳洲新快报》官网检索,分别键入"中医 site：xkb.com.au""中药 site：xkb.com.au""针灸 site：xkb.com.au",并对每一项检索限定时间范围为2012年1月1日至2018年8月31日之间。随后,对获得的所有新闻和事件进行逐条审核和筛选,去除重复条目和广告信息,最终得出所有有关中医药的报道内容作为本次分析的事件样本。通过检索和筛选总共得出270条相关报道,各大网络媒体各占数量和比例见下表1。

表1　5个网络媒体对中医药相关报道数量及占比统计

（2012年1月—2018年8月）

网络媒体	澳洲日报	墨尔本日报	星岛日报	澳洲新报	澳洲新快报	总计
数量(个)	111	52	30	28	49	270
百分比(%)	41.11	19.26	11.11	10.37	18.15	100%

三、结果

本文运用质性分析软件NVivo11,采用自由编码的方式对文本内容进行统计与分析。与定量研究中的统计分析不同,质性研究中的计算机分析软件主要有资料整理和文本编码两大功能,帮助研究者将原始资料层层梳理提炼为更准确的类型、主题和概念[10]。首先,将网上筛选出符合研究范畴的所有文本导入NVivo11软件,然后逐篇仔细阅读并对相关内容进行标注和编码,最后对父子节点进行分析,了解中医药在澳洲的发展优势,同时也揭示中医中药带来的负面影响。利用NVivo11进行处理,分为4个循序渐进的步骤:第一步词频统计;第二步关键词节点分析;第三步正负内容节点编码统计;第四步正负内容父子节点编码及参考点举例分析。

（一）词频统计

字词是一个文本最基本的意义单元,统计文本用词的频次能够反映某个主题相关方面的趋势和特点[11]。NVivo11中内嵌的词频分析功能通过可视化的方式直观地展示出原始资料的主要关注点。如图1所示,中医、中国、治疗、健康、澳洲是排名前五的关键词;医疗、作用、研究、保险等词汇也拥有较高的词频,可以反映出中医药在澳洲的价值和地位,有待进一步挖掘和研究;针灸、冬虫夏草、功能、医生、问题等词汇可能会隐含比较丰富的信息量,需要对此进行重视。此外,影响、导致、注册、责任、疗法、效果、政府、药物、成分等词包围在外环。从整体可以看出,中医药在澳洲被广泛地研究和关注着。

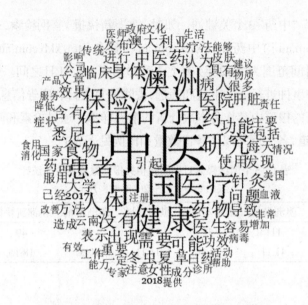

图1　中医药报道文本内容生成的词语云图

（二）关键词节点分析

词频分析出270篇文本内容共包含12 333个关键词,出现200次以上频率的词如表2所示。另外出现频率较高,值得注意的词汇有作用、保险、药物、功能、针灸、问题等,具有否定意义的词汇"没有"排在第14位,或许可以挖掘到中医中药的作用与澳洲医疗之间的深层问题。

表2　词频统计表

	词汇	计数	加权百分比（%）		词汇	计数	加权百分比（%）		词汇	计数	加权百分比（%）
1	中医	756	44	10	保险	317	18	19	医生	231	13
2	中国	531	31	11	中药	289	17	20	功能	225	13
3	治疗	465	27	12	人体	277	16	21	中医药	222	13
4	健康	438	26	13	药物	264	15	22	可能	222	13
5	澳洲	438	26	14	没有	259	15	23	针灸	216	13
6	医疗	407	24	15	身体	244	14	24	悉尼	212	12
7	作用	364	21	16	食物	230	14	25	出现	209	12
8	患者	337	20	17	需要	234	14	26	问题	207	12
9	研究	329	19	18	医院	231	13	27	含有	203	12

通过对一些关键词的节点预览,比如"医疗"这个词汇总共出现过407次,

梳理后发现其中约80%都是以"医疗保险""医疗服务""医疗体系""医疗费用"等形式出现。而词汇"保险"共出现317次,同样约90%都是以"医疗保险"出现在文本中。关于医疗保险,中医已在澳洲立法,对中医师也有了注册和管理,但是中医还没有纳入澳洲的国民医保。除了一些私人的医保是补充医疗保险,它可以报销中医的治疗费用,但这也是有条件限制和有限度的报销。对中医最好的状态就是让中医像西医一样,都被纳入国民医保。但是这需要中医很长时间的努力,需要所有中医从业者的促进与推动。排在第14位的否定意义关键词"没有"一共出现了259次,其中约30%是以"没有证据""没有科学""没有支持""没有依据"等形式出现。浏览相关文本发现这部分内容多是关于中药、针灸的疗效以及中药的实验研究等方面:药物疗效没有得到临床试验、没有证据支持的日常护理及保健方法等。另外50%多是出现在养身科普的文本中,对一些生活保健的建议与讨论。

　　但是这种词频统计也存在一定的缺陷,比如只能统计单个词"问题"的频次,不能统计"药物问题"或"医生问题"出现的频次,不能体现词与词之间的关联性,也不能对近义词进行归类合并统计。词频分析只能粗略地反映整体的趋势,深层问题的探究还需进一步的编码和分析[12]。

　　(三)正负面内容节点编码统计

　　根据导入文本内容对其进行节点编码分类,研究者通过个人反复阅读将报道内容分为非常正面、较为正面、非常负面、较为负面4个方向。如下图2所示,正面报道占据了大部分,共计79.26%;负面报道占据了20.74%。

　　(四)正负面内容父子节点编码及参考点举例分析

　　对文本信息进一步编码后,正负报道分别产生5个子节点。正面报道共计214篇,可通过5个方面来体现:中药疗效、针灸疗效、中医养生科普、政策会议讲座、中医商业用途。其中,养生科普内容占据大多数,最能直观体现中医药价值的中药疗效、针灸疗效在整个正面报道中占了14.49%。比如中医师帮助澳洲总理用中药茶减肥成功;澳洲科学家使用中草药提取物银杏、人参和藏红花做实验取得初步进展,帮助改善痴呆患者记忆力;遭恶犬咬伤的考拉因针灸治疗逐渐恢复健康;美国空军要求强制实行中医针灸治疗等等。这一系列都表明了中医中药发展取得的成果。宣传讲座、养生科普以及商业合作途径也体现了中医药在澳洲发展的前景和势头。各方面参考点举例详见下表3。

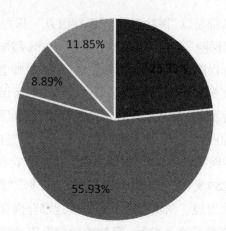

图2 中医药报道内容的正负面倾向占比

表3 正面报道子节点参考点数量及举例统计

父节点	子节点	材料来源	参考点	参考点举例
中医	中药疗效	25	28	发现"三高"新克星黄连素;三种常见中药治疗痴呆、中风;澳洲总理因中药茶减肥14公斤;一味中药可杀死98%癌细胞;同仁堂中药治皮肤病
	针灸疗效	6	12	猫狗也能扎针灸;美国空军要求强制实行中医针灸治疗;中医针灸减肥;遭恶犬咬伤考拉因针灸治疗恢复
	中医养生科普	135	160	太极拳汇演;澳掀起中国健身气功"旋风";薏米治疣;生地与熟地;黄芪泡水调补;营养界红宝石——中国枸杞;按体质选温补;胃寒禁忌食物;中医治落枕八法;按摩敲胆经;冬病夏治;中医关注老年痴呆症;阴虚与寒症
	政策会议讲座	38	38	悉尼中医学院招生;中医药学会成立;中医义诊健康养生讲座;首届中医药文化节悉尼举行;太极文艺协会办演练会;澳洲中医药注册一周年;广中医代表团访澳
中医	中医商业用途	10	10	甘蔗蟾蜍出口制中药;澳洲研究抓野驴赶商机;宁夏枸杞走进悉尼;澳洲迎首只中药股;澳洲驴皮进中国;澳中英高校合作开展中西医大数据

负面报道共计56篇,也可通过5个方面来体现:中药毒性成分、针灸疗效、医师品德与行医规范、重大医疗事件、中医地位与市场。其中最能反映中医药负面价值的中药毒性成分和针灸疗效占了负面报道篇幅的23.21%,如马兜铃酸致癌、中药含重金属和濒危动物、针灸助孕无用、针灸治腰痛效果不如安慰剂等。反映整个中医体系以及中医药市场在整个医疗圈所受的争议和地位的文章占负面报道的35.71%,如中医文化的科学性受质疑、刮痧疗法引争议、冬虫夏草被踢出保健圈等。另外,关于中医医师的职业道德操守和行医规范方面,让我们看到了中医师非礼女病人、中医师使用非注册中医工作人员等相关事件的报道。更加值得注意的是,这几年里出过一些重大的医疗事件,如"萧宏慈拍打疗法致死"共出现7个频次,"中医被控过失杀人"共出现3个频次。这类事件都对中医产生了非常恶劣的影响。各方面参考点举例详见下表4。

表4　负面报道子节点参考点数量及举例统计

父节点	子节点	材料来源	参考点	参考点举例
中医	中药毒性成分	7	13	何首乌致肝癌;马兜铃酸致癌;澳研究中药含重金属和濒危动物
	针灸疗效	6	8	针灸助孕无用;针灸治腰痛效果不比安慰剂好
	医师品德与行医规范	9	12	中医师非礼女病人;新州中医被指执业行为不良;蜂针疗法被告法庭;中医师被发现使用非注册中医的工作人员
	重大医疗事件	14	19	中药疗程致命男童猝死;萧宏慈拍打疗法致死;悉尼中医致糖尿病患者死亡;中医师用药不当致死人;中医被控过失杀人
中医	中医地位与市场	20	25	反科学的中医文化;刮痧引争议;中药业大震荡:95%以上仿制药;中药先后提价成奢侈品;带违禁中药入境;冬虫夏草被踢出保健圈

四、讨论

针灸治疗的立竿见影和中药对症治病的特殊疗效,使得中医面对很多西医无法治好的疑难杂症时有了很好的机会。人们对于中医中药的接受度在提高,让中医一步一步地发展着。但是在前进的过程中也遇到和暴露了诸多问题。下面从中医自身的方面和华文媒体方面来讨论。

（一）中医自身

1. 中医药地位

首先因为中医和西医的整个理论体系和诊断方法存在很大的差异，中医治病以阴阳五行为理论基础，把人看成一个整体，通过望闻问切四诊合参的方法来辨证论治。而西方医学则是以科学实验为依据，借助西医诊疗设备和仪器对疾病做出诊断。此外，中药和西药的药物成分也不一样，中药多以多种中药组成的复方为主，有效成分多，而西药多是单一化合物。中药方剂很难用实验科学的手段解释清楚到底哪种物质在起作用。这种中西医学间的差异使得中医药进入澳洲甚至其他欧美西方国家存在很大的难度[13]。

2. 中医药市场

澳大利亚的中药都是进口的，目前市场的大致格局是从中国内地出口的中药占六成，从中国香港输出的占两成，中国台湾、新加坡、印尼等地输出的占两成。关于中医药市场方面出现的多是药品质量或价格问题，如不法商家利用其他菌种冒充冬虫夏草，又提升价格扰乱市场，受害的还是患者本身。但此类负面报道出的不法商家占少数，市场对中国出口的中药普遍反映是价格不贵，但是质量不稳定。中药质量不过关也是直接影响中医师诊疗治病的关键。

3. 中医药疗效

这里的问题多和某些中药中的毒性成分有关。在国外中药炮制工艺方面存在很大的欠缺，整个中医药诊疗体系还不能很好地做到合理配方来减毒增效。西方医学讲求科学的技术和手段，面对药物的成分和疗效都必须通过科学的检测手法来判断临床是否能够继续使用，中医师在行医的过程中也当注意此类用药的问题。

4. 行医品德规范

个别中医师的品行道德问题，让中医饱受争议，同时也说明了澳大利亚对中医的教育和管理还有很多不足。尽管2015年7月起澳洲中医药管理局对不符合正规中医从业者不进行注册，但无注册的从业者也没有被强制禁止诊疗行为，所以针对中医临床规范化的问题还有待进一步解决[2]。

5. 医疗事故

这里把出现频次较高的2例事件拿出进行讨论。据澳洲针灸和中医协会了解,"拍打疗法致死"事件中的萧宏慈并不是澳洲正式注册中医师,也不是中国注册中医师,在中医的疗法当中也并没有这样的治疗方法。所以这是一个非法的诊疗过程。另一起事件中的注册中草药医师罗云森因使用中药代替胰岛素治疗一个2型糖尿病患者,2周之后该患者逝世,警方怀疑医师用药错误导致患者死亡。此类事件也多和中医的规范管理和职业素养有关,一些经过中医系统考试和注册具有行医资格的中医师由于自身专业素养的限制,也会导致医疗事件的频发。

（二）华文媒体

从华文媒体的角度来看,澳洲的华文媒体虽然不少,但是读者的覆盖面有限,目前接触中医的大众还是以华人为主,读者更加喜爱的华文媒体也主要还以港台为主。媒体报道的信息多通过网络传播,至于广播、电视还处于初步阶段[14]。同时由于财力的有限,更加限制了文化传播。另外报道内容方面关于养生科普内容涉及很广泛,这是特点和优势,对中医药起到很好的积极宣传作用,但又同时体现了其他方面的不足。

五、建议和展望

尽管中医药在"走出去"的路上遇到很多困难和阻碍,但是为了弘扬和传播传统中医药文化,增强我国的文化软实力,还是要积极克服障碍、解决困难。针对中医规范化的问题,建议澳大利亚中医药管理局在中医从业者注册的审批上引入国际化的从业资格考试,更加严格地把握从业资质的要求,促进中医临床诊疗标准化的进程。中药质量和中医市场方面建议在"走出去"的同时,也要注意时刻监管国内外药品合作单位的质量把控、生产中草药地区的来源保障。

华文媒体大都由澳大陆华人创办,它是架起中澳之间文化沟通的桥梁。虽然华文媒体基本由华人控制,但是在一些重大事件上依然会有一些消极面的倾向,受外部环境的影响,在一些关乎中国形象的重大问题上也很难发出正面声音。因此,建议进一步加强华文媒体与国内的媒体之间的合作,互换版面,多开设一些专栏,从而深入开展新闻交流与合作。让中医的诊疗观念和技术"走出去";让中药"走出去"的同时,也要实施"请进来",多邀请海外有知名度和影响力的记者、专家、主持人等来中国进行深入采访,让他们切身接触和了解中医的过去和现在[9]。

参考文献

［1］徐永昌.中医在澳大利亚的传播和发展［J］.中华医史杂志,1998,1(1):4648.

［2］陈骥,梁繁荣,LI Wei-hong,等.中医药在澳大利亚的发展评述:回顾、现状与展望［J］.中国中西医结合杂志,2017,37(5):607-611.

［3］赵晓林.中医中药在澳大利亚［J］.世界科学技术,2000(5):39-42+67-68.

［4］Chinese Medicine Board of Australia. FAQ［EB/OL］.(2018-08-10). http://www.chinesemedicineboard.gov.au/Codes-Guidelines/FAQ.aspx.

［5］鲍燕,李绍林,郭文芳.澳大利亚中医药立法的思考［J］.世界中西医结合杂志,2012,7(8):720.

［6］Chinese Medicine Board of Australia［EB/OL］.(2018-11-15)［2018-11-18］. https://www.chinesemedicineboard.gov.au/About/Statistics.aspx.

［7］Australian Bureau of Statistics［EB/OL］.(2018-08-08)［2018-08-10］. http://www.abs.gov.au/AUSSTATS/abs@nsf/DetailsPage/2071.02016? OpenDocument.aspx.

［8］SBS. Australia［EB/OL］.(2017-06-27)［2018-08-10］. https://www.sbs.com.au/your-language/mandarin/zh-hans/article/2017/06/27/census-2016-five-ways-australia-getting-more-diverse? language=zh-hans.

［9］张国礼.澳大利亚华文报业发展现状及启示［J］.传媒,2017(3):28-30.

［10］张晶晶.新媒体语境下孝观念的当代呈现与话语建构——基于微博数据的NVivo分析［J］.南京师大学报(社会科学版),2018(2):15-23.

［11］冉华.国际视角下学校评估标准的特点与趋势——基于NVivo11.0的编码分析［J］.比较教育研究,2018,40(1):70-77.

［12］郭瑞,王梅,马韶君.专业硕士导生关系的归因分析——基于NVivo11的质性研究［J］.高教探索,2018(9):86-91.

［13］郑丽君,莫颖宁.基于2010—2015年中药出口情况的SWOT分析及应对策略［J］.西部中医药,2018,31(1):77-83.

［14］刘琛.澳大利亚华文媒体与主流媒体传播中国文化的对比分析［J］.对外传播,2011(3):40-41.

本文作者任晏华、钱敏娟、张宗明(通讯作者),发表于《世界医药》,2019年第14卷第12期

澳大利亚主流电视媒体中医药报道现状与反思

一、研究背景与研究样本选择

澳大利亚是第一个通过立法承认中医合法地位的西方发达国家。从2000年维多利亚州立法，到2012年7月1日全国立法，中医药的独特优势已经越来越被澳洲社会所接受。不过因为中医理论范式与西方主流医学的不同，澳洲接受中医治疗者较少和他们的西医医生讨论接受中医治疗的情况，同时中医生和西医全科医生之间也交流甚少[1-3]。中医在澳洲的传播与接受依然面临着不小的挑战。

作为一个移民国家，多元文化是澳大利亚文化的突出特征，而电视媒体则是展示澳大利亚文化多样性的重要平台。2017年来自澳大利亚本土的罗伊摩根研究所研究数据显示：虽然越来越多的澳洲人使用社交媒体作为他们获取新闻资讯的主要渠道，但他们对社交媒体所传播的内容信任度低；相比而言，电视新闻仍是新闻获取的主要渠道，且最值得信赖[4]。

那么澳洲主流电视媒体对中医药会有哪些关注，媒体中会对中医药进行怎样的呈现或构建，借助墨尔本皇家理工大学出版社（RMIT Publishing）提供的数据库平台Informit数据库，研究者对澳洲主流电视媒体涉及中医药的报道进行了分析，并对其叙事倾向进行描述与探讨。选择的检索词有"Chinese medicine""acupuncture""Chinese herbal medicine""herbal medicine(s)"，收集到了数据库中可获得的从2008年到2017年与四个主题词"中医""针灸""中草药"及"草药"相关的英文电视报道。通过对视频的观看和整理，剔除重复出现的报道以及与中医药不相关的报道，如印度草药、非洲传统医学等，人工筛选出了澳大利亚主流电视媒体涉及中医药的相关报道共计45项，报道所涉及的时间跨度10年。

二、媒体报道的关注点分析

（一）关于中医药报道的基本情况分析

45篇报道中涉及中医药（含针灸、拔罐等）治疗人体病症的有23篇，药物研究与质量相关报道9篇，中医药相关的商务投资与考察4篇，与野生动植物保护相关的报道有2篇，其他报道包括动物针灸、医疗设备等有7篇。

新闻报道具有一定的地域性及时效性，45篇报道多涉及的是在澳洲所发生的新闻事件，如2010年习近平到访澳洲时参加中医孔子学院揭牌就有2篇相关报道。媒体同时也关注到了澳洲境外中医药的应用及研究进展，如2015年中国科学家屠呦呦因提取青蒿素获得诺贝尔奖，两大公共电视台ABC及SBS电台分别进行了报道，SBS的报道中还专门提到了古代典籍为青蒿素的发现提供了线索，邀请西悉尼大学的专家进行点评，展望了中草药发展的美好未来。媒体也报道了中医药在中国应用于肥胖、艾滋病等疾病的治疗情况，美国科学家在中药及针灸应用中的新进展。2016年里约奥运会中美国游泳名将菲尔普斯身上的拔罐印亦获得媒体关注，体现了传媒中的明星效应。

值得一提的是澳洲媒体所关注的中药应用，其中较多涉及天然药物单体成分，如青蒿素就是典型的例子。相似的还有2008年ABC台报道Garvan研究院在苦瓜中所提取的治疗糖尿病的活性成分，2014年九网报道从天然药物中（笔者查证为延胡索）发现的一种镇痛成分去氢紫堇球碱（DHCB）。这些药物成分来自中药，但都是基于现代药理学、有机化学等学科基础上的药物发现，是植物药科学化研究的成果。

（二）治疗方法及治疗疾病

此前有文献指出澳大利亚中医师在实践中中药及针灸并用，但针灸使用量更多[5]。在涉及具体疾病治疗的23篇报道中，有15篇涉及针灸对疾病的治疗，占此类报道总量的65%。报道中关注针灸所治疗的疾病或症状，主要涉及疼痛（4篇报道）、不孕（3篇报道）、围绝经期综合征（包含潮热）、抑郁、减肥等。使用中药治疗的病症包括：关节炎、糖尿病、长期吸烟所导致的慢性阻塞性肺炎等。这些病症（如疼痛）属于澳洲比较高发的疾病，媒体中常报道大量使用止痛药会有成瘾性，长期使用还可能造成严重副作用。如果有行之有效的治疗方法来避免常规治疗的副作用，那自然会得到较多的媒体关注。

在媒体的报道中，有两则将针灸用于动物护理及治疗的报道。一则报道谈及在澳洲宠物护理中使用了包含针灸在内的"奢侈"服务,另一则则是描述日本宠物狗越来越高龄,针灸在宠物护理中受到一定的推崇。

三、报道叙事倾向性分析

中医作为西方文化中的"他者",虽然在澳洲得到了立法,但是对于中医的效果与作用,澳洲媒体总体还是持比较谨慎的态度。

（一）强调以研究数据说话,谨慎表达期待

笔者通过统计发现,有29篇媒体报道都与临床开展的研究相关,如RMIT在急诊科开展的针刺镇痛研究,西悉尼大学开展的针刺治疗不孕症的研究,墨尔本大学开展的针刺治疗潮热的研究等。不少报道承认中医药使用历史悠久,有些也认识到中医药治疗有用,但多个报道均反复强调需要进一步开展研究,以期寻求有效的科学证据。

对于中医药治疗在临床中显示治疗效果者,报道谨慎表达期待。如在2014年十网报道雷公藤对关节炎的治疗作用,虽然报道中介绍到在一项高质量研究中,雷公藤治疗组与常规治疗组相比效果明显,媒体描述以情态动词"could"表达一种较弱的可能性,"It could be some new hope drawn from the ancient knowledge of Chinese medicine（这可能有望从古老的中医学知识中获得新的希望）"。2013年ABC电视台报道新南威尔士大学开展激光针灸疗法治疗抑郁症,发现受试在情绪上有明显好转。报道的最后依然强调该疗法不可替代常规治疗及用药,只是对常规治疗不起效者有可能有帮助,"It could help those resistant to standard treatment"。

（二）多借助现代医学语言来描述

2009年十网报道墨尔本两所医院在急诊科探索性使用针灸治疗时,描述到针刺时提到"It works by inserting tiny needles into various trigger points",这种提法将穴位直接和trigger point（触发点）对等起来。经络穴位来源于中医学,而对触发点的认识源于西方医学研究,是西方从解剖科学性上创立出的一套针对痛症的疗法,两者是不等同的概念。另一个例子,2013年ABC电台报道阿德莱德大学以系统生物学方法来研究中药黄芪、苦参。报道中对黄芪的功效描述为"patients undergoing treatment for gastric and liver cancer（病人接受胃癌和肝癌的治疗）",而对苦参的描述则是"used for people with impaired glucose tolerance, such as type II diabetes（适用于糖耐量异常,如II型糖尿病）"。这种描述完全是出于现代药理的视角,忽视了基于中医理论对中药的认识。

（三）正负面报道兼有,对立性评论常见

周阿剑研究发现澳洲报纸媒体对中医、中药、针刺等内容的报道话语总体比较积极[6]。通过对主流电视媒体的整理分析,笔者认为电视媒体总体对中医的报道也是积极正面的,对古老的中国传统医学带有期待,同时也常呈现一些对立性观点。如媒体借奥运会上游泳名将介绍中医中常用的拔罐疗法时,一方面采访中医师说明拔罐能够促进血液循环,排毒去痛;另一方面又邀请澳大利亚医学协会的成员评论拔罐功效尚缺乏循证数据说明,并刻意强调了拔罐可能带来的副作用:"It can create bruising; it can create burns; it can create deeper bruises and bleeding beneath the skin.（拔罐会产生淤青、会产生烧伤、会造成深部的瘀伤和皮下出血）"

对于受众而言,一些具有负面效应的新闻题材或比正面题材的新闻更容易造成影响[7]。在澳洲主流电视媒体中笔者也发现了一些负面报道。如2010年ABC电台借中国虎年到来之际,表达了对老虎生存境况、中药中老虎制品屡禁不止的担心。再如2015年一个患有糖尿病的七岁男孩,随父母参加一个拍打工作坊,后在饭店被发现处于昏迷状,经抢救无效死亡,这一事件引起了多家电视及报纸媒体的关注。事实上活动组织者并不是一个专业中医师,笔者猜测因为他来自中国,自创疗法中或许也借用了中医词汇,所以十台和SBS电台便把这一事件和中医进行了联系。不过十台的报道同时采访了澳洲补充医学协会的成员,指出该疗法不属于中医疗法。而SBS电台在报道中指出治疗应该寻找注册中医师;同时还邀请悉尼科技大学的Peter Meier进一步强调中医在近二十年中对以事实为依据的循证研究的关注。这些补充评论在一定程度上说明这个事件与中医关联性不大,现代研究中也没有证据证明其有效性。另一个例子是2012年SBS报道的一个叫医学科学之友（Friends of Science in Medicine）的组织。该组织由一批澳大利亚生物医学专家和临床学者组成,他们支持循证医学,对包括中医在内的课程进入澳大利亚高等教育持批判态度。该组织成员认为在高等教育中提供中医、整脊类课程,破坏了基于证据的科学课程的可信度。他们给所有澳洲大学致信,表达他们的担忧,并要求大学反省所设置课程的科学基础。报道采访了一位医学科学之友的成员,该成员承认中医、瑜伽有一定的益处,但依然强调只能作为常规有效治疗的补充。SBS通过一位中医师的个人视角对该组织的提法进行了评论。该中医师曾就读于悉尼大学医学院和RMIT大学,具有西医和中医两种教育背景,现在主要从事中医诊疗,他结合个人临床实践,认为中医课程需要在大学里进行,从而能更好地保证教育质量。报道同时采访了悉尼科技大学的专家,指出大学才能提供资源开展中药及针灸研究,保证药品质量,针对性回应了医学科学之友的批评。

澳大利亚有着较为严格的药品管理体制和标准,媒体报道对于药品安全极为关注,相关负面报道也较为集中。如SBS电台和十网在2015年分别报道了阿德莱德大学开展中药检测的研究发现,画面醒目呈现统计数据,提示检测样品中含有重金属和濒危动物DNA,不适合人类使用。十网报道中直接以"Bad Medicine"作为报道标题,似有借一个研究报告来否定整个中医学之嫌。报道中说很多涉及的药品为海外进口,同时描述中使用了鲜明消极语义特点的词,如"alarming report(警告)""unfit for human consumption(不适合人类使用)""contain banned substances(含有非法成分)""endangered species(濒危物种)""contamination and adulteration(污染和掺假)"等,呈现一种负面、消极的氛围。2017年SBS及九网两家媒体再次关注阿德莱德大学关于草药(含西方草药)在澳洲应用的研究报告,该研究指出草药应用的问题包括掺入西药成分、含有害物质,与常规药物同时使用可能会产生副作用却常常不能及时报告等。九网在进行报道时采用"herbal warning(草药警告)"作为标题;对于有毒物质,醒目列出其可能会造成肝脏、肾脏损害以及加重原有疾病,甚至造成死亡的严重后果。报道中借用一位患者的个人视角对草药的副作用进行了叙述,该患者服用圣约翰草(St. John's wort)两周后出现多次恐慌发作,患者直言:以后只会服用处方药,不会再用草药之类的天然药物。笔者感受到聚焦个体,确实能加强媒体引导的关注,不过也很难保证报道是对问题的全面呈现。比如该患者借自己服药的个人体验全然否定了草药的功效,同样也屏蔽了同类西药亦会带来副作用的相关信息。

应该说负面报道的出现,让中医教育、从业者管理及用药安全等问题得到关注,引起管理部门与民众的进一步重视,或有利于积极采取举措来防范相关问题的出现。不过如果报道中有以偏概全、臆断猜测之弊,甚至有几分牵强附会时,相关部门当积极发声,以正视听,减少负面报道对行业健康发展的影响。澳大利亚负责医疗用品注册登记评估的药品管理局(TGA)在涉及药品质量负面消息出现后,强调"只有已知安全的成分才能用作草药",对于研究报告所讲有掺入其他成分的草药,TGA确认多为网上购得,属于非法进口。这种申明似有借非法性回避报道所讲的安全性问题,不仅能打消顾客对市场所售草药安全性的顾虑,也难以消除此报道对整个中医药行业的不良影响。澳洲全国中医药针灸学会联合会会长林子强教授2015年通过SBS电台表示对阿德莱德大学药品鉴定结论持谨慎态度,林教授认为即使存在使用安全,可能只是极个别产品,不应该借此来打击整个行业。2017年阿德莱德大学再爆草药安全隐患问题时,澳大利亚中药行业协会马安阳会长也借SBS采访指出该研究结果存在偏颇,这样的结果会使得人们害怕购买草药,而这对那些达到澳洲质量要求的合格产品颇显不公。

四、结论与启示

澳洲主流电视媒体对中医药的报道在一定程度上反映了澳洲多元文化的包容性,注重不同观点在媒体中的呈现。但通过对所收集视频语料的分析,也能看出在对中医药的描述中,媒体还是带有一定的倾向性。如在报道中医药治疗的临床疗效时,媒体强调需要进一步获得科学依据;观察到一些中药的效用时,会重申需要进一步经科学验证;提到中国相关机构与澳洲高校开展科研合作,申明研究结论只会依照科学来说话;包括一些组织对高校中设置中医课程的讨论,也是以课程违背科学课程的设置基础作为其论述点。在科学大旗的招引下,澳大利亚中医接受着西方医学的同化:生物医药人员从中药中发现活性成分,用现代生物科学的语言替代传统中医的理论构建;澳大利亚大学的中医学科合法性亦取决于与生物科学及医学项目的整合,包括研究项目的共同开展[8]。

澳洲本土的学者Garvey Mary对这种西医同化中医的倾向表示了担忧,认为忽视中医学自身特点,统一以西方科学依赖的系统实验来寻求因果关系,在教育及科研上将中医生物医学化,这或许会带来一些短期的利益,但也可能带来行不通的简化及方法论上的失败[9]。

要克服这种影响,既需要中医从业者及研究人员努力保持中医自身传统,提供中医临床的实证案例及数据,揭示中医内部的原则及智慧;同时也需要加强与媒体沟通互动,转变媒体报道中隐藏的倾向性,在宏观的语境中去帮助人们更全面、客观地认识中医。可以动态跟踪澳洲媒体的相关报道,如有负面报道出现时中医相关组织或团体要积极发声、避免"应对失语"。如对于媒体过分渲染的中药毒性,一批相信"自然即无害"的草药使用者或许会颇受影响,从而放弃使用。可积极引导民众认识草药自身所有的偏性、中药炮制的减毒去毒,理解中医在辩证前提下的用药配伍，避免因大量、长期及不合理使用所带来的毒副作用。另外对于现在中药种植、采收等客观条件的改变所带来的药品质量的变化，我们也应当严肃对待，从源头上加强中医药材质量的监管，以全球化的布局来积极推进产业的健康发展。

　　媒体是社会的一扇窗户，它所折射的是经过选择的社会呈现。通过对澳大利亚主流电视媒体中医药报道现状的分析与探讨，有利于厘清澳大利亚中医药在此发展阶段的所得所失，以期更有策略及针对性地推动中医药及中医药文化的国际传播与发展。

参考文献

[1] Wardle J L, Sibbritt D W, Adams J. Referral to Chinese medicine practitioners in Australian primary care: a survey of New South Wales rural and regional general practitioners[J]. Chinese Medicine, 2013, 8(1): 8.

[2] Wardle J L, Sibbritt D, Adams J. Acupuncture referrals in rural primary healthcare: a survey of general practitioners in rural and regional New South Wales, Australia[J]. Acupuncture in Medicine, 2013, 31(4): 375-382.

[3] Zhu X S, Carlton A L, Bensoussan A. Development in and challenge for traditional Chinese medicine in Australia[J]. The Journal of Alternative and Complementary Medicine, 2009, 15(6): 685-688.

[4] State of the nation: media report – the audience is transforming[EB/OL]. [2017-11-1]. https://www.roymorgan.com/findings/7315-roy-morgan-state-of-the-nation-media-report-august-2017-201708231655.

[5] Moore A, Komesaroff P A, O'Brien K, et al. Chinese medicine in Australia[J]. The Journal of Alternative and Complementary Medicine, 2016, 22(7): 515-525.

[6] 周阿剑. 澳大利亚主流媒体中医药报道现状及话语倾向性研究[D]. 北京: 北京中医药大学, 2017.

[7] 张威. 中西比较: 正面报道和负面报道[J]. 国际新闻界, 1999(1): 49-57.

[8] Brosnan C, Chung V C, Zhang A L, et al. Regional influences on Chinese medicine education: comparing Australia and Hong Kong[J]. Evidence-Based Complementary and Alternative Medicine, 2016: 1-9.

[9] Garvey M. The transmission of Chinese medicine in Australia[J]. PORTAL Journal of Multidisciplinary International Studies, 2011, 8(2): 3-13.

　　本文作者钱敏娟、张宗明(通讯作者)，发表于《南京中医药大学学报》(社会科学版)，2019年第20卷第1期

澳大利亚纸质媒体中医报道分析与
传播策略探讨

澳大利亚是第一个通过立法承认中医合法地位的西方发达国家,也是一个具有高度发达大众传媒的国家[1-2]。借助媒体报道,中医药进入当地民众视线;在传播过程中,媒体反映并在一定程度上帮助公众构建对中医药的认识。澳洲主流媒体对中医有哪些热点关注,报道中对中医进行怎样的叙事与构建,本研究借助新闻数据库,对澳大利亚主流纸质媒体中医相关报道进行文本分析与内容解读;同时结合澳大利亚文化、经济、政治背景及群体特征,就中医药在澳洲开展有针对性的传播进行策略探讨。

一、澳大利亚媒体中医报道总体情况介绍

澳大利亚报业整体上形成了的新闻集团(News Corporation)和费尔法克斯集团(Fairfax Group)这两大传媒巨头的垄断局面[3]。默多克控制的新闻集团控制了《澳大利亚人报》(The Australian)、《每日电讯报》(The Daily Telegraph)、《先驱太阳报》(Herald Sun)、《邮政快报》(The Courier Mail)等报纸;而费尔法克斯集团则控制了《悉尼先驱锋报》(Sydney Morning Herald)、《墨尔本时代报》(The Age)等报纸。借助Factiva新闻数据库,使用中医、中药、针灸作为检索词,查询2012年7月1日澳大利亚中医全国立法后到2017年12月期间媒体中医药相关报道,总数达到1 139篇(见表1)。按年度统计如下:

从总体的趋势看,立法后澳大利亚媒体中医药报道数量稳中有增,政府间的互动与高层互访推动了澳洲媒体关注中医的热度。2014年11月,习近平主席与澳大利亚总理阿博特在澳大利亚首都堪培拉国会大厦共同出席并见证北京中医药大学和西悉尼大学签署中医药合作协议,推动中医药在澳大利亚建立中医中心。2015年中国与澳大利亚签订《中澳自由贸易协定》,该协议的签署意味着两国经贸合作将会更加紧密,澳大利亚与中国在健康养老等服务产业、科技创新产

表1　澳大利亚媒体中医药相关报道年度统计

年度	报道数量
2012	111
2013	196
2014	212
2015	277
2016	152
2017	191

业等方面的合作都迎来了更多的机遇。这些政府推动的两国经贸科研合作,获得媒体的持续关注,使得2014、2015中医药相关报道都达到近年的最高值。在检索到的1 139篇报道中,习近平人物热度排进了前四(见表2),真正体现了国家领导人亲自为中医走向国际站台,带领中医走向世界。

表2　以核心人物索引的报道数量

核心人物	报道数量
澳大利亚第28任总理阿博特	21
澳大利亚第29任总理谭宝	21
澳佳宝公司首席执行官克里斯汀	10
中国国家主席习近平	9

二、报道文本分析与热点解读

　　限于初步检索报道数量大,其中有涉及重复的篇目、广告及相关度小的内容,在进行文本分析时限定了检索条件,以确保报道与主题词的相关性。在Factiva数据库中通过设定检索词至少出现三次为标准并和ProQuest新闻数据库关键词检索结果进行比对,通过人工筛查,共获得报道102篇。在102篇报道中,有56篇来自新闻集团旗下报业,41篇来自费尔法克斯集团旗下报业,充分反映了两大集团的垄断地位。

　　将102篇报道导入专业的分析软件NVivo,人工删除部分文件标记词及无意义词条,得到报道中关键词频聚类见下。这个词频聚类分析反映了媒体报道的关注点,通过进一步的文本解读,可以更好地理解媒体的聚焦点,分析澳大利亚主流媒体的中医叙事(见表3、图1)。

表3　词语与词频聚类分布情况

	一	二	三	四
词语与词频	medicines(509次)、Australia(494次)、health(406次)、Chinese(387次)、acupuncture(357次)	treatment(250次)、medication(198次)、Australian(186次)、practitioners(153次)、alternative(150次)	research(137次)、traditional(131次)、Asia(125次)、pain(121次)、patients(117次)	university(116次)、care(112次)、Sydney(106次)、pet(89次)、Melbourne(90次)

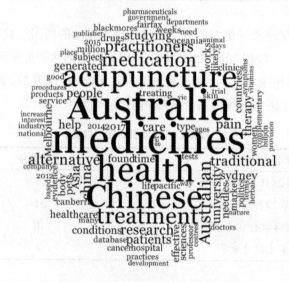

图1　关键词频聚类(来源:本文整理)

(一)媒体所反映的澳洲中医药的使用情况

Amber Moore 等在调查中发现大多数的澳洲中医师中药及针灸并用,但针灸使用量更多[4];Lu Yang 在对17 000多名澳洲女性的调查中也发现针灸的使用频率高于中药[5]。在整理的新闻报道中针刺(acupuncture)一词统计频次357次,而草药(herbal)一词出现频率为48次,在一定程度上反映了针刺的使用更为广泛。报道中提到的针刺治疗范围颇广,涉及较多的包括各种疼痛以及花粉症、围绝经期潮热,还包括女性不孕症及辅助戒烟等。

和国内针刺应用略有差别的是,针刺在澳大利亚宠物护理中应用较广,在整理的媒体报道中有7篇报道涉及相关内容。如此多的媒体关注客观反映了澳洲宠物护理的巨大市场。据澳大利亚动物健康联盟2013年的研究统计,澳洲宠物护理行业每年的价值高达80亿澳元。澳大利亚还专门成立兽医针灸协会,通过专业资格认证促进针灸在动物护理中的实践。

此外体育娱乐明星接受针灸治疗的情况常常见于报端。2013年 *Herald Sun* 报道了美国职业网球手山姆·奎里(Sam Querrey)接受针灸治疗,澳洲本地明星板球击球手Shane Watson、骑马师Tim Bell等使用针灸也都得到了媒体关注。澳洲短跑健将Steve Solomon在报道中坦言,在接受针灸师治疗后他成了针灸疗法的积极倡导者。

(二) 中医药研究报道量稳中渐升

借助NVivo词频统计比较,发现报道中研究(包括研究者)"research"统计频次137次,这在一定程度上反映了媒体对中医现代研究的关注。被媒体关注到的中医研究多涉及澳大利亚本地的科研院所。如皇家墨尔本理工大学(RMIT)所开展的针刺镇痛、与莫纳什大学共同开展的针刺应用于花粉症的研究,墨尔本大学开展的针灸治疗潮热的研究以及西悉尼大学开展的针灸是否会提高试管婴儿成功率的研究等。报道中也提到中国与澳洲在中医研究方面开展的合作,如2012年 *The Advertiser* 报道了南澳阿德莱德大学与山西中医药学院以及山西振东药业的研究合作,着重开展中医的分子机制研究。此外,还有少量报道提到澳洲以外的中医研究进展。如2012年 *The West Australian* 报道了在英国开展的针刺研究对改善膝关节疼痛、僵硬状况,降低膝关节置换率的积极作用。*The Sydney Morning Herald* 在2013年7月的报道中提到在瑞典开展的一项研究发现针刺可以改善患有多囊卵巢综合征妇女的排卵,从而增加她们怀孕的机会。

媒体所涉及的中医相关研究,既有描述治疗有效的阳性结论报道,也有阴性结论报道,还包括一些涉及药品安全问题的负面报道。如2016年 *Canberra Times* 和 *The Age* 分别以 *No point to acupuncture during menopause*(绝经期针刺无意义)和 *Needles fool hot flush suffers*(针刺愚弄受潮热所恼的患者)为标题报道了澳大利亚所开展的一项针灸研究。经笔者查证,该研究论文结论描述为"针刺并不优于假针刺",而新闻报道则强化了针刺无效的概念。2012年默多克大学迈克尔·本斯博士利用DNA深度测序鉴定了来自澳大利亚海关的15种中药,发现其中含有多种有毒物质,乃至濒危动物成分,获得了多家媒体的关注。三家媒体报道的题目分别是 *Toxic herbs scare*(有毒草药恐慌)、*Researchers find toxic plants and endangered animals*(研究者发现有毒植物和濒临绝种动物)以及 *Bits of endangered animals found in Chinese medicine*(中药中发现濒危动物成分)。报道中使用了"濒危""有毒""恐慌"等带有明显的消极语义的用词,突出了中药的安全性问题。

笔者还发现对于同一个中医研究,媒体会有不同的叙述。如RMIT开展的一项涉及500多名患者的针刺镇痛研究,发现单独针刺组与使用止痛药物组效果相当,项目发表论文中指出"针刺是一个安全和可以接受的镇痛方式,但研究中尚没有发现提供最佳急性镇痛效果的治疗方案"[6]。在相关新闻报道中,有两篇报道标题突出了针刺的积极作用: *Needles can stop pain*(针刺能镇痛)、*Acupuncture as safe and effective as drugs*(针灸与药物一样安全有效),而另一篇报道题目 *Pins and needles fall short*(针灸有所不足)(*Herald Sun*)强调疼痛仍旧没有得到充分的治疗。这客观上反映了媒体对中医研究结果构建的选择性。

（三）澳大利亚保健业巨头关注中草药市场

不仅中国的企业在拓展中医药的海内外市场,澳大利亚的相关企业也十分关注中草药产品开发,并致力于拓展中国市场。在收集的媒体报道中有多篇提到澳佳宝公司(Blackmore)在中草药市场的发展举措。作为澳洲市场占有量排名前列的保健品公司,澳佳宝在2016年收购了一家澳大利亚本地中草药公司。企业非常看好包含中国在内的亚洲市场,认为中国使用传统医药的历史悠久,希望通过提供的西方化版本的草药来赢得中国的消费者。该企业有自己的研究和学术机构,他们认同在该领域开展相关研究的重要性。但他们的研究所主任在报道中也坦言,澳大利亚国立健康与医学研究理事会所提供给补充替代疗法的资金支持甚少,而因为商业利益,企业只能关注短期时间的相关研究结论。

三、澳洲中医传播策略初探

澳洲中医的全国立法,保护了中医师正当行医的合法地位。立法后,中医治疗方式越来越被澳洲民众接受,但质疑的声音并没有停止。如一个叫做"医学之友"的组织就多次借助媒体发声,认为中医学并没有得到足够的科学数据,并认为在大学中开设中医系会破坏大学的科学研究,认为纳税人不该资助相关研究。在媒体关注奥运健将菲尔普斯使用拔罐疗法时,这个组织的成员也一再使用消极语义的用词,如"谎言""未被证实的""无效果""现代巫师"等来描述中医。在西方,中医常常被归属为补充替代疗法,在澳大利亚要实现从立法到被更多民众接受与使用,还需要多方积极作为,有策略地推进。

（一）顺应澳洲医疗发展变化，因时因地制宜推动中医药发展

澳洲老龄人口增加：根据澳大利亚统计局的统计，在2017年，65岁以上的人口占澳大利亚人口的15%；预计到2066年，这一比例将达到21%。同时据澳大利亚卫生与福利局统计最新数据显示：一半的澳大利亚人有常见的慢性健康状况，如糖尿病、心脏病、精神疾病或癌症。重要的是，几乎四分之一的澳大利亚人患有两种或两种以上的这些疾病。面对老龄化、慢性病负担加重的挑战，澳洲卫生费用支出逐年增加，急需建立有效可持续的医疗体系。中医如在诊疗中体现其对老年病及慢性病的治疗优势，适应疾病谱的变化，能更容易走近当地民众。此外因阿片类药物滥用，澳洲加强了对相关药物的管控。把握政府政策变化，争取从政策层面整合针灸进入综合疼痛管理方案，帮助减少对止痛药的依赖。在疗效获得患者的认同的同时，也会更好地帮助民众建立对中医的客观认识。如在这一过程中通过从业者的呼吁与受益者的响应，逐步推动中医诊疗进入澳洲医保，减少病人自己付费所产生的额外负担，就更能发挥中医简便廉验的优势了。

澳大利亚是《濒危野生动植物种国际贸易公约》的签署国，政府颁布的《环境保护和生物多样性保护法》，建构了完善的法律体系[7]。澳洲媒体报道有时会渲染一些濒危动物因入药而受到捕杀，或是夸大描述中药中使用动物粪便的比例，这让普通民众对动物药的使用比较敏感。如果要推广中药的使用，以植物药为主来进行应该是更好的切入点。同时针对澳洲民众对自然疗法的青睐，寻找相关企业及研究机构积极开展合作，推进中医药在澳洲的发展。

（二）加强与主流医学的沟通，创造理解与包容的氛围

在澳洲看病，病人先会去看家庭医生，若有需要再转诊到专科医生处开展进一步治疗。澳洲媒体在提及包括中医在内的补充替代医学时，通常会强调需要先咨询家庭医生"以保证治疗方案是有科学依据的"，突出了家庭医生在诊疗系统中重要的把关作用。在新南威尔士州开展的针对家庭医生转诊病人看中医的问卷中发现，有接近1/3的家庭医生声称他们从来就不会转诊病人看中医，有接近1/5的家庭医生不了解当地的中医师，因此也无法转诊相关病人。这反映中医师与家庭医生交流较少，西医对中医认同度不高，转诊病人看中医的机会自然很小。略值得欣慰的是研究中也发现，如果有病人转诊看中医后有好转，家庭医生转诊病人的可能性就会大大增加[8]。这在一定程度上说明，生物医学并不一定是对中医有敌意，而是认为中医有风险，所以态度偏于谨慎。这客观上更需要我

们进一步加强与主流医学的沟通。一方面可以通过相关研究院所提供更多中医的循证数据,通过研究发现澳洲背景下的优势病种,进一步开展对中药安全性和有效性的有效研究,打消西医和消费者的质疑;另一方面也需要中医师发挥中医诊疗特点,在临床中积累更多的成功案例,借助病人建立与当地西医医生的良性互动。从业者与研究院所从不同角度与主流医学加强沟通,共同创造理解与包容的氛围。

(三)加强媒体沟通,正面引导及时回应

借助媒体,加强宣传,帮助民众认识。中药需要在专业人员指导下使用,避免乱用致害的情况。此外对于新闻媒体的片面报道,如对"中药致癌"的不客观结论和中医药副作用的过度宣传,相关协会或组织也需要借助媒体及时澄清,积极回应,以引导民众建立对中医药的客观认识。

澳大利亚政府鼓励发展多元文化,因文化不同对于中医药的一些误解,或也可以借助媒体来给予说明,选择恰当的传播内容,使用合适的传播语言,传播中医的养生理念与文化,逐步增加澳洲民众对中医及中国文化的了解。因为澳大利亚中医在当地已经有一批本地的中医师,在媒体发声时也可以多邀请这些当地的中医师参与互动,增强民众的亲切感与认同感。

四、小结

媒体报道能在一定层面反映西方社会对中医的认知与构建。借助澳洲主流媒体中医报道的内容分析与热点解读,能帮助更有策略地推动中医药海外发展,传播中医药文化。中医药海外发展需要结合不同国家的经济、政治、文化背景,采用因地因时制宜的传播方式,克服跨文化传播中面临的瓶颈,帮助中医更好地被西方文化所接受,与现代医学一起更好地为人类健康保驾护航。

参考文献

[1] 鲍燕,李绍林,郭文芳.澳大利亚中医药立法的思考[J].世界中西医结合杂志,2012,7(8):720.

[2] 陈菊香.澳大利亚广播电视概况[J].中国电视,2005(11):77-80.

[3] 李国青,侯永锋.两大传媒巨头垄断下的澳大利亚报纸[J].记者摇篮,2012(2):73-74.

[4] Moore A, Komesaroff P A, O'Brien K, et al. Chinese medicine in Australia[J]. The

Journal of Alternative and Complementary Medicine, 2016, 22(7): 515-525.

[5] Yang L, Adams J, Sibbritt D. Prevalence and factors associated with the use of acupuncture and Chinese medicine: results of a nationally representative survey of 17161 Australian women[J]. Acupuncture in Medicine, 2017, 35(3): 189-199.

[6] Cohen M M, Smit D V, Andrianopoulos N, et al. Acupuncture for analgesia in the emergency department: a multicentre, randomised, equivalence and non-inferiority trial[J]. Medical Journal of Australia, 2017, 206(11): 494-499.

[7] 李一丁, 武建勇. 澳大利亚生物遗传资源获取与惠益分享法制现状、案例与启示[J]. 农业资源与环境学报, 2017, 34(1): 24-29.

[8] Wardle J L, Sibbritt D W, Adams J. Referral to Chinese medicine practitioners in Australian primary care: a survey of New South Wales rural and regional general practitioners[J]. Chinese Medicine, 2013, 8(1): 1-7.

本文作者钱敏娟, 发表于《中医药导报》, 2019年第25卷第9期

中医药英文报道现状研究分析

——基于《中国日报》英文版的个案研究

中医药文化是我国优秀传统文化的重要载体,"蕴含了东方的自然观、方法论和生命哲学,其本质决定了它必将成为打造国家'软实力'的主要角色之一,是体现综合国力、提高国家竞争力的重要因素"(肖玉婷,2016)。除此之外,2016年2月22日,国务院印发《中医药发展战略规划纲要(2016—2030年)》,强调"推动多层次的中医药国际教育交流合作……,把中医药打造成中外人文交流、民心相通的亮丽名片"。目前各国文化交流频繁,中医药文化备受瞩目,而中医药对外报道作为中医药文化国际传播的重要媒介,其重要性由此可见。

一、数据源及统计方法

(一)数据源

本研究是基于《中国日报》英文版的个案研究。《中国日报》是一家在国内外都具有极大有影响力的报纸媒体。据统计,"《中国日报》在国内外政界、商界和高知识阶层拥有数量庞大的读者群,现已发行到全世界150多个国家和地区,其日均访问人次已经超过400万"(梁岩、谢飞,2010)。因此,它的对外报道对中国国家形象的构建也起着重要作用。《中国日报》关于中医药的相关报道,一方面表达了该媒体对中医药文化的密切关注,以及对国家相关国家政策的积极贯彻配合;另一方面,因肩负对外传播中国优秀文化的责任,《中国日报》的视角也与国内一般媒体有所不同。由此,本文选取《中国日报》为数据源来分析中医药对外报道的现状。

(二)统计方法

本研究选取的对象来自《中国日报》网络版"高级搜索"(Advanced Search)页面。该研究以代表中医文化精髓的关键词中医(Traditional Chinese Medicine、Chinese Medicine)及其英文缩写(TCM)、阴阳(Yin and Yang)、气(Qi)、五行

（Five Elements）和目前在国外认可度较高的针灸（Acupuncture）为相关主题词，以2014年1月1日至2019年6月30日为时间范围，进行新闻标题检索，共检索到128篇新闻（其中不包括《中国日报》报系中的Web News、Business、Weekly、HK Edition、USA、Europe、Africa、BBS、Blog以及Photo，并除去内容重复的1篇）。本文以这128篇新闻为研究样本，用Excel软件进行汇总统计，建立近6年中医药对外报道研究数据库。

二、统计结果及讨论

本研究样本从新闻数量、新闻性质、新闻热点、新闻体裁、新闻来源和新闻形式六个层面进行数据统计，并据此进行讨论中医药近6年的关注度趋势、中医药新闻的报道基调、目前中医药国际传播的焦点内容以及中医药新闻常用的新闻体裁、消息来源和新闻形式。

（一）新闻数量

如图1所示，根据《中国日报》有关中医药的新闻报道的数量与时间的关系，可分为两个阶段。

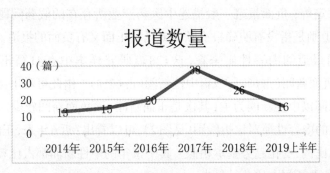

图1 2014—2019上半年《中国日报》关于中医药的新闻年度数量分布图

第一阶段（2014—2017）：这一阶段《中国日报》上关于中医药的新闻报道数量总体呈上升趋势，数据波动较大；其中2017年中医药新闻的报道数量上升至38篇，达到顶峰。笔者分析出现这种情况的原因：2015年10月份，屠呦呦受到中国传统医学知识的启发，发现了抗疟疾药物青蒿素，从而获得诺贝尔生理学或医学奖（Shan Juan, 2015）。而《中国日报》对此及时进行报道，让国际社会关注中草药治疗疾病的巨大潜力，并由此引发了世界对中医药的研究热潮。

2016至2017年，国家下发了两个中医药相关的重要文件：一个是国务院新闻办颁布的《中国的中医药》白皮书,其中指出"党和政府要把发展中医药摆上更加重要的位置,做出一系列重大决策部署";另一个是全国人民代表大会常务委员会颁布的《中华人民共和国中医药法》(Shan Juan,2016),它是中国第一部中医药法。《中国日报》及时对这两个重要文件的出台进行了深度报道,引起了各方对中医药的关注。

第二阶段(2018—2019上半年):这一阶段的新闻数量数据波动较大。新闻数量虽呈下降趋势,但仍比2015年前的多。其中,2019年5月,中医药首次被纳入世界卫生组织《国际疾病分类》(Wang Xiaodong,2019)。《中国日报》也以此为契机进行相关报道,引起世界对中医药的关注热潮。由此可以看出,《中国日报》上中医药新闻报道数量的跌涨趋势与国家下发的中医药文件和中医药相关的重要事件密切相关。

(二)新闻性质

在分析《中国日报》中医药报道的内容性质时,笔者通过研读每篇报道的内容,了解其中心思想,从而进一步分析报道价值取向,把报道的性质分为三类:正面报道、负面报道和中性报道。正面报道一般描述中医药发展形势大好、对政府政策的肯定等;负面报道一般描述中医药产业所存在的假药问题、管理混乱等;中性报道则是指没有明确报道倾向或既有正面又有负面的报道。

从新闻报道的内容性质来看,这128篇研究样本中有41篇正面新闻(占32%)、8篇负面新闻(占6%)、79篇中性新闻(占62%)。由此可看出,《中国日报》的中医药新闻以中性新闻为主,其次是正面新闻,而负面新闻较少。同时,观察中医药报道的内容性质对比折线图(见图2),可以看出:近6年来,正面、负面、中性新闻对比比例、变化趋势基本相似。其中每年的中性新闻都占比较大,其次是正面新闻,负面新闻占比总是最少。

(三)新闻热点

根据报道主题不同,笔者大致将研究样本的新闻主题分为5类:中医传承与发展、中医国际化、中医功效及知识介绍、中医标准化和其他。经统计发现:《中国日报》关于中医药的新闻报道主题主要集中于中医传承与发展、中医国际化、中医功效及知识介绍、中医标准化这四个方面,其中中医传承与发展46篇,占比为35.9%;中医国际化42篇,占比为32.8%;中医功效及知识介绍25篇,占比为19.5%;中医标准化7篇,占比为5.5%。笔者认为《中国日报》所关注的这四个方面具有一定的典型性,也是目前中医药国际传播的关注热点,因此对研究样本中

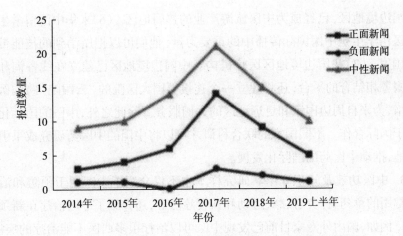

图2　2014—2019上半年有关中医药报道的内容性质对比折线图

这四个方面进行梳理,总结如下:

1. 中医传承与发展。中医药是中华文明的象征,传承与发展中医药的意义重大。但国内目前中医药的传承与发展情况不容乐观,所存在的主要问题有以下几种:第一,据国家中医药管理局的研究统计,"大多数人缺乏基本的中医知识,大约只有12.8%的人具备基本的中医知识";第二,现在最核心和最紧迫的问题是如何培养中国供不应求的中医人才;我国目前只有345 000名中医执业者,这远远未满足中医药发展的需要。而国外目前中医药发展也不容乐观,其主要阻力是中药的研究相对缺乏,如药物细节及其与其他药物的相互作用缺乏研究。

2. 中医国际化。目前,中医药的国际化进程加快。其中,中医国际传播在其国际化进程中,扮演着重要角色。研究样本中目前中医国际传播主要有以下几种渠道:(1)中医药国际研讨会。国家间合作召开研讨会可整合学术资源,提高学术水平,促进中医药的国际化发展。(2)传统中医药中心。国内中医药大学正与国外机构合作,已在澳大利亚、瑞士和法国等国家建立了传统中医药中心,这可以逐渐改变当地人对中医的看法,让更多人愿意接受它。(3)中医培训班。中国计划在国外开设更多以中医为主题的孔子学院或海外班级,以更好地在国外推广中医药。(4)中医药国际贸易。云南白药、桂林三金药业、同仁堂等中国知名品牌的中药产品在国外越来越受到欢迎,这些品牌与其他国家之间的进出口贸易推动了中医药的传播。(5)中医药健康旅游。中医旅游产业将观光与传统健康服务相结合,促进了中医药的国际传播。例如海南三亚、牡丹江的绥芬河等中国边境地区,已经成为中医旅游产业的热门地区。(6)来华中医留学生。来华中医留学生是中医国际传播中的重要力量,他们可以把所学到的技能带回他们的国家。(7)我国边境地区医疗机构。中国边境地区已建立在线咨询和线下医疗服务相结合的平台,还将建立一个连接邻国大医院的"云医院"跨国医疗服务网络,为来自周边国家和更远地区的人们服务。除此之外,中医的国际化还要依赖于国际合作。不同国家的联合科研才可以将中国的中医药研究成果引入世界各地,推动中医药的国际化发展。

3. 中医功效及知识介绍。研究样本中不仅介绍了中医用于预防和治疗疾病所常用的草药、针灸、按摩、运动和饮食疗法等,还介绍了中医治疗在新领域的突破。例如,国内外专家目前已发现中医可以治疗很多西医不能治疗的疾病,如治疗视网膜色素变性、普瑞德威利综合征、艾滋病、癌症等。

4. 中医标准化。中医药在海外推广的主要障碍就是缺乏国际标准,因此,中医药国际标准化对中医药发展至关重要。目前中医标准化的重大进展是:2019年5月,中医药首次被纳入世界卫生组织《国际疾病分类》。尽管近年来针对中草药制定的ISO标准越来越多,但是据国家中医药管理局统计,常用中药的总数超过600种,其中300多种在中国种植,这意味着只有一小部分药草具有ISO标准(Wang Xiaodong,2019)。

根据研究此数据库,笔者总结出以下解决方法:首先,我们应加大力度制定中医药国际标准和中医药技术标准,包括常见病诊疗指南和常用疗法规范。其次,我们还应该鼓励制药公司参与制定标准。另外,有关部门应更加重视培养中医药国际标准化专业人才或专家,为中医药标准化作出更大贡献。再者,参与"一带一路"倡议的国家应该在本国传统医学标准化方面进行合作,建立传统医药标准化信息交流与合作平台,促进中医药的国际应用,让更多的人受益。

(四)新闻体裁分析

经统计研究样本各类型的新闻报道,笔者发现:《中国日报》关于中医药的报道中,新闻消息有50篇(占39%),深度报道有40篇(占31%),新闻评论有36篇(占28%),其他有2篇(占2%)。由此可见,新闻消息是《中国日报》报道中医药时最常用的新闻体裁,深度报道和新闻评论次之。

新闻消息主要用于报道与中医药国际化、传承发展和标准化相关的重大事件及发现。例如,2015年10月,屠呦呦发现了青蒿素,成为首位获得诺贝尔医学奖的中国人;2019年5月,中国与欧盟合作寻求中医药的公认标准;2019年6月,罗马尼亚首届国际中医药大会召开等等。而深度报道不仅可以用于探究中医药国际化、中医药传承发展和其标准化进程中所存在的问题,还可以用于详细介绍中医功效及知识,例如探究国际标准化为何对中医药发展至关重要、用中药给视网膜色素变性(RP)患者带来视力和色彩等。这些深度报道的内容具有一定的故事性特点,能够引起读者的阅读兴趣。此外,笔者经统计还发现:近6年来《中国日报》新闻评论数量逐渐增加,2014年仅4篇新闻评论,而2017年却增加到11篇。新闻媒体具有引导舆论的作用,因此,新闻评论数量的增加表明《中国日报》正在努力发挥其引导舆论的作用。

（五）新闻来源分析

研究样本中,来自《中国日报》本报记者的有105篇(占82%),来自新华社的有21篇(占16%),来自 Beijing Youth Daily 和 South African Newspaper 的各1篇。由此可见,《中国日报》有关中医文化的新闻报道中,采用的绝大部分是本报记者撰写的文章;另外一部分是直接转载新华社稿件;除此以外,还有一部分是重新编排其他报纸的新闻。

笔者统计研究样本发现:2014年和2015年《中国日报》的中医药新闻只来自本报记者和新华社;自2016年起,《中国日报》才开始转载并重新编排其他报纸的新闻。由此可见,《中国日报》在关于中医文化的消息来源方面正趋于多元化,正在摆脱消息来源单一所带来说服力不足的弊端。

（六）新闻形式分析

笔者统计了《中国日报》关于中医药的128篇报道,其中有图新闻有93篇(占73%),纯文字报道有35篇(占27%)。由此可见,《中国日报》在报道中医药为主题的新闻上,有图新闻占据了相当大的比例。笔者还统计了《中国日报》在有关中医药报道上所使用的新闻图片的类型,大体可以分为四类:人物(占比77%)、静物(占比17%)、设备(占比4%)和图表(占比2%)。

由此可见《中国日报》在有关中医药的报道上所采用的新闻图片元素并不丰富。其中所使用最多的新闻图片元素是人物和静物,占总体图片内容的94%。这里的人物指的是话题人物,例如为小学生们演示采摘和称重中药的一位中药师,为来自哈萨克斯坦病人做检查的一位新疆乌鲁木齐市中医医院的中医师。综上所述,这类人物图片可以让读者直观感受到中医药师的风采,并且了解中医的针灸、拔罐等知识。这有利于中医药在国外塑造良好形象。

与人物图片不同,静物图片的主体比较丰富,有中医药材、中医药的膳食、中医药产品等,例如枇杷膏、片仔癀胶囊等。这些静物图片主要用于介绍中医药知识,引起读者的阅读兴趣。除人物和静物元素外,新闻图片还包括设备和图表元素。设备图片的主要类型为生产中药产品所需要的现代化设备,而图表主要类型为中医药科学性图示,如常见的中药材及对应的用法。

三、结论

《中国日报》在对中医药的报道中,紧跟国家政策及重大事件发生的步伐,其关注热点主要有四个方面:中医传承与发展、中医国际化、中医功效及知识介绍和中医标准化。此外,该报注重以中性态度去报道新闻事件,新闻体裁和新闻来源正趋于多样性。但其对中医药的新闻报道仍有值得提高之处,如图表新闻、漫画新闻、视频新闻等较少,对中医药文化内涵的关注相对缺乏等。该研究是基于《中国日报》英文版的个案研究,只是我国中医对外报道现状研究的一个缩影。中医药对外报道作为一个中医药国际传播的重要渠道,也是一个值得深入探索的跨学科新领域。鉴于时间问题,本文仅总结了《中国日报》英文版近6年中医药英文报道现状,进行了粗略地分析,深度有限,并且未对中医药对外新闻报道的策略展开具体研究,期望今后更多学者能更深入具体地对中医药对外报道展开全面的探讨,促进中医药国际传播事业蓬勃发展。

参考文献

[1] Shan J. Tu calls discovery "lifesaving" TCM gift[N]. China Daily, 2015-10-09.

[2] Shan J. TCM law promotes healthy progress[N]. China Daily, 2016-12-26.

[3] The State Council Information Office of the PRC. Traditional Chinese medicine in China[N]. China Daily, 2016-12-07.

[4] Wang X D. International standardization essential to TCM progress[N]. China Daily, 2019-05-02.

[5] 国务院关于印发中医药发展战略规划纲要(2016—2030年)的通知[EB/OL].(2016-02-26)[2019-07-15]. http://www.gov.cn/zhengce/content/2016-02/26/content_5046678.htm.

[6] 梁岩,谢飞,2010.中国英文媒体概观[M].北京:知识产权出版社:151.

[7] 肖玉婷,2016.中医药文化国际传播现实困境及其传播路径的研究[D].哈尔滨:黑龙江中医药大学:6.

本文作者孙圆圆、朱剑飞(通讯作者),发表于《英语广角》,2020年第1期

第八章

中医药"走出去"之"为"——从我出发

目前全球总体依然存在"西强东弱"的不平衡的传播格局，国际传播领域中的信息流动还呈现"中心—边缘"的特点，即由发达国家向发展中国家流动，由国际大媒体向一般性媒体流动。鉴于此，开展中医药的国际传播，我们不能简单地放手让"他者"来承担此重责，而要前瞻性地主动承担中医跨文化传播的历史重任，积极探索推进"从我出发"的传播路径，整合资源，提高国际传播能力，创新中医的对外传播方式。

本章关注了"从我出发"的不同传播主体，分析了不同层面传播主体的现状与特征，聚焦中医中心、孔子学院、中医院校，借助一手数据和真实案例，探讨了不同主体在中医药对外交流中的作为，具体包括梳理国家级中医药海外中心建设的现状、特征、模式特色和存在的问题，探讨建设与发展中医药海外中心的路径；总结近年年文献中对孔子学院的研究关注，探讨孔子学院海外传播研究存在的不足及应对建议；以澳大利亚皇家墨尔本理工大学中医孔子学院为例来分析社区中医文化传播的方式与方法，发掘中医药文化与当地社区文化的融合点；剖析南京中医药大学对外交流简史，梳理不同历史阶段对外交流的历史特点。所有这些主体构建了一个立体的中医药国际传播路径，借助"从我出发"的力量整合和布局优化，进一步彰显文化自信，推动文明交流互鉴。

基于中医药海外中心建设的现状论中医药
国际传播与文化认同

　　"一带一路"是新时代党中央、国务院做出的对外开放的重大决策,是促进全球合作发展的"中国方案"。中医药文化是中医药的根基与灵魂,是中医药传承创新的关键[1],是中华优秀传统文化的代表,蕴含着中华传统文化中优秀的文化要素和文化基因,对于中华优秀传统文化的传承、创新及中国文化国际化具有重要价值[2]。在"一带一路"建设的背景下,中医药迎来了现代化和国际化发展的新时代、新机遇。中医药海外中心(以下简称"海外中心")是政府引导、中外联手共建的一种新型中医药国际传播平台,海外中心以中医药为载体,开辟了中医药和中华文化"走出去"的一条新路径。

一、海外中心建设的背景

　　2013年习近平主席出访中亚和东南亚国家期间,提出共建"丝绸之路经济带"和"21世纪海上丝绸之路"的重大倡议,引起国际社会高度关注和认同。2015年国家发展和改革委员会、外交部、商务部联合发布《推动共建丝绸之路经济带和21世纪海上丝绸之路的愿景与行动》[3],推进实施"一带一路"重大倡议。2016年中共中央办公厅、国务院办公厅在《关于做好新时期教育对外开放工作的若干意见》[4]中提出,"丰富中外人文交流,促进民心相通""实施'一带一路'教育行动,促进沿线国家教育合作"。教育部在《推进共建"一带一路"教育行动》[5]中提出,"推进民心相通、提供人才支撑、实现共同发展"的合作愿景。国务院颁布了《中医药发展战略规划纲要(2016—2030年)》[6],指出"支持中医药机构参与'一带一路'建设""探索建设一批中医药海外中心"。国家中医药管理局、国家发展和改革委员会联合印发《中医药"一带一路"发展规划(2016—2020年)》[7],提出"到2020年……与沿线国家合作建设30个海外中心""与沿线知名大学合作办学,将中医药纳入沿线国家高等教育体系,扩大中医药在沿线国家的学历教育和继续教育规模,提升教学质量"。上述文件分别对中外人文交流、民心相通、构建"一带一路"教育共同体、海外中心建设提出了明确的要求。

二、国家级海外中心建设的现状与特征分析

(一) 整体概况

2015年国家中医药管理局设立首批17个中医药国际合作专项,其中海外中心9个,占首批立项总数的53%。截至2018年,共设立海外中心49个。海外中心数量逐年稳步上升,主要分布在欧洲、亚洲、大洋洲、北美洲等丝绸之路沿线国家和地区,且以所在国家为原点,辐射周边国家和地区,以点带线、由线到面,形成全球范围的大跨度合作带。

(二) 立项特征

从近4年立项情况来看,海外中心的中方承建单位在中医药领域均享有较高的知名度,办学、医疗实力雄厚,学科建设特色鲜明,国际合作交流起步早、历史悠久,与外方单位建立的合作关系长期稳定,可为海外中心建设与发展提供较为坚实的基础。如中国—德国魁茨汀中心(北京中医药大学)、中国—摩洛哥中心(上海中医药大学)、中国—澳大利亚墨尔本中心(南京中医药大学)、中国—马拉维青蒿素抗疟中心(广州中医药大学)。北京中医药大学、上海中医药大学、南京中医药大学、广州中医药大学均为一流学科建设高校,北京中医药大学1991年在德国建立北京中医药大学魁茨汀医院,开创我国大学在海外办医院的先例。南京中医药大学1993年即与澳大利亚皇家墨尔本理工大学合作,开创我国与西方大学合作举办中医学历教育之先河,直接推动和促成了澳大利亚中医全国立法。广州中医药大学利用地缘优势,多年来与东南亚、非洲国家合作开展青蒿素复方抗疟研究,承担国家援外抗疟任务,为有效遏制非洲当地国家和地区疟疾流行发挥了积极作用。

中医药海外发展的国际环境较为优越,主要表现为:1)以针灸技术为主体的物质文化认同,如法国、德国、西班牙、俄罗斯将针灸纳入正规教育体系,高校设置针灸专业或开设针灸培训课程。2)以中医立法为主体的制度文化认同,实施中医立法,使得中医执业合法化,纳入西方医疗体制,使中医、西医具有平等的地位。如澳大利亚于2012年7月实行全国中医立法,为世界第一个以立法方式承认中医合法地位的西方国家;匈牙利于2013年12月实施中医立法。3)对

传统医药文化、中医药文化具有较高认同度的汉文化圈国家,如泰国、新加坡对中医师进行注册管理,承认中医的合法地位;马来西亚、菲律宾、尼泊尔、缅甸等"一带一路"沿线国家对传统医药文化的认同度较高。

（三）模式特色

海外中心在建设过程中逐步形成了"一中心一品牌、一中心一特色"的发展模式。如中国—瑞士中心是全球首家通过ISO9001—2015认证审核的中医医疗机构,具有标杆意义和国际示范性。中国—澳大利亚中心将澳洲大学中医药文化教育拓展至当地社区大学教学活动中,开创"融入生命生活"服务型模式,为中医药文化和中国文化走出去开辟了一条崭新的道路。中国—法国中心申报的"黄葵胶囊治疗糖尿病肾病蛋白尿的临床研究"获得法国政府资助,为中药进入欧盟奠定了基础。中国—卢森堡中心采用"医药结合"的发展模式,联合国内医药企业,推进药品国际注册项目,并利用卢森堡的区位优势,在邻近国家逐步建立连锁医疗中心,形成医疗中心网络[8]。中国—捷克中心以针灸治疗慢性疼痛为特色,创建"临床为本、医教结合、引入科研"的医、教、研三点一线合作发展模式,突破了中医药进入捷克乃至更多欧洲国家的瓶颈[9]。中国—德国中心魁茨汀医院以疗效为核心,可收治住院患者[10]。中国—俄罗斯圣彼得堡中心中医院是第一所获得俄罗斯法律许可并取得医院牌照的中医院,对搭建中俄双方的教研合作平台,以特色中医药诊疗惠及俄罗斯人民健康作出了里程碑式的贡献[11]。中国—美国中医药肿瘤合作中心以肿瘤研究为特色;中国—马拉维青蒿素抗疟中心以青蒿素防治疟疾研究为特色;中国—中东欧中医医疗培训中心(匈牙利)在教育及培训方面具有优势,注重内科方剂、针灸经络和临床实践的培养[12];中国—黑山中心结合中医药发展的经验,对黑山民间医药进行系统整理研究,推动黑山药用植物资源的开发利用[13]。

三、国家级海外中心建设存在的问题

当前海外中心建设还处在起步探索阶段,在取得一定成效的同时也面临一些现实困难,既有外部因素也有内部因素。外部因素如世界民众对蕴含中华优秀传统文化精髓的中医药文化的认同度还不高,中医药尚未进入世界主流医学和医疗体系,中医药仅在少数国家地区立法,海外中医执业的合法化和中医师注册管理还存在问题。内部因素如海外中心运行机制、管理机制、考核机制尚不健全,中外机构协作共商共建机制较为缺乏,多元经费投入机制亟待探索。

以上内、外因素均严重制约了中医药"走出去"和海外中心的长效可持续发展。追根溯源其主要来源于中、西文化的差异,各国意识形态、风俗习惯的差异,使海外民众对中医药文化价值认知受限[14],而文化差异则是中医药国际传播及文化认同中遇到的最大阻碍。民心相通是根基,如何求同存异、互学互鉴、融合发展亟待探索。同时我们也应清醒地认识到,推进中医药现代化和中医药传承创新发展迫在眉睫,海外中心的领跑示范作用亟待深化和提升。

四、海外中心建设与发展的路径分析

海外中心建设的三大重要任务,一是推动中医药"走出去",助推"一带一路"建设,构建人类健康共同体,为人类健康贡献中国智慧与中国方案;二是以中医药文化为先行者,推动中华文化"走出去",助推中华文化的国际传播与认同;三是以中医学兼具文化性和实用性的特征,推动中、西医学的交流与合作,促进中、西文化的交流与对话,提升中国的国际话语权和影响力。如何建设好、发展好海外中心,提升中医药国际传播的有效性与文化认同度,我们认为主要有以下5条路径。

（一）加强国家政府间政策沟通,促进双边合作与多边合作

坚持"一带一路"开放外交格局,加强政府间合作,构建多层次政府间政策沟通交流机制。强化双边合作,创建国与国之间良好的双边合作关系。在以双边合作机制为主体的基础上,深化多边合作机制,借助上海合作组织（SCO）、中国—东盟"10+1"、亚太经合组织（APEC）、亚欧会议（ASEM）等国际组织,加强沟通对话,凝聚共识,促使更多国家和地区参与"一带一路"建设,进而扩大双边合作,形成双边合作与多边合作相互促进的良性局面,为海外中心在海外的建设与发展提供最强有力的环境支持。

（二）发挥海外中心内外协同机制效应,促进中医药现代化与国际化发展

加快健全和完善海外中心长效运行机制、中外共建机构协同合作机制,提升海外中心效能。一方面,依托海外中心平台的高水平、国际化学术团队,中外联手,瞄准国际前沿,以中医优势病种为切入点,推动中西医学的交流与合作,形成国际科技联通和内外协同效应,促进中医药原创思维与现代科技融合发展,推动中医药传承创新,用现代语言阐释传统中医药理论的科学内涵,促进中医药现代化与国际化发展。另一方面,加强与世界卫生组织（WHO）、国际标准化组织（ISO）、联合国教科文组织（UNESCO）等国际组织的合作,开展或参与实质性的

中医药国际标准制定研究,以标准化推动中医药的法制化,推动更多国家实施中医药立法、实现海外中医执业的合法化,推动中医药进入世界主流医学体系和医疗体系,提升中医药的国际话语权。

(三)强化海外中心的辐射带动作用,以品牌特色引领中医药海外发展和中华文化的国际传播

不同地域、民族、国家对中医药及文化的认同存在差异。在充分了解和掌握当地国情、法律、政策和人文的基础上,结合当地常见病、多发病和中医优势病种,因地制宜分类打造具有中国特色、国际影响的中医药医疗、保健、科研、教育、产业和文化交流品牌,展现中医药文化精粹和中华文化精髓。在品牌效应的影响下,促进当地及周边国家地区民众乃至世界对中医药和中华文化的认同。

(四)拓展海外中心功能,促进中医药服务贸易发展

海外中心兼具中医药贸易合作与文化交流的功能,然而纵观当前海外中心建设,多以中医药教育、医疗服务、科研合作、文化交流为主,而产业贸易发展则较为薄弱,形式较为单一。应以国际市场需求为导向,进一步深化海外中心教育、医疗、科研、培训、养生康复等领域全方位、多层次的服务贸易功能,创新发展中医药服务贸易模式,例如,建立中医药外向型人才培训培养体系、开展"互联网+中医"远程会诊服务、开设中医药慕课(MOOC)课程、开展中医健康检测及养生保健咨询、加强中药材产业化种植和技术推广、开发中医药文化资源等,促进人力、资金、信息、技术的流动与交换,在创造一定经济效益、促进国际经贸合作的同时更进一步在国际社会凸显中医药的价值,推动中医药海外发展与文化传播,从而形成中医药服务贸易与文化传播良性互动的格局。

(五)整合区域海外中心资源,促进协调联动发展

建立区域海外中心中方高校、院际合作联盟。加强中方单位校际、院际、校院、校企间合作交流,建立海外中心沟通协作和信息融通机制,在互学互鉴、共商共享中寻找合作的对接点,从"碎片化发展"转变为"大协同共发展",形成整体联动效应。在联盟合作体系下,合力举办具有影响力的国际学术会议、文化交流活动。

五、讨论与展望

海外中心是响应国家"一带一路"倡议的积极实践,是贯彻习近平新时代中医药发展的新思想、新论断、新要求的重要平台,也是推动中医药及中华文化

"走出去",促进中外人文交流和民心相通的重要载体。中医药及中华文化既要"走出去",更要在"走出去"的过程中真正进入国际话语体系和思想文化体系。

在中医药国际化的大浪潮下,如何借势远航,值得各高等中医药院校思考和探索。作为中医药人,我们应承担好中医药发展的新使命,以高度文化自信踏上中医药传承、传播和传扬的新征程,在世界舞台点亮中医药海外中心的星星之火,谱写中医药海外发展和中华文化国际传播的新篇章。

参考文献

[1] 张宗明.论中医药文化自信[J].南京中医药大学学报(社会科学版),2018,19(1):1-5.

[2] 郑晓红.回归民间走向世界:中医文化发展传播的当代使命[J].中医杂志,2016,57(1):2-5.

[3] 国家发展和改革委员会,外交部,商务部.推动共建丝绸之路经济带和21世纪海上丝绸之路的愿景与行动(经国务院授权发布)[N].人民日报,2015-03-29(4).

[4] 中共中央办公厅,国务院办公厅.印发《关于做好新时期教育对外开放工作的若干意见》[EB/OL].(2016-04-29)[2019-01-08].http://www.xinhuanet.com/politics/2016-04/29/c_1118775049.htm.

[5] 中华人民共和国教育部.关于印发《推进共建"一带一路"教育行动》的通知[EB/OL].(2016-07-13)[2019-01-08].http://www.moe.gov.cn/srcsite/A20/s7068/201608/t20160811_274679.html.

[6] 国务院.关于印发《中医药发展战略规划纲要(2016—2030年)》的通知[EB/OL].(2016-02-22)[2019-01-08].http://www.sh.xinhuanet.com/2018-05/22/c_137152759.htm.

[7] 国家中医药管理局,国家发展和改革委员会.关于印发《中医药"一带一路"发展规划(2016—2020年)》的通知:国中医药国际发〔2016〕44号[EB/OL].(2016-12-26)[2019-01-08].http://ghs.satcm.gov.cn/zhengcewenjian/2018-03-24/3942.html.

[8] 胡以仁,何清湖,朱民,等."中国—卢森堡"中医药中心传播中医药文化的探索[J].中医杂志,2017,58(14):1247-1249.

[9] 姚嘉文,胡峻,王见义,等."一带一路"战略下的海外中医中心运营现状初探:以中国—捷克"中医中心"为例[J].中医药文化,2017,12(4):43-48.

[10] 戴京璋,马淑惠.对中医药国际合作与服务的思考与启示:从北京中医药大学德国魁茨汀医院的历史与发展谈起[J].中医药导报,2017,23(17):1-7.

[11] 胡以仁,朱民,严暄暄,等."一带一路"战略下基于海外中医药中心的中医传播与发展[J].世界科学技术—中医药现代化,2017,19(6):1012-1015.

[12] 何艺韵,宋欣阳,李海英,等."一带一路"视域下中医药海外中心发展策略[J].中

医杂志,2018,59(12):997-1001.

[13] 黄史乐,彭成,谢晓芳,等."一带一路"沿线国家:黑山共和国民间医药整理研究的意义及方法分析[J].成都中医药大学学报,2018,41(3):124-126.

[14] 张其成.促进中医药文化国际传播认同[N].健康报,2017-03-15(5).

本文作者高静、郑晓红(通讯作者)、孙志广,发表于《中医杂志》,2019年5月第60卷第10期

中医文化进社区助力中医海外传播
——澳大利亚皇家墨尔本理工大学中医孔子学院个案分析

中医药是被海外受访者高度认可的中国文化代表元素[1],加强中医海外传播能积极推动中国文化"走出去"。海外中医孔子学院的建立开启了海外民众了解中国文化的新窗口,并发展成中医文化传播的重要平台。不过中医孔子学院的进一步发展亦面临师资建设、教材编写、传播方式等多方面挑战[2-3]。在国家颁布并实施《中医药"一带一路"发展规划(2016—2020年)》的宏观背景下,我们需要进一步思考与探索新形势下中医孔子学院的办学思路与发展策略。

RMIT中医孔子学院由澳大利亚皇家墨尔本理工大学和中国南京中医药大学两校合作建立;作为以中医命名的特色孔子学院,肩负着传播以中医为代表的中国文化的使命。在澳大利亚开展中医文化传播,有澳洲合法进行中医师全国注册的有利背景,也面临中医民众基础还比较薄弱的实际情况。如何寻找能被当地民众所接受的更接地气的传播方式,在澳大利亚进一步营造适合中医文化传播的社会环境,这需要我们结合当地的宏观背景及民众文化,积极探索有针对性的传播方式与方法。

一、澳洲中医传播情况的概述

中医孕育于中国传统文化的土壤中,中医的很多概念如阴阳气血、四时养生、辨证论治等广为普通民众所了解,很多人在日常生活中也比较关注中医四诊中所涉及的身体语言,如舌色舌苔的变化,饮食习惯的偏好等。中医药在澳洲最初是伴随着19世纪的华人移民传入,此后经历了"白澳"政策的萧条期、中澳建交的复苏期,并在2012年推进实行全国中医师注册,全面进入立法期。澳大利亚中医立法,规范与指导了中医药行业,推动了中医药教育及学术的发展,促进澳洲中医药行业向好发展[4]。但总体上中医药与澳洲主流医学的融合度不高,相当高比例的患者并不告诉他们的西医医生使用中医治疗的情况[5-8]。普通民众不熟悉中医四诊中所包括的舌脉等术语,更难以提及理解与认识所蕴含的中医文化内涵。中医在澳洲的进一步发展,客观需要营造适合中医传播的文化与社会环境,使中医进一步走入民众,服务社区。

皇家墨尔本理工大学中医孔院是一所以中医为特色的孔子学院,自创建之初就积极开展与中医相关的语言文化课程与活动,举办讲座与培训来推广中医及其所代表的中国文化。在近年的工作中,重视中医在社区的发展,积极响应国家汉办"促进孔子学院融入大学与社区"的号召,将相关工作从学校向社区逐步推动,加强与所在社区的联系,拓展社区中医文化传播形式与内容。

二、中医文化进社区的方式探索

在国内,中医文化进社区有丰富的形式,如邀请专家进社区义诊、建立公益服务点等。不过因为国情的差别,特别是澳洲有专门的中医师执业的注册要求,难以直接借用国内的师资在社区开展医疗服务。作为一个移民国家,澳大利亚推行多元文化。以RMIT所在的邦多拉(Bundoora)校区为例,该区域是维多利亚州最具多元文化的社区之一。在这样的社区进行中医文化传播,需要注意熟悉被传播者文化的价值观念和表达方式,掌握沟通的有效形式,增强文化敏感,在求同存异中去开展中医文化的传播,增强受众对中国文化的接受与认同。

(一)携手文化团体,融入社区活动

社区文化团体是整合社区社会资本的有效载体,也是社区群众性文化生活的主要组织者[9]。通过与所在社区文化团体联系,如社区教育学习社团U3A、健康体育型社团Positive Aging等,以加强社区成员互动、促进社区大健康作为双方的合作基础;经过与团体负责人面谈,厘清不同文化团体项目开展中的侧重点。针对不同的团体诉求,在中医进社区的内容与形式上还相应地进行了调整。

如探索性地把中医科普讲座整合到当地社区大学(U3A)的长短期课程中。该社区大学有成员接近700人,其中有一半的人出生在澳大利亚,还有近一半的成员出生在海外,涉及40多个不同的国家。该社区大学强调终身学习,鼓励学员通过学习更好地融入社区。在U3A的教学中,中医孔子学院坚持"和而不同"的原则,了解、熟悉参与学员所归属认可的文化观念,尊重并认同当地的多元文化,采取跨文化交际的有效策略,减少因意识形态差异所带来的质疑。在讲授中既注重中医基础概念的传播,也注意保健常识的补充,帮助学员认识中西医所代

表的不同的思维方式,进一步认识两种医学模式之所长。而对于当地的健康体育型社团,学院相应减少知识性的讲授,帮助组织太极拳、八段锦、五禽戏等养生功法的体验项目。在互动体验中医养生运动之余,再逐步融入健康养生的理念,帮助社区老年人选择健康的饮食、培养积极的生活态度,做好中医健康文化的传播大使。通过与社区文化团体的联手,有了稳定的社区受众,积极发挥了在社区文化建设上的影响力,更好地帮助中医文化融入当地的多元文化。

（二）加强行业联系,发挥协同效应

社区所在的区域既有开设中医高等教育的大学,也有开展中医诊疗服务的诊所。采用"走出去"与"请进来"相结合的方式,借助RMIT中医系的师资及教学诊所的便利,一方面邀请当地中医师走入社区开展健康讲座,就常见疾病的治疗与学员进行交流;另一方面也邀请社区代表参访RMIT中医博物馆、教学诊所,参观中药圃,帮助形成良好互动。借助学校、社区、诊所的密切联系,发挥了三方的协同效应,增加了社区民众对中医的感性认识,使他们听得懂中医基本术语、见得到中医专业人员、摸得着中医诊疗服务,为他们合理选择中医疗法提供了帮助。

（三）跟踪媒体报道,认识传播环境

中医孔子学院所在的维多利亚州是澳大利亚首个为中医立法的州,据澳洲中医药管理局的统计资料,截至2018年3月,该州已经有注册中医师1 302名。社区人员中有的有中医诊所的就诊经历,有的对中医诊疗仍旧存在相当的陌生感,有的因为当地媒体的报道,对中药质量安全持有谨慎态度。通过跟踪当地的主流媒体的中医药相关报道,对澳洲主流媒体叙述进行总体把握,在社区传播中适时地予以引证或回应。如借用2017年多家媒体报道RMIT在四家医院急诊科开展的针灸治疗,实证说明针灸的镇痛作用。而对于2015年媒体关注的某中药样品中检测到重金属和濒危动物DNA的报道,孔院教师给予客观分析:一方面介绍澳洲药物管理局中草药管理相关规范,另一方面也引导认识草药自身具有的偏性、中药炮制的减毒去毒之效,帮助理解中医在辨证前提下的用药配伍,避免因大量、长期及不合理使用所带来的毒副作用。此外,也应正视中医药现代生产中可能存在的问题,提倡使用优质药材,以促进澳洲中药行业的健康发展。

三、中医进社区方法探索

需要针对不同语言文化背景,研究受众特点及相关的信息需求,选择恰当的形式与内容,让当地人听得进、看得懂、萌发进一步了解中医及其所代表的中国文化的兴趣,这是在开展中医文化社区传播中需要迫切解决的问题。通过进一步了解社区民众对中医的认知,精准把脉,定位中医药文化深入融合的切入点。

（一）合理选材,适时安排互动

以社区开展的中医科普讲座为例,非常注意在内容的安排上寻找好切入点,由浅入深,逐步递进。如在课程之初,先以四时养生的话题进行铺垫,因为四季的气候变化是不同地域的人都能感受到的。引导学员关注季节变化中动植物相应的变化,了解他们的饮食起居是否受到季节变化的影响;再适时借用《黄帝内经》中的相关描述,帮助他们理解四时调摄,介绍食物的寒热属性,启发思考在不同季节选用食物的"因时制宜"。又如在讲授中药性味归经理论时,先选择生姜、薄荷这些既可以作为食材也可入药者进行分析,逐步过渡到更多的药用植物。讲座介绍中医望闻问切时,在涉及具体的诊断方法之前,宕开一笔让学员讨论如何选择西瓜。通过分享选择西瓜时"一看二垫三听"的技巧,引出中医所蕴含的"司外揣内"思维方式,帮助听众理解中西思维方式的不同,进而过渡到理解中医藏象与西医脏器的不同。在介绍中医舌诊及脉诊时,对于中医所使用的丰富的舌象脉象词汇,类比介绍在爱斯基摩人语言中有很多描述"雪"的词,在阿拉伯语言中有很多描述"骆驼"的词,帮助学员认识到因为关注点不同,不同的文化中下义词类别发展的差异,由此引导学员理解中医诊疗中对身体症状和生命状况的关注与体验。

对于中医中一些概念,不一味强调要听众接受,但希望通过创造积极互动体验,引发听众兴趣。如通过孔院教师、志愿者与学员看舌摸脉的互动,辨识一些特征性的舌象脉象,结合其他诊法,描述学员个人体质特点并进行现场讨论,这往往能起到很好的传播效果。另在涉及经络介绍时,选择一些易操作较敏感的穴位进行按压,参与者酸麻胀的切身体验,或能让他们更真切地理解经络连接五脏六腑、四肢百骸的桥梁作用。孔院教师与志愿者在备课时针对性收集相关领域发表的中医文献,如在介绍一些常用穴位的功效时,既提供传统的中医理论描述,也提供前沿的研究数据与报道(如利用脑功能成像技术对穴位作用机制的探讨等),引导学员了解中医理论的现代叙述。

（二）借力语言文化,巧妙搭桥

面临来自不同文化背景的学员,交流中对教师的语言能力、跨文化交际能力都有相当挑战。孔院借助语言的丰富性及文化的多元性,把西方能与中医发生联系的人物、事件、思想或观点相互连接,找寻不同文化中的共同点,减少中医作为西方文化"他者"的陌生感,采取为受众所喜闻乐见又不失文化精髓的本土化形式来传播中医。

如在介绍脏腑的概念时,列举英文中的一些表达,如"have a heart"(发发善心吧)、"put your heart into it"(全心投入),以及"learn by heart"(学习要用心)等,引导学员关注英语表达中把心脏功能与精神情绪相联系的描述,再介绍中医"心主神志"的特点时就能在一定程度上减少与主流医学认知的冲突[10]。英文中有用"feeling liverish"来描述肝不好、易怒的状态,亦是在语言上对中医理论描述的五脏与情志相关性的印证。教学中可适当推荐介绍一些英文中医畅销书作为课程拓展。如在介绍中医的五行理论时,推荐了两位英国针灸师撰写的《天地之间》(*Between Heaven and Earth*: *A Guide to Chinese Medicine*)一书,借助书中对五行理论的现代阐释,帮助学员以新的方式来认识中医五行的整体架构。

此外中医很多概念也可以适当地借用类比帮助其理解。如在介绍《黄帝内经》这样的中医经典时,对于《黄帝内经》在中医学中的重要地位,可以借用《圣经》来进行类比:Bible for Chinese medicine learner。对于西医及中医诊治方式的不同,也可以借用修理工及园丁的不同进行譬喻:修理工把人体视作机器,如果出现了故障就更换机器部件;而园丁观察并看护花园与环境之间的互动,作为助手,松土、播种、浇水、除草,促进"生生之道"。这样的类比及譬喻,在一定程度上能帮助受众认识到中西医差异背后所体现的思维方式的差异,以更包容的视角来了解与认识中医。

(三)因人制宜,推动多元社区发展

中医文化进社区,需要适应社区需求。活动涉及的社区外来移民较多,有不少希腊人居住,部分学员英语交流并不如想象得顺畅。教师在讲解时就简化理论,多重实操,根据他们的情况安排进度,耐心细致地示范指导。有的社区老年人偏多,老师们就降低难度,开展坐式太极教学,减慢进度,以帮助学员适应教学要求。现在中医科普讲座、中医养生功法、中医健康食疗逐渐成为社区文化生活的一个亮点、特色,多个社区教学点人员都较为固定,学员们逐渐能体会到中医养生、防病的益处,有时他们还会推荐朋友从其他较远的社区赶来参与我们的课程或训练。

借助社区的传播平台,孔院聚集了一批对中华文化有好感的友华人士,他们在社区活动中也发挥了积极的影响力。中医课程及相关活动的连续性,提高了社区文化吸收中华文化元素的积极性,更好地营造了有利于中华文化传播的社区环境。

中医在澳大利亚的发展,需要进一步发展教育,在立法基础上加强管理并开展研究以利于和现代医学对话。同时,孔院也有必要针对其不同的文化背景、经济环境、群体需求,设计因时因地因人制宜的传播策略。RMIT中医孔子学院通过熟悉当地的中医法规,了解社区民众对中医的认知,开展了不同形式针对不同对象的中医文化传播活动,取得了较好的社会反馈。未来,当进一步利用现有传播平台,如中医中心、中医诊所等来积极传播中医概念,结合孔院师资与当地优质师资,增强行业互动,共同探讨解决中医药文化传播中遇到的问题[11-12]。在国内外良好的发展环境下,期待更多的中医孔子学院可以抓住机遇,突出自身特色,拓展传播渠道,从文化、哲学等视角来推介中医及其所代表的中国文化,推广中国传统文化和中医药文化,为更多国外民众合理使用中医药作为医疗保健选择提供支持。

参考文献

[1] 秦宇龙,朱蒟鋆.中医药成为中国文化主要代表元素[J].中医药管理杂志,2018,26(2):4.

[2] 周延松,赵亭,Zhang T,等.皇家墨尔本理工大学中医孔子学院传播中医文化的探索与实践[J].世界中西医结合杂志,2014,9(8):895-896.

[3] 张文明,张艳萍.孔子学院视角下的中医文化海外传播研究概况[J].中国民族民间医药,2017,26(24):38-40.

[4] 陈骥,梁繁英,Li W,等.中医药在澳大利亚的发展评述:回顾、现状与展望[J].中国中西医结合杂志,2017,37(5):607-611.

[5] Zhu X S,Carlton A L,Bensoussan A. Development in and challenge for Traditional Chinese Medicine in Australia[J]. The Journal of Alternative and Complementary Medicine,2009,15(6):685-688.

[6] Xue C C,Zhang A L,Lin V. Complementary and alternative medicine use in Australia:a national population-based survey[J]. The Journal of Alternative and Complementary Medicine,2007,13(6):643-650.

[7] Wardle J L,Sibbritt D W,Adams J. Referral to Chinese medicine practitioners in Australian primary care:a survey of New South Wales rural and regional general practitioners[J]. Chinese Medicine,2013,8(1):8.

[8] Wardle J L,Sibbritt D W,Adams J. Acupuncture referrals in rural primary healthcare:a

survey of general practitioners in rural and regional New South Wales, Australia[J]. Acupuncture in Medicine, 2013(4): 375-382.

［9］严静峰,刘建军. 从生活社区到文化社区——中国社区建设的文化维度[J]. 中国文化产业评论, 2017, 24(1): 157-169.

［10］钱敏娟,张宗明. 国际出版视野下的中医药文化译介策略分析[J]. 东方翻译, 2017(1): 61-65.

［11］潘淼. 中医药大学创建海外中医孔子学院的实践探索与研究[J]. 天津中医药大学学报, 2017, 36(4): 303-308.

［12］胡以仁,何清湖,朱民,等. 基于"中医+"思维探讨孔子学院在中医药文化传播中的作用[J]. 中医杂志, 2017, 58(15): 1336-1338.

本文作者钱敏娟、张艳萍、张宗明(通讯作者),发表于《中医药文化》,2018年第13卷第5期

高等中医药院校对外交流史的演进与发展

——以南京中医药大学为例

习近平在澳大利亚墨尔本出席南京中医药大学与皇家墨尔本理工大学共建的中医孔子学院授牌仪式时,首次提出了中医药对外交流的"桥梁"说:"中医孔子学院把传统和现代中医药科学同汉语教学相融合,必将为澳大利亚民众开启一扇了解中国文化新的窗口,为加强两国人民心灵沟通、增进传统友好搭起一座新的桥梁。"即中医孔子学院为中澳增进传统友好搭起桥梁,这是中澳人文领域友好交流和务实合作的又一重要成果[1]。2020年是授牌仪式十周年,本文以南京中医药大学为例,以小见大,通过单个中医药大学的对外交流简史,探讨中医院校对外交流的历史演进与发展趋势,总结出一些演变特点与形式变化。

一、中医院校对外交流的历程,与祖国的发展休戚与共

(一)建校初期以社会主义国家阵营为主体的对外交流(1954—1977)

南京中医药大学创建于1954年,被誉为中国"高等中医教育的摇篮"。自20世纪50年代开始,招收培养第一批中医学外国留学生,是国家教育部首批接收留学生和我国台港澳生的中医院校。新中国建立之初,我国与苏联、朝鲜等社会主义国家建立外交关系。因此,这一时期南京中医药大学对外医学交流也主要以苏联、朝鲜、保加利亚、缅甸等社会主义阵营的国家为主,接待了苏联友人与保加利亚医学代表团来校参观访问和学习针灸、中医等。彼时对外文化交流形式以考察团、国际友人来院参观访问、学习针灸、中医药为主。此外,时任南京中医学院附属医院的张宗震医师加入坦桑尼亚桑给巴尔医疗队,为"兄弟国家"施以援手,以此为开端,与坦桑尼亚的交流合作开启了新的篇章。

20世纪70年代初,美国总统尼克松访华后,由于媒体的广泛宣传,针灸开始为华人以外的社会所知晓,并愿意尝试其治疗方法,针灸在美国形成了一个小热潮[2]。以尼克松访华为起点,针灸热潮也从美国辐射到了欧洲各国。

（二）改革开放浪潮推动下的全面对外交流(1978—1999)

1978年,十一届三中全会提出了改革开放的政策。自此,中国的经济和文化进入一个高速发展时期,此时中医药也得到了大力发展。同年中共中央出台第56号文件,提出要建立好中医院校,加强中医药研究机构建设。这一具有里程碑式的文件对中医院校的自身发展建设及对外交流起了重要的推动作用。

改革开放以来,中国与美苏及日本的关系趋向缓和。随着全球化的推进不断加强,中国与发展中国家之间的联系也日渐紧密,这些外交成果为中医院校的对外文化交流提供了良好的外部环境。在良好的国际关系促进下,美国、澳大利亚、朝鲜、日本、泰国、意大利、法国等二十余个国家的考察团、留学生与国际友人前来参观访问,交流学习中医、中药、针灸及中医教学、医疗、科研等。同时,为了加快"走出去"的步伐,20世纪80年代,时任南京中医学院院长的周仲瑛赴日本爱知县考察医疗情况,进行学术交流,采取"引进来"与"走出去"相结合的措施。1983年,南京中医学院被国家卫生部确立为国际针灸培训中心,并于同年被世界卫生组织(WHO)确定为传统医学合作中心。从1976年开始,南京中医学院受卫生部委托开设了以掌握针灸的基本理论和基本技能为目的的国际针灸基础班、进修班和临床班。1976—1994年,国际针灸基础班一共举办20期,累计招收来自冰岛、丹麦、波兰、日本、西班牙、伊拉克等56个国家和中国香港、澳门、台湾地区的116名学员。目前,以美国为例,针灸已经在海外正式开设了学习课程,可以考取针灸师执照,被纳入医疗保险,促进了中医本土化的发展。

此时对外文化交流的形式也发生了转变,多以合作办学为主。从20世纪90年代初开始,南京中医药大学与澳大利亚皇家墨尔本大学、美国康州中华医疗技术中心、欧洲中医学院、韩国三和佛教大学等高等院校和相关机构签订合作办学协议;与美国波士顿大学综合健康诊疗院、奥地利中医学院、爱尔兰针灸协会等相关机构和学院签订了开展教学、医疗、文化等合作与交流协议书等。此外,还与新加坡、澳大利亚、英国等国家的公司签订了相关的合作协议书,为未来中医药技术和产品走出国门奠定了基础。

（三）新世纪、新起点下的深度融入式对外交流(2000—　)

进入21世纪,特别是中国加入WTO后,面对的是一个更加开放的医疗市场,从药品到医疗技术的快速发展,缩短了与国际医疗高科技发展水平的距离。以新世纪为新起点,中医药院校与国外和我国港澳台地区的交流及合作发生了深远变化,并为推动构建"人类命运共同体"发挥了积极作用。中医药在双边、多边外交中多次被纳入政府间对话框架,大型论坛会议、中医孔子学院、海外校友会等多种形式,促进了中医药深度对外交流。

2015年,南京中医药大学成立第一个美洲校友会,次年4月,南京中医药大学新加坡校友会正式注册成立。此后欧洲校友会、大洋洲校友会、中国港澳校友会等陆续成立。校友会通过举办国际中医大会、学术研讨会等形式,为推动中医经典、中医药"走出去"作出了重大贡献。此外,在"一带一路"倡议下,中医孔子学院、国际经方学院、中医药海外中心等也应运而生。

目前,南京中医药大学已与全球超过90个国家有着内容丰富、形式多样的广泛交流和联系,与七十余所海外院校、中医相关机构、公司集团等签订了含有中医药合作内容的协议,并与美国、日本、澳大利亚、新加坡、加拿大、德国等34个国家和地区的政府、高等院校或学术团体及机构建立友好合作关系,与海外高等院校和相关组织等签订了四百余份合作协议,对象国几乎覆盖全球各地。

2020年3月,为了更好地与世界分享中国抗击疫情的经验,发挥中医药在抗击疫情中的独特优势,南京中医药大学组织专家完成《新型冠状病毒肺炎诊疗方案(试行第七版)》中医方案部分的波斯语版翻译工作。该版本已通过世界中医药学会联合会翻译专业委员会审定,并于4月28日向全世界正式发布。在构建人类命运共同体理念下,南京中医药大学不仅为伊朗、阿富汗等中亚国家防控新冠肺炎疫情贡献了智慧,也体现了在全球疫情防控中的担当。

二、对外交流形式的多样化转变,促进中医药国际化传播

高等中医药院校对外交流的初期,主要是以小范围内的访问考察为主。随着社会的发展与科学的进步,国际局势的缓和,国家相关中医药政策的支持,以及"互联网+"与融媒体时代的来临,政府组织与民间组织齐头并进,"中医孔子学院""国际经方学院""中医药海外中心"等海外多平台的建立,高等中医院校对外交流形式正在逐渐走向多样化。

(一)初期对外交流形式较单一

20世纪90年代之前的对外交流形式主要以小范围内的访问与考察为主,效率较低、影响力较弱。90年代初,出现论文和会议的交流形式,主要是以邀请中外知名专家学者、通过国际论坛的形式对外进行中医药文化交流,这加深了国际社会对中医学的了解。这一时期对外文化交流形式较为单一。

（二）校友会等自组织形式发挥"种子效应"

校友会等自组织形式发挥"种子效应"，通过以点带面，多维度不断扩展，发挥示范作用与辐射力，使得中医药的海外传播更为广泛，产生了相当的影响力。南京中医药大学美洲校友会、欧洲校友会、新加坡校友会、中国港澳校友会通过举办国际中医大会、学术研讨等形式在海外传播中医药。

除了校友会形式之外，南京中医药大学首任校长承淡安先生及其弟子创建的澄江针灸学派，对海外和我国港澳台地区的针灸学传播也产生一定的影响力，对海外针灸学的繁衍起了很大的推动作用，中国香港、东南亚地区，乃至欧美各国的针灸学兴起，均受该学派的极大影响[3]。

（三）中医孔子学院、中医药海外中心等海外多平台的建立

在"一带一路"倡议下，中医孔子学院、国际经方学院、中医药海外中心的发展，不仅促进了中医药文化的对外输出，而且助推了人类卫生健康共同体的构建，也提升了国际社会对中医药的接受度和认同感。

1. 中医孔子学院

中医因其兼具自然科学与社会科学两大属性，其内涵和技术也成为对外交流合作的和平纽带。2010年6月，习近平在出席南京中医药大学与澳大利亚皇家墨尔本理工大学（RMIT）合作共建的中医孔子学院时，提出"桥梁论""钥匙论"，充分说明了中医药将在实现中华传统文化创造性转化和创新性发展中发挥出关键性作用[1]。近年来，RMIT中医孔子学院以习近平总书记在授牌仪式上的重要讲话精神为指导，以中医药为载体，将中医学与汉语教育相结合，打造了一个具有中国特色的人文交流品牌，形成独具特色的办学模式，传播中医药与中国优秀传统文化，扩大中医药的国际影响力。此外，2019年2月，南京中医药大学与爱尔兰国立大学（高威）签约共建中医与再生医学孔子学院。在推广汉语教学和中国文化的同时，积极推动中医与现代再生医学的结合。

2. 中医药海外中心

南京中医药大学已先后建立8个中医药海外中心、2个中医药国际合作基地。中医药海外中心的建立极大地促进了海外中医药教育、卫生健康医疗、科研三位一体的进步与发展，催生了良好的科研成果。

此外，南京中医药大学与西悉尼大学联合启动"悉尼计划"，共建中澳健康保健研究院；与澳大利亚塔斯马尼亚大学、澳大利亚教育管理集团合作开展中药材引种栽培及高品质药材规范化生产基地建设，打造塔斯马尼亚地方高品质

中药材品牌。中医药海外中心以品牌特色引领中医药海外发展和中华文明的国际传播,促进中医药贸易服务发展,整合区域海外中医资源,促进协调联动发展,强化海外中心的辐射带动作用[4]。

3. 国际经方学院

2016年10月,南京中医药大学成立了国际经方学院,由黄煌教授担任院长。近年来黄煌教授多次赴美国、德国、法国、澳大利亚、加拿大、日本、马来西亚、新加坡等国讲学,被誉为"国际经方热的点火者"。国际经方学院除了本科教学与继续教育教学外,还面向海外招收硕博士研究生。国际经方学院已经分别在美国加州、加拿大多伦多、瑞士设立了三所分院,推动了海外中医药文化的传播和中医药教育的发展。

(四)"互联网+"与融媒体时代来临

在建校初期,对外传播的媒介较少,只有报纸、广播、书刊等途径可进行中医药文化传播和对外交流,受限较大,所以早期对外交流方式较为单一。随着时代的发展,中医院校的对外交流传播方式也随之出现新的形式。网络新媒体、校园网站等互联网技术的迅猛发展,为中医药的对外传播与交流提供了多种高效的媒介。如南京中医药大学网站则成为对外合作交流的窗口,为全社会提供交流与学习的平台。学校网站上设立的网上课程和国际化课程,提供教学互动,打破了时空的限制;国际合作与交流处的网站入口,提供对外交流合作信息与海外校友的交流平台。

三、对外交流理念的迭代升级,助推人类卫生健康共同体的构建

(一)发挥中医药的特色与优势

中医药文化的许多理念逐渐被西方人所理解,中医自然—社会—形神特色的诊疗文化已为生理—心理—社会医学模式的现代医学所青睐[5]。中医药有临床疗效确切、预防保健作用独特、治疗方式灵活、费用相对低廉的特色优势,很多国家已将中医特别是针灸技术纳入其医疗体系之中[4]。早在1988年就有报道:"回国后他们也开展针灸疗法、针刺麻醉,并取得较好的临床效果,在人民中间产生很大的影响。先前不敢接受针灸治疗的病人现在转为主动要求针灸治疗,针灸疗法在许多国家被大力提倡推广。"[6]如今,中医药在国际上的影响力越来越大,尤其是针灸,在许多国家取得了合法地位。

进入新世纪后,南京中医药大学积极开设医疗养生机构,打造中医药服务中

心。建立了德国—中国中医中心及中国—澳大利亚中医中心、中医孔子学院，助力中医文化在海外的传播，打造特色中医药文化品牌，彰显中医药特色优势，从教育、科研、文化交流等方面全方位提升中医药在海外的竞争力和影响力。

近年来，公众对卫生健康的需求全面提升，西方发达国家人口的老龄化越来越严重，使得中医养生在国外也渐渐兴起，"治未病"的健康理念的国际普及，对于健康文化需求的提高，也推动了中医药文化的输出。

（二）打造中医健康服务平台

改革开放之后，尤其是随着"一带一路"倡议的推行，在中医药国际立法和国家领导人的大力支持下，中医药的国际地位不断上升。南京中医药大学也不断扩大对外开放办学，提升海外办学规模、层次和水平，积极推动中医药"走出去"，培养本土化中医药人才。派遣中医专家赴德国、瑞士、新加坡、马来西亚、菲律宾、马耳他、圭亚那、尼日尔等国开展中医诊疗服务及中医师临床培训，积极搭建中医药医疗、养生康复等医疗服务平台，为世界民众提供医疗保健服务；成立中医全科门诊，主要针对糖尿病、高血压、不孕不育、癌症辅助治疗、慢性疲劳综合征等疑难杂症，融入"治未病"理念，以中医中药和针灸为主导，配合推拿按摩、膳食营养指导等，为患者提供个性化治疗，着力打造中医国际教育与医疗健康服务品牌，进一步发展中医药服务贸易，中医药独特的疗效也得到广泛认同。

在"一带一路"倡议推动下，近年来，南京中医药大学紧密围绕国家发展规划与发展要求，积极探索中医药海外发展新模式，促进中医药医疗、保健、教育、科研、文化和产业的对外合作与交流，先后在大洋洲、欧洲、美洲建立8个中医药海外中心，着力打造"一中心一特色，一中心一品牌"的发展模式，凸显品牌特色、强化引领示范，推动传统中医药和西方医学的交流与合作。

（三）中医学与西方医学教学模式相融合

早在建校初期，南京中医药大学的中医教学与西医教学之间就有交叉、渗透与结合，例如中医类专业会设置一定比例的西医课程。在中医药教育交流方面，开设了中西医结合类专业，每年针对国外与我国港澳台地区招收一定比例的学生进行人才培养；通过与海外高等院校合作，以联合培养的模式，开设中西医结合类特色专业。随着对外合作交流的加深，2006年中国卫生部与意大利国家卫生部政府间合作项目——南京中医药大学和罗马大学共同开设了中西医结合硕士课程班，深入开展国际文化交流与中西医融合研究。这对于中国和世界来说都有着重要的意义，在当下的国际环境和社会环境下，也进一步促进了人类健康命运共同体的构建。

（四）现代科学技术与中医学相结合

如今越来越多的学者尝试用现代科学的方法去研究中医，将中医的传统概念客观化、可视化，取得了不少的成就，为中医药学走向世界奠定了基础。以针灸为例，20世纪90年代初，有学者提出针灸学发展的现代模式，即建立现代科学背景下的针灸学体系（以1990年出版《现代针灸学理论与临床应用》为标志）[7]。针灸技术与现代解剖学和现代科技结合，出现了新的治疗方法，比如针刀、激光针、穴位磁贴、电针等。

中医药与现代医学相结合是发展趋势，例如屠呦呦受中医典籍启发，在植物中提取出青蒿素治疗疟疾，已成为现代科技与传统医学相结合的典范。但在现代化与产业化的同时，也不能失去中医药本身的特色与内核，应以正确的科学发展观为指导，不断创新发展，使之历久弥新。

随着"一带一路"倡议的实施、国际化交流的加强，中医以多种途径和形式进入异国，在不同的文化生活环境和自然生态中展现出多种样式，对于构建人类卫生健康共同体起到了推动作用。中医药的对外传播，推进了全球卫生事业的发展，促进了全球的合作，也为医学的创新提供源源不断的动力。

参考文献

［1］杜尚泽，李景卫.习近平出席皇家墨尔本理工大学中医孔子学院授牌仪式[N].人民日报，2010-06-21（1）.

［2］李向东，程志英，宋军.加强对外交流与合作，促进中医药的可持续发展[J].中国中医药信息杂志，2009，16（11）：6-7.

［3］谢永光.澄江学派对海外针灸学的影响[J].江苏中医，1990（8）：41-44.

［4］高静，郑晓红，孙志广.基于中医药海外中心建设的现状论中医药国际传播与文化认同[J].中医杂志，2019，60（10）：819-822.

［5］张亚斌，路绪锋.改革开放以来中医药对外交流合作的内容及影[J].医学与社会，2015，28（4）：14-16.

［6］李济人.外国医生在南京学习针灸[J].南京中医学院学报，1988，4（1）：57-58.

［7］陈少宗.论针灸学的创新和发展[J].医学与哲学（人文社会医学版），2010，31（4）：63-65.

本文作者王小丁、方鸿洁，发表于《南京中医药大学学报》（社会科学版），2020年第21卷第2期

"一带一路"背景下中医药海外中心建设与发展

——以南京中医药大学为例

2013年,习近平主席在出访中亚和东南亚国家期间,提出共建"丝绸之路经济带"和"21世纪海上丝绸之路"的重大倡议。2015年,国家发展改革委、外交部、商务部联合发布《推动共建丝绸之路经济带和21世纪海上丝绸之路的愿景与行动》,推进实施"一带一路"重大倡议,并指出"民心相通是'一带一路'建设的社会根基,要广泛开展文化交流、学术往来、人才交流合作"。中医药海外中心建设正是以中医药为载体,积极响应国家"一带一路"倡议,成为促进民心相通的重要桥梁。本文对国家级中医药海外中心的建设发展现状进行了分析,并通过对南京中医药大学中医药海外中心情况的介绍分析,提出分类打造"一中心一品牌,一中心一特色"的新时代中医药海外发展模式,以创建品牌特色引领中医药海外发展,彰显中国医学独特的优势,助推中医药"一带一路"可持续发展。

一、中医药海外中心建设的重要意义

（一）贯彻落实习近平总书记关于中医药发展重要论述的具体举措

2010年6月20日,南京中医药大学与澳大利亚皇家墨尔本理工大学（RMIT）共建中医孔子学院,习近平主席亲自授牌并发表重要讲话,指出"中医药学凝聚着深邃的哲学智慧和中华民族几千年的健康养生理念及其实践经验,是中国古代科学的瑰宝,也是打开中华文明宝库的钥匙"[1]。2019年10月,习近平主席在全国中医药大会上强调"要遵循中医药发展规律,传承精华,守正创新,加快推进中医药现代化、产业化,坚持中西医并重,推动中医药和西医药相互补充、协调发展,推动中医药事业和产业高质量发展,推动中医药走向世界,充分发挥中医药防病治病的独特优势和作用,为建设健康中国、实现中华民族伟大复兴的中国梦贡献力量"[2]。在当前全球抗击新冠肺炎疫情合作中,中医药在防疫治疗

中发挥了原创特色优势,为全球抗疫贡献了"中国智慧"和"中国方案"。

中医药海外中心作为中医药海外传播平台之一,是在政府引导下,中外双方联手打造的中医药教育、医疗服务、科研合作、文化交流一体的大型综合平台,有利于在中西医学交流与合作、中西文明交流与互鉴中促进中医药传承创新发展;有利于在国际社会彰显中医药防病治病的特色优势,提升中医药国际影响;有利于增强中医药文化自信,将中医药文化软实力润物无声地融入实现中华民族伟大复兴的中国梦中。

(二)响应国家"一带一路"倡议的积极实践

2015年,国家推进实施"一带一路"重大倡议。2016年,中共中央办公厅、国务院办公厅《关于做好新时期教育对外开放工作的若干意见》提出"丰富中外人文交流,促进民心相通""实施'一带一路'教育行动,促进沿线国家教育合作"。教育部《推进共建"一带一路"教育行动》提出"推进民心相通""提供人才支撑""实现共同发展"的合作愿景。2016年,国务院颁布的《中医药发展战略规划纲要(2016—2030年)》指出"支持中医药机构参与'一带一路'建设""探索建设一批中医药海外中心"。2017年,国家中医药管理局、国家发展和改革委员会联合印发的《中医药"一带一路"发展规划(2016—2020年)》提出到2020年,建设30个中医药海外中心、50家中医药对外交流合作示范基地,与沿线知名大学合作办学,将中医药纳入沿线国家高等教育体系,扩大中医药在沿线国家的学历教育和继续教育规模,提升教学质量。上述文件分别对中外人文交流、民心相通、构建"一带一路"教育共同体、中医药海外中心建设等提出了明确的要求。

(三)新时代中医药文化和中国文化国际传播的重要载体

文化是一个国家、一个民族的灵魂,积淀着中华民族最深层的精神追求,代表着中华民族独特的精神标识。而中医药文化正是中华优秀传统文化的重要组成部分,蕴含中华传统文化中优秀的文化基因。中医药海外中心对推动中医药海外发展与传播、促进中外人文交流具有重要作用[3]。以中医药海外中心为载体,讲好中国故事、传播好中国声音,促进中医药更高水平、更宽领域的国际传播,使得中国优秀传统文化,以道法自然、药取天然、精诚仁和、心身(形神)共养为核心价值的中医文化得到传播弘扬,让中医文化随同中国优秀传统文化一起走向世界[4-5]。

二、国家级中医药海外中心建设发展现状

2015年，在"一带一路"倡议引领下，国家中医药管理局设立首批17个中医药国际合作专项，其中中医药海外中心9个，占首批立项总数的53%[6]。截至2019年12月，我国在全球共设立54个中医药海外中心，分布在欧洲（26个，占比48%）、亚洲（15个，占比28%）、大洋洲（6个，占比11%）、非洲（5个，占比9%）、北美洲（2个，占比4%）等丝绸之路国家地区，贯通亚欧大陆。

中医药海外中心建设5年以来，创建了自身品牌特色，在推动中医药海外发展和文化国际传播中取得了一系列极具影响力的成果。如时任国务院副总理的刘延东出席揭牌的中国—捷克中心以针灸治疗慢性疼痛为特色，创建"临床为本、医教结合、引入科研"的医教研三点一线合作发展模式，突破中医药进入捷克乃至更多欧洲国家的瓶颈[7]；中国—俄罗斯圣彼得堡中心中医院是第一所获得俄罗斯法律许可并取得医院牌照的中医院[8]，促进了中医药在俄罗斯的合法化；中国—卢森堡中心采取政府、大学和药企优势资源整合出资的形式，以中药产品欧盟注册上市、产品（药品和保健品）合作研发为中心，中医药文化为载体，借助卢森堡在欧洲桥头堡的有利地理位置，打造具有一定影响力的欧洲中医药科研、文化平台[9]。

三、南京中医药大学中医药海外中心建设的实践举措

南京中医药大学先后在大洋洲、欧洲、美洲建立8个中医药海外中心，其中中国—澳大利亚（墨尔本）、中国—瑞士（苏黎世）、中国—法国（巴黎）、中国—英国（曼彻斯特）4个中心为国家中医药管理局立项建设的中医药海外中心，江苏—维州中心为省级中医药中心，另有3个校级中心，分别为德国、加拿大、新加坡中医药中心，着力打造"一中心一特色，一中心一品牌"发展模式。如中国—澳大利亚中医药中心（墨尔本）以习近平主席在RMIT中医孔子学院授牌仪式上的重要讲话精神为指导，打造集中医药文化、科研、教育及康复为一体的综合服务平台，将澳洲大学中医药文化教育教学拓展至当地社区大学教学活动中，开创"融入生命生活"的海外传播模式，为中医药文化和中国文化走出去开辟了一条崭新的道路；江苏—维州中医药中心在两省州政府支持下，致力于科研合作和国际学术交流，合作产出高水平科研成果；中国—瑞士中医药中心（苏黎世）是全球首家通过ISO9001—2015认证审核的中医医疗机构，在中医诊所国际标准

化建设、中医经方的特色研究和人才培养、推进中医教育合法化等方面取得一系列成就,具有标杆意义和国际示范性;中国—法国中医药中心(巴黎)是中法中医药合作委员会框架下的首个中医药中心,申报的"黄葵胶囊治疗糖尿病肾病蛋白尿的临床研究"获得法国政府资助,为中药进入欧盟开启了一扇窗口;中国—英国中医药中心(曼彻斯特)整合英国中医从业人员资源,改变单打独斗的现状,组成中医联合舰队,开创中医医疗康复全科门诊模式,着力打造中医妇科学的国际教育与医疗健康服务品牌,并拓展发展中医药服务贸易;德国中心创建了"以科研项目为牵引,中西医联合诊疗"的临床科研诊疗模式,20年来为德国伊勒蒂森市及周边国家地区提供中医药医疗服务超过20万人次;加拿大中心致力于打造经方针术肿瘤临床治疗及科研品牌;新加坡中心与新加坡卫生部、新加坡中医研究院合作开展新加坡中医临床诊疗指南研究,争取在中医药国际标准制定研究方面有所突破。

四、中医药海外中心建设存在的问题

综上可知,中医药海外中心建设多集中医药教育、医疗服务、科研合作、文化交流为一体,中外双方联手以中医药品牌特色促进人文交流和民心相通。南京中医药大学积极探索新时代中医药海外发展模式,分类打造"一中心(基地)—品牌、一中心(基地)—特色"的中医药海外发展模式,取得了较为显著的成效,起到了一定的引领和示范作用。然而在建设过程中,我们也发现一些不足,主要表现在以下方面。

（一）中医药教育合作的条件支撑和境外办学经验较为缺乏

瑞士、英国、加拿大、新加坡中心均已开展本、硕、博不同层次的中医药教育合作。依托中心成立的国际经方学院瑞士分院、英国分院、加拿大分院于2017年首次招收经方学博士研究生。然而当前境外办学联合培养还处在起步摸索阶段,国家层面的境外办学政策法规及监管体系尚处于真空状态,境外办学质量保障体系尚缺乏。如何适应本土化人才培养需求、构建与海外中医药人才培养目标相匹配的境外办学人才培养模式,如何建设适宜海外中医药人才培养的国际化课程体系,如何建立外派师资和本土化师资相结合的国际化师资队伍,如何创建品牌、加强内涵建设、确保境外办学人才培养质量等一系列问题亟待探索。

（二）中医药国际医疗服务的可持续性亟待加强

中医药在防治常见病、多发病、慢性病、疑难杂症等方面具有特色优势,中医

针灸、推拿、拔罐等中医特色诊疗技术以独特的疗效得到越来越多的世界民众的认同,尤其在当前全球新冠疫情的防疫治疗中充分彰显了中国医学独特的优势。南京中医药大学每年选派2～3名中医专家赴瑞士、德国中心开展中医药国际医疗服务,然而近年来,因工资待遇、考核评价、职称晋升、语言障碍等原因,专家赴境外工作的积极性不高,选派专家存在一定的困难。学校层面的激励机制、中医药高水平外向型人员培训培养体系以及国际化中医药专家库亟待建立。

(三)中医药国际科研大协作机制亟待完善

澳大利亚、法国、德国中心均已启动实质性的科研合作。如何瞄准国际前沿,与国外高水平大学、科研院所、实验室围绕优势领域开展科研大协作,形成优势互补和优势协同效应,产出标志性的科研成果正拭目以待。以标志性科研成果为导向的长期稳定的国际科研大协作机制亟待完善,科技联通的驱动力亟待加强。

(四)以中医药为载体的人文交流品牌项目较为单一

中心以中医药为载体开展系列中医药文化、中华文化交流活动,形式多以举办中医药文化沙龙、中医义诊、中医教学诊所、中草药参观等为主,较为单一,文化交流的品牌效应亟待加强。如何以多样化形式打造人文交流的国际品牌,全方位展现中医文化精粹和中华文化精髓,促进世界民众对中医药文化和中华文化的认同亟待探索。

五、中医药海外中心建设与发展的对策

中医药海外中心的可持续发展离不开国家政府的引导与支持,离不开中外合作单位的推动与协调,因此我们从政府层面、个体层面提出了加强中心建设的几点建议。

(一)加强政府间合作和宏观布局

坚持"一带一路"开放外交格局。加强政府间合作交流,积极构建多层次政府间宏观政策沟通交流机制,形成双边合作与多边合作相互促进的良性局面,为助推中医药海外中心建设和中医药海外发展争取全球政治、经济支持,创造良好的国际环境。加强政府间沟通对话,促进更多国家地区参与"一带一路"建设,多点布局规划中心建设,以点带线,由线到面,同时以中心为原点,辐射周边国家和地区,形成全球范围的合作交流。

（二）完善政策支撑和制度创新

一方面，政府层面加强政策引导，健全政策机制和保障措施，对中医药海外中心建设、境外办学进行引导、规范和监管。另一方面，个体层面要加强制度建立和创新，完善中心长效运行机制、中外共建单位协同合作机制，明确中心功能，提升中心效能。

（三）创建中心品牌和凸显特色

中外合作双方顺应政策、主动出击、寻求合作，因地制宜，分类打造品牌特色，形成品牌效应。如以教育合作为主的中医药海外中心，可通过加强本土教师培训培养、选派专家赴海外进行中医核心课程授课、开设中医药慕课（MOOC）课程、建立教学质量监督体系等途径提升境外办学人才培养质量，打造办学特色鲜明、学科优势显著、人才培养能力突出的标杆中医药境外办学项目，培养一批真正具有中医原创思维的中医药人才。以医疗服务为主的中医药海外中心，中方单位应加快完善医疗专家选派激励机制，工资待遇、职称晋升等予以适当倾斜，同时联合行业单位探索建立中医药高水平外向型人员培训培养体系以及国际化中医药专家库。以文化交流为主的中医药海外中心，应合力举办具有中医药特色、国际影响的人文交流活动，在人文交流的春风化雨下促进文化认同和民心相通。以科研合作为主的中医药海外中心应积极融入和参与全球科技治理，瞄准国际前沿、公共卫生领域重大问题如重大传染病、生物安全风险等，组建学科交叉团队，开展中西医联合科研攻关，形成中西医协同优势互补，同时促进中医药原创思维与现代科技融合发展，提升中医药科技创新的国际影响。

六、展望

在我国"一带一路"建设的新时代背景下，中医药海外中心建设是响应国家"一带一路"倡议，推动中医药"走出去"的积极实践和重要举措，在其建设发展过程中，应深入领会和把握习近平新时代中医药发展的新思想新论断新要求，凝练特色、创建品牌，打造中医药医疗、保健、教育、科研和文化交流的国际品牌，向国际社会展现"东方文化的特质"和"中国医学的独特优势"，促进中医药传承创新发展和中西医融合发展，促进民心相通与命运与共，携手共建人类卫生健康共同体。

参考文献

［1］习近平：中医孔子学院将有助于澳民众了解中国文化［EB/OL］.［2010-06-20］.http：//www.gov.cn/ldhd/2010-06/20/content_1631961.htm.

［2］习近平对中医药工作作出重要指示［EB/OL］.［2019-10-25］.http://www.gov.cn/xinwen/2019-10/25/content_5444863.htm.

［3］何艺韵,宋欣阳,李海英,等."一带一路"视域下中医药海外中心发展策略［J］.中医杂志,2018,59(12):997-1001.

［4］郑晓红,王雷,李开颜,等.中医文化核心价值观初探［J］.中医杂志,2014,55(15):1265-1270.

［5］郑晓红.回归民间走向世界——中医文化发展传播的当代使命［J］.中医杂志,2016,57(1):2-6.

［6］高静,郑晓红,孙志广.基于中医药海外中心建设的现状论中医药国际传播与文化认同［J］.中医杂志,2019,60(10):819-822.

［7］姚嘉文,胡峻,王见义,等."一带一路"战略下的海外中医中心运营现状初探［J］.以中国—捷克"中医中心"为例［J］.中医药文化,2017,12(4):43-48.

［8］胡以仁,朱民,严暄暄,等."一带一路"战略下基于海外中医药中心的中医传播与发展［J］.世界科学技术—中医药现代化,2017,19(6):1012-1015.

［9］胡以仁,何清湖,朱民,等."中国—卢森堡"中医药中心传播中医药文化的探索［J］.中医杂志,2017,58(14):1247-1249.

本文作者高静、郑晓红(通讯作者)、孙志广,发表于《南京中医药大学学报》(社会科学版),2020年第21卷第2期

基于海外传播平台的文明交流互鉴助推
中医药国际传播与文化认同

坚定文化自信,推动社会主义文化繁荣兴盛,是习近平新时代中国特色社会主义思想的新理念、新要求。中华优秀传统文化是中华民族智慧的结晶,是中国最深厚的文化软实力,也是中国特色社会主义植根的文化沃土,而中医药文化正是中华优秀传统文化的重要组成部分和典型代表,蕴含中华传统文化中"优秀"的文化基因。2019年5月,习近平主席在亚洲文明对话大会开幕式上发表题为《深化文明交流互鉴 共建亚洲命运共同体》的主旨演讲并指出"美人之美、美美与共"。中医药是中华文明的杰出代表,是中华民族原创的医学科学,新时代如何以中医药为载体,贯彻落实好习主席关于文明交流互鉴的重要指示精神,在世界舞台讲好中国故事、传播好中国声音,在文明交流互鉴中彰显文化自信,提升国家文化软实力,助推中华优秀传统文化"走出去",增强中医药文化和中华文化的国际认同,是国家的梦、民族的梦,更是每一个中国人的梦。

一、新时代中医药海外传播平台概况

《史记》记载的最早的中医药文化交流,源于公元前210年,徐福东渡日本入海采仙药的故事[1]。古丝绸之路,既是一条贸易运输之路,也是一条中医药理论、技术、文化传播之路,更是一条东西方文明交流互鉴之路。当前,在以丝路精神为指引的"一带一路"建设下,中医药作为最具代表性的中国元素,已传播到世界183个国家和地区[2]。中医药海外传播平台(简称海外平台)作为中医药"走出去"和不同文明交流互鉴的重要载体,形式多样,各具特色,既有国家层面主导设立的中医孔子学院、中医药海外中心,也有社会层面创办的海外中医药学术团体、海外中医药教育机构,还有个体层面开设的海外中医诊所及众多海外中医从业者等等。

（一）国家层面

1. 中医孔子学院

孔子学院是我国在海外设立的非营利性教育机构,致力于世界各国人民对汉语学习的需求,增进世界各国人民对中国语言文化的了解,在进行汉语国际推广的同时,更重要的是承担传播中华民族文化和促进世界多元发展的使命[3]。2004年,我国在韩国首尔创办全球第一所孔子学院,致力于传播汉语和中华民族文化。

截至2019年12月,我国已在全球162个国家(地区)设立了545所孔子学院和1 170个孔子课堂,遍布亚、非、欧、美、大洋洲。中医孔子学院是在孔子学院的基础上,以中医药文化的推广和对外传播为目的建立的一种非营利性教育机构,以中医学为切入点推广中国文化[4],且其利用教育的系统化与规范化,能够更好地宣扬中医药文化的精髓[5]。2007年,黑龙江中医药大学、哈尔滨师范大学和伦敦南岸大学合作创办了全球第一家中医孔子学院——伦敦中医孔子学院(英国伦敦)。随后,澳大利亚皇家墨尔本理工大学(RMIT)中医孔子学院、学校法人兵库医科大学中医药孔子学院、纽约州立大学眼视光学院孔子学院、奥古斯塔大学孔子学院、韩国圆光大学孔子学院、匈牙利佩奇大学中医孔子学院、韩国世明大学孔子学院、泰国华侨崇圣大学中医孔子学院、葡萄牙科英布拉大学孔子学院、南非西开普大学孔子学院、爱尔兰高威大学中医与再生医学孔子学院相继设立(见表1)。中医药文化传播的国际认同需要具有高度的民族文化自信,能够跨越不同的文化、语言和话语体系,中医孔子学院将对外汉语教学与中医文化传播有机结合起来,以中医、中文为主线,中医专业、中文专业、中医药文化、中国文化为支点,为世界民众打开了一扇了解中华文化的新窗口,也为中医文化基因在西方土壤生根、发芽开辟了新路径。孔子学院在海外的不断举办,促进中医药更高水平、更宽领域的国际传播,使得中国优秀传统文化,以道法自然、药取天然、精诚仁和、心身(形神)共养为核心价值的中医文化得到传播弘扬,让中医文化随同中国优秀传统文化一起走向世界[6]。

2. 中医药海外中心

中医药海外中心,是政府引导、中外联手共建的一种新型中医药国际传播平台。2015年,在"一带一路"倡议引领下,国家中医药管理局设立首批17个中医药国际合作专项,其中中医药海外中心9个,占首批立项总数的53%[7]。截至2019年12月,我国在全球共设立54个中医药海外中心,分布在欧洲(26个,占比

48%)、亚洲(15个,占比28%)、大洋洲(6个,占比11%)、非洲(5个,占比9%)、北美洲(2个,占比4%)等丝绸之路国家地区,贯通亚欧大陆。海外中心建设仅3年时间,得到政府的大力支持,创建了自身品牌特色,在推动中医药海外发展和文化国际传播中取得了一系列极具影响力的成果。如时任国务院副总理的刘延东出席揭牌的中国—捷克中心以针灸治疗慢性疼痛为特色,创建"临床为本、医教结合、引入科研"的医教研三点一线合作发展模式,突破中医药进入捷克乃至更多欧洲国家的瓶颈[8]。中捷中心的发展得到两国政府、领导人的大力支持,2016年《中华人民共和国和捷克共和国关于建立战略伙伴关系的联合声明》中指出:"双方将进一步支持中国传统医学在捷克共和国和中东欧地区的传播、推广和应用,支持中捷中医中心的不断建设和发展";中国—澳大利亚中心(墨尔本)以习近平主席在RMIT中医孔子学院授牌仪式上的重要讲话精神为指导,打造集中医药文化、科研、教育及康复为一体的综合服务平台,将澳洲大学中医药文化教育教学拓展至当地社区大学教学活动中,开创"融入生命生活"的海外传播模式,为中医药文化和中国文化走出去开辟了一条崭新的道路;中国—瑞士中心(苏黎世)是全球首家通过ISO9001—2015认证审核的中医医疗机构,在中医诊所国际标准化建设、中医经方的特色研究和人才培养,推进中医教育合法化等方面取得一系列成就;中国—俄罗斯圣彼得堡中心中医院是第一所获得俄罗斯法律许可并取得医院牌照的中医院[9],促进了中医药在俄罗斯的合法化。

表1　全球及国内中医院校合作(中医)孔子学院一览表

序号	孔子学院 名称	国内合作 高校	承办 高校	所在国别 地区	设立时间 (年)
1	伦敦中医孔子学院	黑龙江中医药大学 哈尔滨师范大学	南岸大学	英国伦敦	2007
2	皇家墨尔本理工大学中医孔子学院	南京中医药大学	皇家墨尔本理工大学	澳大利亚墨尔本	2008
3	纽约州立大学眼视光学院孔子学院	温州医科大学	纽约州立大学眼视光学院	美国纽约	2009
4	学校法人兵库医科大学中医药孔子学院	北京中医药大学	学校法人兵库医科大学	日本西宫	2012
5	奥古斯塔大学孔子学院	上海中医药大学	奥古斯塔大学	美国奥古斯塔	2014
6	佩奇大学中医孔子学院	华北理工大学	佩奇大学	匈牙利佩奇	2014

续表

序号	孔子学院名称	国内合作高校	承办高校	所在国别地区	设立时间（年）
7	韩国圆光大学孔子学院	湖南中医药大学 湖南师范大学	圆光大学	韩国益山	2014
8	世明大学孔子学院	江西中医药大学	世明大学	韩国堤川	2015
9	华侨崇圣大学中医孔子学院	天津中医药大学	华侨崇圣大学	泰国曼谷	2016
10	科英布拉大学孔子学院	浙江中医药大学 北京第二外国语学院	科英布拉大学	葡萄牙科英布拉	2016
11	南非西开普大学孔子学院	浙江师范大学 浙江中医药大学	西开普大学	南非西开普	2018
12	爱尔兰高威大学中医与再生医学孔子学院	南京中医药大学	爱尔兰高威大学	爱尔兰高威	2019

（二）社会层面

1. 海外中医药学术团体

海外中医药学术团体是推动中医药国际传播与文化认同的中坚力量,如世界中医药学会联合会、澳洲全国中医药针灸学会联合会在推动中医药海外教育、中医药海外立法中发挥了重要的作用。

被誉为"澳洲中医立法之父"的澳大利亚全国中医药针灸学会联合会会长、世界中医药学会联合会副主席林子强,发挥行业组织"桥梁"连接作用,"桥"的一头联系着政府高层,以中医独特疗效力获维州政府、维州卫生部对中医的认同,在澳大利亚RMIT成立中医发展委员会;"桥"的另一头联系着澳洲中医界,推行中医诊疗的规范化,塑造海外中医形象。另外,密切联系国内中医药高等院校,促成南京中医药大学与澳大利亚RMIT于1993年共同举办中医专业,首开我国海外中医学学历教育先河,推动澳洲中医教育的规范化。这一与西方正规大学的合作,开启了中医进入西方主流医学教育体系的一扇门,也点亮了中医海外立法之路。2000年,在州政府、卫生部的支持下,澳大利亚维多利亚州率先实行中医立法。2012年,澳大利亚实行全国中医立法,成为世界第一个以立法方式承认中医合法地位的西方国家,推动澳洲中医注册管理和中医执业的合法化。

2. 海外中医药教育机构

20世纪50年代,新加坡第一所中医院校——新加坡中医学院创立;60年代末,澳大利亚第一所中医针灸学院在悉尼市创立[10];90年代初,南京中医药大学与澳大利亚RMIT共同举办中医专业,首开我国海外中医学学历教育先河,开启中医进入西方主流医学教育体系之路。现今已有30多个国家和地区开办了数百所中医药院校[2],海外中医药教育也由单一的短期单科培训(如针灸培训)向全方位的高等中医药教育发展[11],高等中医药课程体系日趋完善。近年来,在扩大教育对外开放的浪潮下,国内各大医药类高校主动"走出去",与海外知名院校、科研机构开展本、硕、博不同层次的中医药教育合作,合作形式多样,如中医药境外办学、双向校际交流、科研合作框架下的研究生联合培养等,积极探索学分互认互换、学位互联互授的国际教育模式,促进了海外本土化中医药人才培养。海外中医药教育在向主流化、规范化、本土化发展的同时,亦在促进中医药学与西方主流医学的合作与对话,提升中医药在全球医学教育领域及学术界的影响力和国际认同。

（三）个体层面

中医药的星星之火可以燎原。据不完全统计,全球中医诊所达30多万间[12],散布在全球各地的中医诊所及中医从业者在推动中医药文化国际传播认同中发挥着滴水成海的作用,以中医药"疗效""口碑"搭建起中西交流的桥梁。海外中医从业者中既有华人中医,也有外籍本土中医,有的开办了中医诊所,有的在西医院里的中医科室坐诊行医。他们以针灸、推拿、拔火罐、刮痧、气功等中医特色诊疗技术及中医药在治疗神经系统疾病、胃肠疾病、腰腿痛等西方常见病、多发病、慢性病、疑难杂症等方面的特色优势和独特临床疗效,促使"中医诊疗""中医健康保健"成为当地社会需求、当地民众(尤其是海外患者)需求。海外中医诊所规模、数量扩张的同时,中医从业者也自发凝聚成一股行业力量,对中医海外立法、中医师注册、中医纳入医疗保险、中医诊所规范化和规模化经营等问题进行审视、呼吁,助力打破中医药国际化壁垒,为海外中医寻求一条可持续发展的道路。

二、不同层面中医药海外传播平台特征比较

不同层面的海外平台各具特色(见表2),如中医孔子学院将对外汉语教学与中医文化传播有机结合起来,打破并跨越不同的文化、语言和话语体系,为世界民众打开了一扇了解中医药文化和中国文化的窗口;中医药海外中心是在政府引导下,中外联手打造的中医药教育、医疗服务、科研合作、文化交流一体化的大型综合平台；海外中医药学术团体创建时间早，充分发挥行业组织"桥梁"连接作用，推动创办海外中医药医疗、教育机构，在推动中医药海外立法和中医海外执业的合法化中具有不可或缺的作用；海外中医药教育机构致力于培养本土化中医药人才，推动海外中医教育向本土化、规范化发展，促进中医药进入世界主流医学教育体系；海外中医诊所和中医从业者以中医药特色诊疗技术和独特疗效助力中医药全球传播和发展。

表2　不同层面中医药海外传播平台特征比较

传播平台	主要经费来源	功能定位	特征	主要受众人群
中医孔子学院	国家	汉语国际推广、中医药文化和中华文化国际传播	中医药学同汉语教学相融合	学生、民众
中医药海外中心	国家	中医药海外发展及文化国际传播	政府引导，中外联手打造中医药全方位一体化传播平台	各类人群
海外中医药学术团体	社会	中医药海外发展及文化国际传播	桥梁连接作用，整合海外中医资源，推动中外政府、中西医界对话交流	中、西医界
海外中医药教育机构	社会	中医药国际教育及培训	中医药学历教育、继续教育培训	学生、医师
海外中医诊所及中医从业者	个人	中医药国际医疗服务	中医特色诊疗（技术层面为主）	患者

三、中医药国际传播与文化认同路径分析

中医药海外传播平台是开放的合作平台，在"一带一路"对外开放合作的背景下探寻中医药文化及中华文化传扬发展之道，更探寻不同文明之间交流、对话、共生和发展之道。如何增强海外平台中医药国际传播的有效性，提升国际社会对中医药文化及中华文化的认同？笔者认为可从以下4个领域着手。

（一）教育领域

加强教育合作，以学历教育规范化推动中医药进入世界主流医学教育体系。（1）以海外平台为纽带，通过境外办学、校际交流、研究生联合培养等多途径、多形式，与西方正规大学开展中医教育合作，推动海外中医学历教育向本土化、规范化和主流化发展；（2）充分发挥海外平台教育职能。海外中医教学和临床中普遍存在缺乏掌握真正的中医思维方式和中国文化的中医人才培养机制[13]。海

外中医药的薪火相传,不仅仅是掌握中医临床实践技能,更重要的是培养一批真正理解"辨证论治""阴阳五行"等中医理论、具有中医原创思维、精通理法方药针的中医药人才,从"理解中医药"到"认同中医药",进而"传播发展中医药"。海外中医学院等海外平台可与国内中医药院校联手,探索建立既遵循中医药人才培养规律,又适宜本土化需求的海外中医药人才培养模式。

（二）科研领域

加强内、外部交流,以标志性科研成果提升中医药全球学术影响力。(1)加强海外平台间的协作交流,联合举办大型海外中医药学术交流活动,提高中医药全球学术影响;(2)依托海外平台资源,加强与世界一流大学、顶尖科研机构的合作,汇集国际高端人才智力,联合开展中西医防治重大疾病等国际医学前沿项目研究,协同产出一批具有国际影响力的标志性科研成果;(3)加强海外平台与WHO、ISO等国际组织的合作交流,积极参与中医药国际标准制定和推广,联合攻破中医药标准化壁垒,推动中医药国际化与现代化步伐。

（三）医疗领域

由个体认同带动社会认同,以疗效品牌推动中医药进入世界主流医疗体系。汇集政府、行业组织、民间等各界力量,整合海外中医资源,加强海外中医诊所自身能力和条件建设,改变海外中医界仍存在的单打独斗现状,以标准化、规范化运营融入当地社会。同时将中医特色诊疗与现代医学技术相结合,发挥中西医联合诊疗优势,提高临床疗效,以"互联网+中医健康服务"新模式[14],扩大医疗健康服务覆盖面,形成品牌效应和规模效应,以"疗效""品牌"塑造海外中医形象,促进海外患者、西医界对中医药医疗健康服务的个体认同,进而带动国际社会认同,助推海外中医执业的规范化、合法化,为中医药进入世界主流医疗体系奠定民心基础。

（四）文化领域

由技术推广文化,以"医术"引领"医道"传播认同。中医药文化核心价值是中医药之"魂"[15],各类海外平台在传播中医之特色"医术",以独特临床疗效赢得海外民众认同的基础上,润物无声地在国际社会彰显其所蕴含的价值观念、思维方式,即"仁和精诚"的中医药文化核心价值。从技术层面的"医术"深化为精神层面的"医道"传播,从中医药技术认同升华为中医药文化及中华文化认同。

异中求同,以"异中之同"促进文化认同。中西医文化异中有同,在依托海外平台开展的中西医学交流对话中深入挖掘中西医文化差异中的共同点、融通点,如中医药健康养生文化与现代健康理念、中医药"天人合一"的文化精髓与国际社会所倡导的"人与自然和谐统一"相融相通,即异中求同。以"异中之同"促进中西医文化及其所代表的中西方文化的交流与互鉴,从而形成文化共识、共鸣,增强文化认同。

四、讨论与展望

在新时代推进文明交流互鉴的"一带一路"对外开放合作背景下,我们看到了中医药"走出去"的时代机遇,同时也清醒地认识到中医药国际传播与文化认同仍面临严峻的挑战,如澳大利亚虽然实行中医立法,但是中医从业者老龄化、中医师注册人数减少、本土化中医人才不足、个别西方院校停办中医专业或中医课程等问题逐渐涌现。海外中医药如何可持续发展,中医药文化和中华文化如何从"走出去"的过程中真正实现"走进去"等系列问题值得我们深思和探究。

古语有云:"和羹之美,在于合异。"中医药国际传播与文化认同之路虽道阻且长,我们更应坚持文化自信,坚守传扬中医药文化及中华文化之初心,以"丝路精神"为指引,以海外平台为依托,以"神农尝百草"的追梦精神在世界舞台讲好中医药故事、传播好中国声音,为人类健康贡献中国智慧,在中西医学交流与合作、东西文明交流与互鉴中促进国际社会对中医药文化及中华文化的认同,从而在构建人类健康共同体中百花齐放春满园。

参考文献

[1] 凌子平."一带一路"背景下中医药传播路径研究[J].南京中医药大学学报(社会科学版),2018,19(3):157-159.

[2] 中华人民共和国国务院新闻办公室.《中国的中医药》白皮书[EB/OL].(2016-12-06)[2019-10-05].http://www.xin-huanet.com/politics/2016/12/06/L-1120064848.htm.

[3] 胡以仁,何清湖,朱民,等.基于"中医+"思维探讨孔子学院在中医药文化传播中的作用[J].中医杂志,2017,58(15):1336-1338.

[4] 向佳.让中医与孔子学院携手共进[J].中医药管理杂志,2010,18(7):672.

[5] 肖晓霞,萧樱霞,张洪雷.一带一路视域下中医药文化的海外传播研究[J].中医药导报,2019,25(5):6-9.

[6] 郑晓红.回归民间走向世界:中医文化发展传播的当代使命[J].中医杂志,2016,57(1):2-6.

[7] 高静,郑晓红,孙志广.基于中医药海外中心建设的现状论中医药国际传播与文

认同[J].中医杂志,2019,60(10):819-822.

[8] 姚嘉文,胡峻,王见义,等."一带一路"战略下的海外中医中心运营现状初探:以中国—捷克"中医中心"为例[J].中医药文化,2017,12(4):43-48.

[9] 胡以仁,朱民,严暄暄,等."一带一路"战略下基于海外中医药中心的中医传播与发展[J].世界科学技术—中医药现代化,2017,19(6):1012-1015.

[10] 徐大卿.中医学在澳洲的历史现状研究及前景展望[D].南京:南京中医药大学,2014.

[11] 陈骥,何姗,Zaslawski C.海外注册中医师的胜任能力特征分析:以澳大利亚为例[J].中医药导报,2017,23(14):6-8,14.

[12] 海外华人中医药群集体.国际中医药发展和立法情况概览[J].中医药导报,2016,22(9):1-5.

[13] 张丽.国际服务困境下的中医文化传播启示[J].中医药导报,2018,24(21):10-13.

[14] 杨丽娜,施建荣.一带一路战略下"互联网+中医"实现途径探析[J].时珍国医国药,2018,29(3):737-739.

[15] 张其成.中医药文化核心价值"仁、和、精、诚"四字的内涵[J].中医杂志,2018,59(22):1895-1900.

本文作者高静、郑晓红(通讯作者),发表于《中医药导报》,2020年第26卷第13期